치매예방을 위한 인지활동 프로그램

치매예방을 위한 인지활동 프로그램

장일상, 임효림, 김경애, 조두이, 허은숙, 김서연
최용희, 김나경, 김호진, 최혜숙, 이은명, 이수정
신경옥, 이정아, 김순녀, 이혜숙, 김시은

서현사

Preface

사람의 뇌는 어떨까? 자동차 한 대는 약 25,000개의 부품으로 이루어져 있지만 사람의 뇌는 약 1000억 개의 뉴런으로 이루어진 섬세하고 놀라운 기관이다. 수백만 개의 신경회로가 이어지는 복잡한 뇌도 올바르게 알고 접근한다면 뇌건강을 지킬 수 있지 않을까 하는 것이 저자의 생각이다. 고장이 난 자동차도 전문가에게 정비를 받으면 잘 달리듯이 우리의 뇌도 제대로 알고 매일 관심을 가지고 가꾸고 노력한다면 치매를 예방할 수 있을 것이다.

치매는 정상적인 생활을 해오던 사람이 후천적으로 기억력, 언어력, 판단력 등 여러 영역의 인지기능이 떨어져서 일상생활을 제대로 수행하지 못하는 상태를 말한다. 대표적인 초기증상은 기억력 장애인데, 치매의 기억력 장애 장애는 경험한 것의 전체를 잊어버리고 점차 심해지면서 판단력도 저하된다는 점에서 나이가 들면서 생기는 기억력 저하와 차이가 있다(중앙치매센터, 2019).

대뇌 신경세포의 손상 등으로 단기 · 장기 기억력, 사고력, 지남력, 이해력, 언어력, 계산능력, 학습능력, 인지기능과 고등정신기능 등이 지속적 · 본질적으로 상실된다. 치매는 한 가지가 아니라 여러 가지 원인으로 발병된 최종적인 결과나 상태를 말한다. 치매의 원인이 되는 질환으로는 내과, 신경과 및 정신과 질환 등 70여 종류가 있는 것으로 알려져 있다.

머리말

치매에 걸리면 치매노인뿐만 아니라 치매환자를 부양하고 있는 가족의 삶까지 황폐화시키는 무서운 질병이다. 최근 출생률 저하와 평균수명 증가 등으로 고령화 사회가 빠르게 진행됨으로써 노인 치매는 사회문제로 대두되고 있다. 특히 주로 가정에서 담당했던 치매노인 부양이 핵가족화로 점차 공공부문으로 이전되고 있다.

현대의학의 발전으로 인간의 평균수명이 100세까지 늘어날 것으로 전망하고 있지만 늘어난 수명만큼 사람의 뇌 기능은 건강을 유지하지 못한다. 앞으로 과학이 발전하여 치매를 완치하는 약물이 나올지 모르나 지금까지는 한번 치매에 걸리면 완치가 어려운 것으로 알려져 있다. 그러므로 치매는 사전에 예방하는 것이 가장 효과적이다.

치매노인의 경우 신체상태, 문제행동, 인지기능 감퇴, 돌봄 요구도 등 환자의 상태에 따라 요양시설로 입소시키는 결정이 내려진다. 치매노인을 위한 여러 시설들은 병의 경과에 따라 적절하게 시설이 달라진다.

이 책은 치매의 원인과 증상을 알아보고, 치매를 예방하기 위한 생활습관과 인지활동 및 행동치료 등 구체적이고 실천적인 방법들을 제시하고 있다. 치매를 예방한다는 차원의 프로그램들이기 때문에 활동 프로그램을 진행하면서 재미와 생활습관의 변화 등에 중점을 두고 제작하였다. 치매에 대한 기본지식의 습득은 물론 치매에 대한 이해를 높여 치매예방에 도움이 되길 바란다.

저자 대표 장일상

Contents

머리말 / 4

제1부 이론편

제1장 치매의 원인과 증상

1. 치매의 이해 _ 14
2. 치매와 건망증의 차이 _ 16
3. 치매의 종류 _ 16
4. 치매의 3단계 증상 _ 22
5. 치매의 실태와 예상 _ 24
6. 치매 대비하기 _ 25
7. 치매 유병률 _ 27
8. 치매 비용 _ 27
9. 치매의 문제점 _ 28
10. 치매 증상 바로 알기 _ 29
11. 건강한 뇌를 위한 바른 생활습관 _ 32

제2장 뇌의 구조와 기능

1. 뇌의 구조 _ 40
2. 뇌의 기능 _ 44

제2부 치매예방 인지활동

제3장 인지놀이 손가락운동

1. 손가락 운동 _ 54
2. 수화법 익히기 _ 56
3. 수화하기 _ 59

4. 손가락접기 _ 60
5. 손가락 체조 _ 62
6. 박수치기 _ 63
7. 양손으로 다른 그림 그리기 _ 65
8. 손가락으로 고무밴드 옮기기 _ 66
9. 빈칸 색칠하기 _ 67
10. 가위바위보 _ 68
11. 박수놀이 게임 _ 69
12. 짝과 함께 손으로 안마하기 _ 70
13. 인지활동놀이(흉내내기) _ 71
14. 노래부르며 손가락으로 셈하기 _ 72
15. 쌀밥 현미밥 _ 73
16. 미꾸라지 잡기 _ 74
17. 실뜨기 _ 75
18. 종이접기 _ 77

제4장 자연치유와 이혈

1. 자연치유 운동 _ 82
2. 귀로 지키는 건강 이야기 _ 91
3. 귀 운동법 _ 93
4. 귀 건강관리법 _ 94
5. 발 건강법 _ 97
6. 무릎관절 지키기 _ 103

제5장 인지 걷기운동

1. 걸음이 건상을 지켜준다 _ 110
2. 인지 걷기운동법 _ 115
3. 발로 박수치기 _ 118

제6장 음악과 노래코칭

1. 음악치료 _ 120
2. 노래치료 _ 124
3. 노래코칭 지도법 _ 126
4. 치매예방과 음악 노래치료 _ 128
5. 음악활용 인지도구 놀이체조 _ 129
6. 음악과 마라카스 악기를 활용한 융합놀이 _ 131
7. 음악과 스카프 오감놀이 _ 132
8. 공을 이용한 도구체조 _ 133
9. 접시 이용한 도구체조 _ 134
10. 고무밴드를 이용한 앉은 체조 _ 135
11. 유산소 및 근력운동(물병 이용) _ 136
12. 리듬막대를 활용한 악기 _ 137
13. 음악과 색을 활용한 융합 활동놀이 _ 138
14. 음악과 뇌건강 유지를 위한 지압놀이 _ 139

제7장 뇌힐링 레크리에이션

1. 테니스 공 _ 142
2. 볼링게임 _ 144
3. 주사위 던지기 _ 146
4. 신문지 모자 만들기 _ 147
5. 눈 감고 자신의 신체 일부분을 가리키기 _ 148
6. 나도 명지휘자 _ 149
7. 종이로 하는 줄다리기 _ 150
8. 윷놀이 _ 151
9. 사탕 던져 받기 _ 152
10. 퀴즈 동서남북 _ 153
11. 견우직녀 다리 건너기 _ 154
12. 제기차기 _ 155
13. 풍선 꼬리 밟기 _ 156
14. 도리도리, 끄덕끄덕 목운동 _ 157
15. 속담 제스처 릴레이 _ 158

16. 다함께 메아리 _ 159
17. 텔레파시 _ 160
18. 범인 찾아 삼만리 _ 162

제8장 푸드아트 테라피

1. 지중해 식단 _ 165
2. 유부초밥 만들기 _ 169
3. 샌드위치 만들기 _ 170
4. 김밥 만들기 _ 171
5. 즐거운 여름철 팥빙수 만들기 _ 172
6. 과일 샐러드 만들기 _ 173
7. 수박화채 만들기 _ 174
8. 요리 박수와 과일 박수놀이 _ 175
9. 국수를 이용한 마음읽기 _ 176
10. 맛있는 떡 맞추기 _ 177
11. 도토리 숫자 놀이 _ 179

제3부 인지훈련편

제9장 뇌인지 미술치료

1. 자율신경과 치매예방 _ 184
2. 색의 힘 _ 187
3. 치매환자를 위한 미술치료 _ 188
4. 색채 사용에 따른 임상적 의미의 비교 _ 188
5. 세 가지 도형 색칠하기 _ 190
6. 눈감고 얼굴 그리기 _ 192
7. 만나라 색칠하기 _ 193
8. 만다라 구성하여 그리기 _ 198
9. 숨은그림찾기 _ 205
10. 틀린그림찾기 _ 211
11. 미로찾기와 색칠하기 _ 217
12. 화투색칠하기 _ 225
13. 동적 가족화 그리기 _ 236

제10장 두뇌 인지 훈련

1. 기억회상 낱말찾기 _ 238
2. 기억회상 글쓰기 _ 239
3. 시조 기억하기 _ 240
4. 문장 따라 써보기 _ 243
5. 기억회상 속담 _ 246
6. 사물 이름 _ 249
7. 시간, 날짜 _ 251
8. 감정 _ 253
9. 사물지남력 _ 257
10. 언어활동 _ 263
11. 단어 만들기 _ 268
12. 낱말 나누기 _ 271
13. 이야기 만들기 _ 273
14. 일기쓰기 _ 276

제11장 인지놀이 수개념 익히기

1. 계산하기 _ 280
2. 분수와 그림 _ 284
3. 시계보기 _ 285
4. 순서별 정리 _ 286
5. 도형 _ 289
6. 수식 계산하기 _ 293

부 록

부록 1. 노인운동 스트레칭 _ 296
부록 2. 중앙치매센터의 치매예방교육 _ 301
부록 3. 치매의 진단과 검사 _ 314
정답 _ 316

제1부
이론편

제1장

치매의 원인과 증상

1. 치매의 이해

1) 치매의 개념

치매란 대뇌의 신경세포의 손상이나 다양한 원인의 뇌손상 등 각종 여러 가지 질환에 의해서 단기 · 장기기억력, 언어력, 의지력, 판단력, 활동력 등 여러 인지기능 능력을 상실하여 일상생활에 많은 어려움을 겪는 경우를 말한다.

대표적인 증상으로는 기억력 장애가 많이 나타나며 점차적으로 전체적인 기억을 상실해가면서 판단력 장애로 이어진다.

2) 치매의 정의

치매(癡呆, Dementia)는 '어리석고 미련하다'는 한자의 의미를 가지고 있고, 영어 Dementia는 라틴어에서 유래된 말로 '제 정신이 아니다(Out of mind)'라는 의미를 가지고 있다. 프랑스 정신과 의사인 필리프 피넬(Philippe Pinel)이 처음으로 '노인성 치매(senile dementia)'라는 용어를 사용하였다. 1993년 제정된 '국제 질병분류의 수정기준'에 의하면 치매는 만성 혹은 진행성 뇌의 기질적 병변에 의해서 생기며 기억(memory), 계산(calculation), 학습(learning), 판단(judgement), 상황인식(recognition), 표현(expression) 등 다수의 고위 대뇌기능 장애로 이루어진 증후군으로 정의된다.

과거에는 치매를 '망령' 또는 '노망'이라며 노인이 되면 나타나는 노화현상으로 생각하였다. 하지만 최근에는 많은 연구들을 통해 치매를 뇌 질환의 하나로 분류하고 있다.

치매는 정상적으로 생활해 오던 사람이 자기 자식을 몰라보고, 가족에 대한 구분을 못하는 등 일상적인 생활이나 사회생활까지 지장이 있을 정도로 심각한 이상행동이 나타나는 질환이다. 그런데 치매에 대한 인식 부족과 무관심으로 치매증상이 발생하고 진단을 받기까지 2~5년이라는 시간이 걸리는 경우가 대부분이다. 뿐만 아니라 치매환자의 44%가 아예 진단을 받지 못한 채 방치되고 있는 것이 현실이다. 그러므로 이제 치매는 노인 개인만의 문제가 아니라 국가나 우리 사회 모두가 관심을 갖고 대처해야 할 문제인 것이다.

3) 치매의 원인

치매는 여러 가지 원인으로 뇌에 영향을 미치는 각종 질환에 의해 발생하는 증후군으로, 가장 대표적인 원인 질환은 전체 치매의 약 71%를 차지하는 '알츠하이머병'이다. 그리고 '혈관성 치매'가 약 24%를 차지한다.

> 알츠하이머는 결정적인 시기를 놓치면 보완하거나 완화시키기가 어려운 비가역성의 진행성 치매이다. 혈관성 치매는 뇌혈관 질환이 발생하지 않고 적절한 치료에 의해서 어느 정도 호전이 있는 예방 가능성 치매이다.
>
> (박주홍, 2017)

> "치매는 우리나라 어르신들 10명 중 1명이 앓고 있는 매우 흔한 질병이다. 특히 우리나라는 미국, 유럽, 가까운 일본에 비해서도 인구의 고령화가 훨씬 빠른 속도루 진행되고 있어 2020년에 이르면 65세 이상 노인인구가 전 인구의 약 13.2%에 달할 것이라고 한다. 급속한 노인인구의 증가는 곧 치매환자의 급증으로 이어져 점차 심각한 사회 문제를 초래하게 될 것이다."
>
> (서울특별시 광역치매센터)

이제 환자나 보호자, 국가나 사회가 부담할 경제적 비용을 줄이기 위해서는 치매의 조기 발견과 치료는 매우 시급한 과제이다. 아무리 100세 시대라고 하더라도 65세 이상의 어르신들은 기억력 장애를 단순히 노화로 인한 건망증으로 생각하기보다는 미리 치매 검사를 하여 치매를 사전에 예방할 수 있어야 한다.

2. 치매와 건망증의 차이

치매와 건망증을 구분하기 쉽지는 않지만, 치매와는 달리 건망증은 단기기억이 금방 생각나는 것을 말한다. 치매는 약속을 한 기억이 전혀 나지 않지만 건망증은 시간이 지나면 생각이 난다. 그러나 기억이 나지 않는 일들이 지속적으로 반복되면 치매를 의심해 보고 치매검사를 받는 것이 바람직하다.

노인이 되면 건망증의 빈도가 늘어나는데, 이는 바쁜 일과 속에 우울이나 심리적인 갈등과 집중력의 부족으로 주위가 산만해서 나타나는 경우도 종종 있다.

3. 치매의 종류

치매의 종류를 분석해보면 가장 흔히 발생하는 알츠하이머형 치매가 전체의 약 71%, 혈관성 치매가 약 24%, 기타 치매가 약 5% 정도를 차지하고 있다. 그리고 알츠하이머형과 혈관성 치매가 동시에 발생하는 경우도 약 15%인 것으로 알려져 있다. 상대적으로 빈도는 낮으나 알콜성, 헌팅톤병, 피크병, 파킨슨병, 루이소체 치매 등의 다른 퇴행성 뇌 질환 등과 두부외상, 뇌종양, 결핍성 질환, 중독성 질환, 감염성 질환 등이 있다.

1) 알츠하이머 질환

알츠하이머형 치매는 1907년 독일의 정신과 의사인 알로이스 알츠하이머(Alois Alzheimer) 박사에 의해 보고되었고, 질환의 뇌병리 소견을 처음 학계에 보고한 그의 이름을 따서 알츠하이머 질환(AD: Alzheimer's Disease)이라고 명명하였다. 알츠하이머 질환은 치매환자 중 약 3분의 2를 차지하기 때문에 노인성 치매라고 부르기도 한다.

알츠하이머 질환은 뇌의 해마가 손상되어 기억력 문제가 생긴다. 정신과 의사인 알츠하이머는 수년간 진행성 치매로 사망한 여자의 뇌를 해부해본 결과 육안으로 봐도 나이에 비해 뇌가 눈에 띄게 수축되어 있었으며, 조직검사를 해보니 뇌신경 섬유가 엉켜진 것과 반점을 발견하였다. 이후 알츠하이머는 인지기능의 저하가 뚜렷한 환자를 부검해 뇌 조직을 볼 때마다 이와 유사한 소견을 발견할 수 있었다.

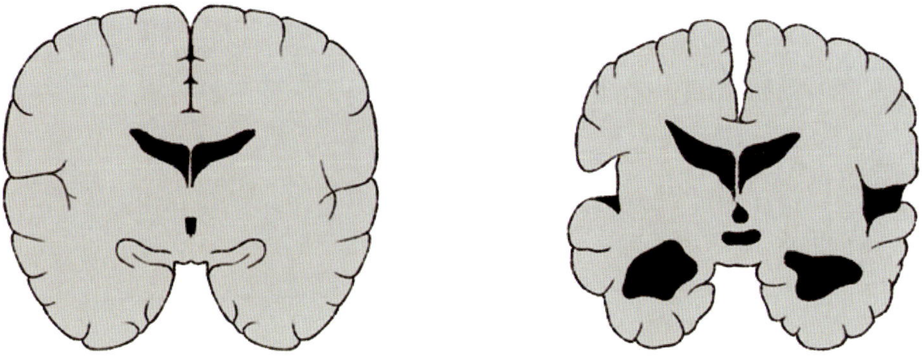

건강한 뇌　　　　알츠하이머병에 걸린 뇌

알츠하이머형 치매는 주로 65세 이후에 많이 나타나지만 드물게 40~50대에서도 발생한다. 발병 연령에 따라 65세 미만에서 발병한 경우를 조발성(초로기) 알츠하이머병, 65세 이상에서 발병한 경우를 만발성(노년기) 알츠하이머병으로 구분한다.

알츠하이머 질환은 뇌조직 검사에서 베타 아밀로이드 단백질이 침착되면서 생긴 신경반(neuritic plaque) 및 타우 단백질이 과인산화되면서 형성된 신경섬유다발(neurofibrillary tangle) 등 특징적인 병변이 관찰되며, 신경세포 소실로 인해 뇌 위축 소견을 보인다. 이러한 뇌신경세포의 소멸이 초기에는 주로 기억력을 담당하는 주요 뇌 부위인 해마와 내후각뇌피질 등 내측두엽 부위에 국한되어 나타나지만 점차 두정엽, 전두엽 등 뇌전체로 퍼져나간다(서울특별시 광역치매센터).

알츠하이머는 병이 진행되면서 방향 감각이나 계산력, 전두엽의 이상으로 성격변화, 감정조절에도 어려움을 겪는다. 뇌의 기저핵까지 손상되면 운동기능과 뇌의 전체적 기능이 상실된다.

2) 혈관성 치매

혈관성 치매는 뇌혈관 질환에 의해 뇌의 조직이 손상되어 발생하는 치매로, 두 번째로 많이 나타나는 증상이다. 1672년 토마스 윌리스(Thomas Wilis)에 의해 뇌졸중 후 치매 증상 사례가 처음 보고된 후부터 혈관성 치매라는 용어가 사용되기 시작했다. 1970~1980년경에는 반복적인 뇌경색에 의해 발생하는 다발성 경색 치매(multi-infarct dementia)라는 용어와 동일하게 사용되었다.

대표적인 요인으로는 혈관성병인, 고지혈증, 심장병, 심근경색, 고콜레스테롤혈증, 흡연, 비만 등으로 발생하는 뇌혈관 질환의 위험 요인을 치료하지 않아 뇌졸중이 생기면서 치매가 발생하는 경우이다.

혈관성 치매는 초기부터 팔다리 신경마비, 보행장애, 실금, 구음장애, 안면마비, 연하곤란, 시력저하 등 신경학적 증상들이 동반되는 경우가 많다. 이러한 혈관성 치매는 알츠하이머병과는 달리 예방 가능성이 높다. 고혈압, 당뇨, 고지혈증, 비만, 흡연 등 혈관성 위험요인을 철저히 관리하면 예방할 수 있는 것이 혈관성 치매이다.

3) 파킨슨병

파킨슨병은 신경퇴행성의 뇌 질환의 하나로 중뇌에 있는 흑질(substantia nigra)이라는 도파민 세포 사멸에 의해 나타난다. 1817년 영국의 의사 제임스 파킨슨(James Parkinson)이 '떨림마비'라는 질병을 밝혀내어 붙여진 용어이다.

파킨슨병 증상은 처음에 나타나는 증상은 손이 약간의 떨림으로 시작한다. 도파민 부족으로 떨림, 근육경직, 느린 운동, 자세 불안정 등 운동신경망이 원활하게 작동하지 못하는 운동신경 장애를 말한다. 한꺼번에 모든 세포가 없어지는 것이 아니라 점차 진행되면서 50~70% 정도까지 없어졌을 때 증상이 나타나기 때문에 혼자서 일어나지 못하고 결국 누워서 지내는 경우가 많다.

초기 증상은 몸과 팔다리가 굳고 동작이 둔해지며 가만히 있을 때 손이 떨리고, 말이 어눌해지고, 보폭이 줄고, 걸음걸이도 늦어지는 등의 현상이 갈수록 누적되어 치매로 발전되는 경우가 있다. 또 반대로 알츠하이머병 환자의 일부는 병이 진행하면서 파킨슨병의 증상을 보일 수도 있다.

파킨슨병에 의한 치매는 약물 복용으로 운동장애 기능을 완화하여 줄 수 있지만 부작용으로 망상, 환각, 일시적인 혼란상태 또는 비정상적인 움직임이 나타날 수 있다(김혜경 외, 2015).

4) 루이소체 치매

알츠하이머병과 파킨슨병의 특징을 공통적으로 가지고 있는 루이소체(Lewy body) 치매는 뇌의 신경세포 속에 작은 원형의 단백질이 모이며(봉입체), 이것에 의하여 뇌의 기능에 장애가 생겨 발생하는 치매이다. 왜 이런 봉입체가 발생하는지 그 원인은 아직 확실하지 않다.

1921년 독일의 신경과 의사 프레데릭 루이(Frederic Lewey)는 뇌간 내에서 파킨슨병의 원인물질을 발견하였다. 이후 '루이소체'로 불리다가 1976년 일본의 코사카 켄지(小阪憲司)에 의해 뇌간 이외의 장소에도 루이소체가 존재한다는 것이 확인되었다.

루이소체형 치매의 특징은 사실적인 환각을 보는 것과 하루 중 증상에 변동이 생겨 치매가 아니라고 생각할 만큼 상태가 좋아지는 시간이 있는가 하면, 시간에 따라 심각한 치매상태를 보이기도 한다. 노인과 남성에게 많이 나타나며 병의 진행은 알츠하이머병과 비하면 빠른 편이다. 파킨슨병과 유사한 신체장애를 동반하므로, 조기에 자리보전을 하고 누워 있기 때문에 활동을 못하여 치매가 진행되는 것으로 생각하고 있다. 치료는 약에 의한 요법과 적절한 간병이 보다 효과적이다(김일천 외, 2018).

5) 피크병

1868년 체코의 정신의학자 아놀드 피크(Arnold Pick)가 발견한 치매의 일종으로, 피크병은 뇌의 전두엽이나 측두엽이 손상되어 처음에는 언어장애가 오며, 점차 행동장애와 인격장애, 그리고 결국은 기억장애가 나타나는 비가역적 치매의 약 5%를 차지하는 비교적 드문 뇌 질환이다.

18~39세 청년층이나 40~60대 중 후반의 초기 노년층, 그리고 여성보다 남성에게 많이 나타난다. 처음에는 우울증으로 오인하기도 한다. 단기간의 기억만 가능하고 같은 음식을 자꾸 먹거나 같은 말을 반복하고, 남의 물건을 훔치는 등 주변상황을 배려하지 않는 행동이 보인다. 알츠하이머와 매우 유사하지만 좀 더 젊은 사람들에게 발병하여 진행 속도가 빠른 것이 특징이다(김혜경 외, 2015).

6) 알코올성 치매

알코올 중독으로 생기는 치매를 알코올성 치매라고 한다. 술을 지속해서 많이 마시면 비타민 B1의 결핍으로 뇌 손상을 일으키고, 알코올에 포함된 독성물질에 의한 뇌기능장애가 일어나며, 또는 사용하는 약물에 의해서도 혼돈상태가 유발되어 인지장애나 치매증상이 나타난다. 증상은 기억력이 손상되고 계획을 세우거나 판단하는, 그리고 대인관계 기술과 균형을 담당하는 기능이 가장 많이 손상된다. 하지만 알코올성 치매는 술을 끊으면 증상이 좋아질 수 있으며, 비타민 B1을 섭취하는 것도 예방에 도움이 되며 치매증상을 호전시킬 수 있다.

7) 크로이츠펠트-야곱병

크로이츠펠트-야곱병은 1996년 영국에서 발생한 광우병에 걸린 소가 전염시킨 것으로 알려졌다. 광우병(뇌가 스펀지처럼 구멍이 나면서 작아지는 병)은 소에게서 나타나는데, 크로이츠펠트-야곱병은 인간광우병이라 불리는 매우 드문 치명적인 뇌 질환으로 프리온(prion)이라는 단백질 물질에 의하여 발생하는 것으로 알려져 있다(김혜경 외, 2015).

알츠하이머 치매와 증상이 유사하여 알츠하이머 치매로 진단받는 경우도 많이 있다. 소고기와 관계있다고 언론이 보도한 적도 있다(김일천 외, 2018).

50대 후반에 발병률이 높고 초기 증상으로 자기를 무시한다거나 감동이 없고, 기억력장애와 시야장애로 방향감각 상실이나 행동장애가 나타난다. 이후 의식장애와 근육의 간대성 근경련(근육이 갑자기 심하게 떨림) 또는 팔, 다리에 허약감, 앞이 잘 안 보이는 등의 증상으로 시작해서 매우 빠르게 진행하여 결국은 혼수상태에 이른다. 2년 이상 사는 경우도 있지만 대체로 3~6개월 이내에 사망한다.

8) 헌팅톤병

헌팅톤병은 근육 간의 조정능력이 상실되고 인지능력의 저하로 정신적인 문제가 동반되는 진행성 신경계 질환이다. 인격과 지적 능력이 점차 떨어지고 기억력, 언어력, 판단력 등도 점차 감소하는 증상을 보인다. 노인에게는 치매 증상으로 나타나기보다는 얼굴이나 팔 등이 의지대로 움직여지지 않는 무도증으로 나타나거나 정신 질환으로 나타날 수도 있다. 파킨슨병처럼 치매 말기에 나타나며 유전적 요인도 있다.

9) 뇌손상으로 인한 치매

각종 산업재해나 교통사고, 넘어짐 등으로 머리가 자극을 받아 그 후유증으로 발병하는 치매이다.

> 김모 씨는 5년 전 공사현장에서 철근에 부딪치는 큰 사고로 두개골 일부가 함몰되는 등 큰 부상을 낭하고 재활치료를 거쳐 정상으로 돌아왔다. 이후 일상적인 생활을 하는 데는 문제가 없었다. 그러나 최근 초기 치매진단을 받았다. 외부적으론 완치가 되었지만, 두뇌가 함몰되는 부상을 입은 뒤 인지력에 차츰 기능저하현상이 나타나고 있는 것이다.

4. 치매의 3단계 증상

대표적인 노인성 치매인 알츠하이머형 치매는 약 8~10년에 걸쳐서 서서히 진행되는데 질환의 경과를 3단계로 나눈다.

1) 초기치매

함께 있는 가족이나 친구들이 관심을 가지면 치매 증상을 알 수 있지만 혼자서 지내는 데는 별 문제가 없는 단계를 말한다. 특징은 다음과 같다.

① 방금 했던 말을 되풀이하거나 질문을 반복한다.

② 최근 단기기억의 감퇴가 시작된다.

③ 장기기억의 예전 기억은 유지되나 최근 일들을 자주 잊어버린다.

④ 음식을 조리하다가 불 끄는 것을 자주 잊어버린다.

⑤ 미리 적어두지 않으면 중요한 약속을 잊어버린다.

⑥ 돈 계산이 잘 되지 않고 자주 틀린다.

⑦ 대화 중에 '그것', '저것'으로 표현하며 단어를 잘 생각하지 못해 머뭇거린다.

⑧ 매사에 관심과 의욕이 없어지고 귀찮아한다.

⑨ 짜증을 많이 내며 의심병이 생겨 억지소리를 한다.

2) 중기치매

치매라고 쉽게 알아볼 수 있는 단계로 신체적 합병증 등이 동반되어 독립적인 생활이 거의 불가능한 수준이다. 특징은 다음과 같다.

① 늘 다니던 익숙한 장소의 길도 잃어버리는 경우가 많다.

② 대화 중에 상대가 하는 말을 이해하지 못하여 대답을 못하거나 엉뚱한 대답을 하거나 '그 저', '예'라고 말한다.

③ 집에서 늘 사용하던 TV나 전화 등 가전제품을 사용하지 못한다.

④ 집안을 계속 배회하거나 반복적인 이상 행동을 한다.

⑤ 묻는 말에 대답을 잘 못하고 머뭇거리거나 화를 내고 감정기복이 심하다.

⑥ 평소 친하게 지냈던 사람을 혼동하기 시작하고 대부분 가족은 알아본다.

⑦ 단순한 옷입기 등 외모의 치장에 실수가 잦아지고, 외출 시에도 다른 사람의 도움이 필요하다.

⑧ 오늘 날짜, 시간, 계절, 사는 동네 등을 잘 알지 못한다.

⑨ 돈 계산이 잘 안 되고 자주 틀린다.

3) 말기치매

인지기능이 떨어져 치매임을 쉽게 알 수 있는 단계로 정신이상행동 증상과 신경학적 증상 및 합병증이 동반되어 누구의 도움 없이는 독립적인 생활이 어려운 수준이다. 초기나 중기와 달리 확연히 구분되는 말기의 특징은 다음과 같다.

① 자신이 누구인지 모른다.

② 대소변 실금, 욕창, 폐렴, 요도감염, 낙상 등 모든 기능을 잃고 누워서 생활한다.

③ 대부분의 기억이 상실되어 어디에서 태어났는지 기억하지 못한다.

④ 식사, 옷입기, 세수하기, 대소변 가리기 등 일상생활 기능이 상실되어 다른 사람의 도움을 필요로 한다.

⑤ 배우자나 자식을 알아보지 못한다.

⑥ 근육이 굳어지고 보행장애가 나타나 거동이 힘들어진다.

⑦ 판단력 상실로 의미 있는 판단이나 간단한 지시도 따라하지 못한다.

⑧ 알아들을 수 없는 혼잣말을 자주하며, 전혀 말을 하지 못한다.

5. 치매의 실태와 예상

전 세계가 고령화 사회로 진입하면서 노인인구의 증가와 함께 치매인구가 급증하고 있다. 우리나라도 치매로부터 자유롭지 않다. 2019년 7월 고령인구는 전체 인구의 약 15.7%인 800만 명이며, 그중 치매인구는 65만 명이고 2024년에는 100만 명이 넘을 것이라고 예측했다. 2045년에는 65세 이상 노인인구가 1800만 명에 이르며 그중 치매인구가 200만 명에 이를 것이라는 전망이 나오고 있다(통계청자료, 국회예산처자료). 이 자료를 통해서 고령화와 치매라는 두 가지의 심각한 문제가 초래될 것이라는 사실을 알 수 있다.

의학계 연구에 의하면 치매는 전 세계적으로 65세 이상 노인 중에서 약 5~10% 정도의 유병률을 보이며, 연령의 증가와 더불어 5년마다 유병률이 약 두 배씩 증가하는 것으로 나타났다. 실제로 미국의 통계를 보면 65세 이상에서 치매 유병률은 5%이고, 85세가 넘으면 20% 이상까지 늘어났다. 그리고 2010년 미국에서는 20세기 초반 주요 사망원인이던 세균, 바이러스 같은 미생물에 의한 감염 질환은 순위권 밖으로 밀려난 데 비해 치매는 사망원인 중에서 여섯 번째로 약진하였다.

치매가 중요한 질병으로 등장하자 1995년 국제알츠하이머협회(ADI)와 세계보건기구(WHO)는 영국 에든버러 총회에서 매년 9월 21일을 '세계 치매의 날'로 정하고 치매의 예방과 관리의 중요성을 알리도록 했다.

6. 치매 대비하기

고령화 사회가 된 지금 누가 치매에 걸릴지는 아무도 모르는 일이다. 그러므로 치매라는 질병에 대해 관심을 가지고 미리 예방해야만 건강한 노후를 보장할 수 있는 것이다. 일상생활 속에서 다양한 건강 관련 정보를 적극적으로 접하고 실천하는 자세가 필요하지만, 특히 치매는 보건복지부에서 권장하는 '치매예방수칙 333'을 생활습관처럼 실천하면 치매를 예방하는 데 많은 도움이 될 것이다.

다음은 중앙치매센터에서 제작하여 배포하는 '치매예방수칙 3.3.3'이다.

3가지 권하는 즐길 것, 3가지 금지하는 참을 것, 3가지 챙겨야 할 것이다.

3권(勸)은 일주일에 세 번 이상의 운동과 생선과 채소를 골고루 먹고, 부지런히 읽고 쓰기이다.

3금(禁)은 절주와 금연 그리고 뇌에 충격이 가해지지 않게 뇌를 보호하는 것이다. 치매뿐만 아니라 노후를 행복하게 보내기 위해선 절주와 금연은 꼭 필요한 것이다.

3행(行)은 적극적인 마음으로 실천하는 것이다. 건강검진, 소통, 치매예방을 위한 조기검진이다.

'치매예방수칙 3.3.3' 적극적으로 실천하는 생활의 변화로 치매도 예방하고 행복한 노후를 보낼 수 있다.

붙임 치매예방수칙 333

치매예방수칙 3.3.3

가족의 미래,
당신의 작은 실천이 결정합니다!

3 권(勸) 즐길 것

- 운동: 일주일에 3번 이상 걸으세요.
- 식사: 생선과 채소를 골고루 챙겨드세요.
- 독서: 부지런히 읽고 쓰세요.

3 금(禁) 참을 것

- 절주: 술은 한 번에 3잔보다 적게 마시세요.
- 금연: 담배는 피우지 마세요.
- 뇌손상 예방: 머리를 다치지 않도록 조심하세요.

3 행(行) 챙길 것

- 건강검진: 혈압, 혈당, 콜레스테롤 3가지를 정기적으로 체크하세요.
- 소통: 가족과 친구를 자주 연락하고 만나세요.
- 치매 조기발견: 가까운 치매안심센터에서 치매조기검진을 받으세요.

위험할 땐 119
힘겨울 땐 129

7. 치매 유병률

분당 서울대학교병원 연구팀이 진행한 '2015년 기준 치매 유병률 조사'에 따르면 우리나라의 치매 유병률은 65세 이상 노인의 9.8%인 64만 8223명으로 보고되었으며, 2020년에는 10.39%, 2040년에는 11.9%, 2050년에는 15.06%에 이를 것으로 추정하고 있다(보건복지부, 2013).

노인의 치매환자 수 및 치매 유병률 추이

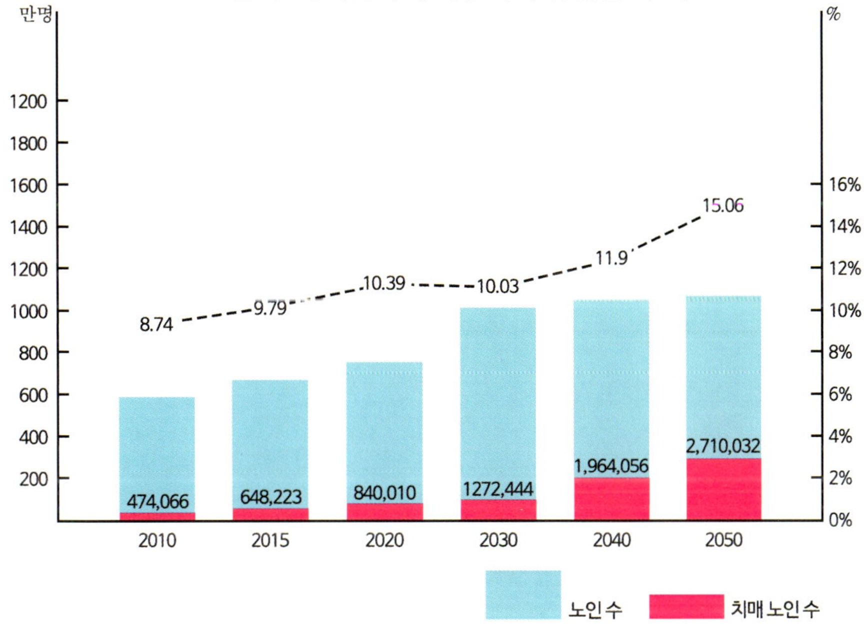

출처: 박종연 외, 치매 관련 재정소요 추계 방법론 개발(한국보건의료연구원, 2017)

8. 치매 비용

치매환자에게 지출되는 비용은 크게 치매관리를 위한 비용과 치매환자 케어를 위한 비용으로 구분할 수 있다. 치매치료를 위한 의료비용뿐만 아니라 치매환자를 위한 케어비용도 요양기관 같은 공식적인 케어비용과 보호자를 통해 이루어지는 비공식적인 케어비용이 있다.

치매환자가 연간 지출하는 사회경제적 비용[직접비(의료+요양)와 간접비(교통비, 간병비, 식재료비, 보조물품비)]이 2011년에는 치매환자 1인당 1851만 원이었는데, 2016년에는 2119만 원으로 증가했다. 이를 사회적 비용으로 환산하면 2010년 기준 8조7000억 원으로 추산되며 향후 10년마다 2배씩 증가할 것으로 예상된다(한은정, 2017).

9. 치매의 문제점

1) 치매가족의 이해

치매에 걸리면 환자 자신뿐만 아니라 치매환자를 부양하고 있는 가족을 황폐화시키는 무서운 질병이다. 치매는 장기적이고 지속적인 보호관리 및 치료를 필요로 하기 때문에 환자는 물론 가족의 정신적 · 육체적 고충과 경제적 부담을 수반하게 된다.

치매는 환자의 언어능력이 떨어져 인간관계뿐만 아니라 일상생활과 사회생활이 쉽지 않으며, 신체적인 기능들 또한 떨어져 생존 자체를 어렵게 만든다. 따라서 치매에 걸리면 환자 스스로 세상을 살아가거나 치료를 받기 어렵기 때문에 누군가가 부양해야 한다. 부양의 주체는 대부분 가족에 의해 이루어지거나 가족이 없는 경우 노인요양시설에 의존해야 한다.

그러나 지금까지 치매환자를 보호해왔던 가족은 핵가족화, 여성의 사회참여, 가족의 전통적 부양의식의 변화, 노인 단독가구의 증가, 경제적인 어려움 등으로 가족의 부양기능이 약화되고 있는 실정이다. 가족에 의한 부양은 단순히 어린아이를 돌보는 것 이상으로 힘들기 때문에 가족에게 육체적으로도 매우 고단한 일이며, 특히 병원비용과 수발 및 간호 같은 관리비용의 증가로 경제적 부담도 만만치 않다. 때문에 '치매 부모를 모시는 효자도 1년을 못 간다.'는 말이 생길 정도다. 이로 인해 실제 치매환자를 부양하려는 가족은 점차 감소하고 있고, 치매노인 부양을 더 이상 가족에게만 맡길 수 없는 것이 지금의 현실이다.

현재 가정에서 주로 담당했던 치매노인 부양이 점차 공공부문으로 이전되고 있고, 치매노인에 대한 대책이 국가적으로 중요한 정책과제로 대두되고 있다. 그러므로 국가와 지역사회, 가족 모두가 함께 치매노인 문제의 해결을 위해 노력해야 한다.

2) 고령화 사회

고령화 사회에 진입하여 노령인구와 치매노인이 급격하게 증가함으로써 치매노인을 위한 각종 의료서비스나 가족의 부양 부담을 덜어주는 다양한 사회적 시스템은 아직도 미비한 상태이다. 사회적으로 치매환자의 증가와 치매로 여러 문제들이 심각해지고 있지만, 이를 해결하기 위한 정부의 관련 정책들은 아직까지 부양가족을 만족시키기에는 요원한 실정이다. 따라서 치매환자와 그 가족이 지역사회 내에서 치매 진단과 예방, 치료, 재활을 위한 적절한 서비스를 이용할 수 있도록 국가 주도의 치매노인을 위한 재가서비스, 치매전문 요양시설 등 보호서비스의 확충과 치매노인 부양가족을 위한 복지서비스를 체계적으로 도입할 필요성이 절실히 요구되고 있다.

10. 치매 증상 바로 알기

1) 치매의 증상

치매의 증상들은 초기에 서서히 진행하기 때문에 같이 생활하는 가족이라도 치매 증상을 곧바로 알아차리기 쉽지 않다. 가족이 치매를 의심하고 병원을 찾았을 때는 이미 치매가 상당히 진행된 경우가 많다. 따라서 치매예방을 위해서는 정기적이고 장기적인 전문 의사의 진료를 받는 것이 좋다. 특히 경미한 기억장애, 우울증, 무기력한 증상이 있는 경우 진단을 받아야 한다.

(1) 기억력의 감퇴

치매에서 조기에 나타나는 증상은 기억력의 감퇴이다. 자신의 가족, 일, 주소, 태어난 곳, 출신학교, 직업 등 오래된 기억들을 좀처럼 기억하지 못한다. 방금 한 이야기를 반복해서 묻거나 물건을 어디에 두었는지 몰라 헤매거나 약속을 해놓고도 잊어버리는 증상들이 자주 나타난다. 이때는 경미하기 때문에 잘 모르고 지나가는 경우가 많다. 치매 초기에는 금방 기억한 것은 금세 잊어버리지만 오래된 옛 기억은 잘 회상하기 때문이다. 그러나 증상이 진행되면서 오래된 기억도 서서히 감퇴화한다.

(2) 언어능력의 저하

물건 이름이 잘 생각나지 않아 머뭇거리거나 다른 이름을 말하는 실수를 한다. 점차 표현력이 떨어지거나 말수가 줄어들기도 하는데, 이때에는 가족이 보기에 몸이 안 좋거나 기운이 없다고 생각할 수 있다. 병이 진행되면서 말로 표현하는 것들이 어둔해지고 상대방의 말을 잘 이해하지 못한다.

(3) 지남력의 저하

시간이나 장소, 사람, 공간 등을 알아보는 지남력이 떨어진다. 초기에는 시간 지남력이 저하되어 날짜나 요일을 모르는 증상이 나타나고 점차 중요한 기념일이나 집안 대소사를 챙기지 못하게 된다. 심해지면 연도나 계절을 파악하지 못하고, 낮과 밤을 혼동해 새벽에 일어나 밥을 하는 등의 모습을 보이기도 한다.

시간 지남력 장애가 진행되면서 장소 지남력 장애도 심해져 몇 번 갔던 장소를 찾지 못하거나 늘 다니던 익숙한 곳에서 길을 잃어버리기도 한다. 그러다가 자신이 있는 곳이 어디인지 전혀 알지 못하는 상태에 이른다.

사람에 대한 지남력 장애는 가장 늦게 나타나는 장애로 가까운 가족, 심지어 늘 함께 지내는 배우자까지도 몰라본다.

(4) 판단력과 일상생활의 수행능력, 계산능력의 저하

판단력과 계산능력의 장애가 생기기 때문에 현금 계산도 하지 못해 한참을 헤매는 경우가 발생한다. 뇌세포의 소실이 전두엽과 이와 기능적으로 연관된 부위로 진행하면서 추상적으로 사고하고 문제를 해결하며 적절한 결정인 판단을 내리는 능력이 저하된다. 따라서 수많은 정보들을 처리하고 일을 계획하거나 결정하며 제대로 수행해 나가는 것이 어려워지기 때문에 규모 있게 돈을 관리하거나 여행과 사교모임을 계획하거나 직업적으로 복잡한 일을 수행하는 활동을 회피하게 된다. 더 진행이 되면 간단한 돈 계산, 가사일, 취미활동 등 익숙한 일조차도 처리하지 못하게 되고 결국에는 식사하기, 대소변가리기, 몸치장하기, 위생관리 같은 가장 기본적인 일상 활동들도 스스로 수행하지 못하게 된다.

(5) 성격 및 행동, 감정의 변화

인지기능 장애 외에도 성격변화, 초조행동, 우울증, 망상, 환각, 공격성 증가, 수면장애, 무감동 및 무관심 등 이른바 정신행동증상이 흔하게 나타난다. 본래의 성격과 다르게 의욕이 없고 사람들과 어울리지 않고 집에만 있거나 반대로 사소한 일에도 짜증, 화, 공격적인 말이나 행동을 보인다(성격변화). 남들이 물건을 훔쳐 가고 해코지를 하려 한다는 등의 의심과 피해의식에 사로잡히기도 한다(환각). 그리고 안절부절못하고 초조해하며 왔다 갔다 하거나, 자신을 도와주려는 가족에게 완강히 거부하고 공격적인 행동을 보인다(초조행동). 치매의 주된 증상은 기억력을 포함한 인지기능 장애와 일상생활 능력의 장애이지만, 함께 사는 보호자에게 심한 고통과 부담을 주어 시설 입소를 생각하게 만드는 가장 흔한 원인도 바로 이러한 정신행동증상들이다.

11. 건강한 뇌를 위한 바른 생활습관

치매를 예방하기 위해서는 뇌의 노화를 막는 것이 무엇보다 중요한 만큼 생활습관을 바꾸어야 한다. 치매예방을 할 수 있는 건강한 두뇌관리를 위한 활동과 신체 · 사회 · 생활활동 같은 바른 생활습관들을 살펴보자.

1) 두뇌 활동

두뇌 활동은 뇌세포를 지속적으로 자극하는 행위를 말한다. 뇌를 자극하면 뇌 신경세포의 연결망이 풍성해지고 연결된 망들은 더욱 견고해진다. 텔레비전 보기, 라디오 듣기, 신문보기, 잡지읽기, 일기쓰기, 글쓰기(수필쓰기, 편지쓰기, 자서전 써보기), 책보기, 서예, 그림그리기, 게임하기, 바둑, 장기 등 머리를 많이 쓰는 활동을 꾸준하게 하도록 한다. 바른 생활습관들을 생활화하면서 두뇌 건강에 좋은 음식을 섭취하고 또한 두뇌를 충분히 쉴 수 있도록 한다.

2) 신체활동

신체활동은 하나 이상의 체력 구성요소(심혈관계 지구력, 근력, 평형성, 유연성 등)를 향상시키거나 유지하기 위해서 계획하고 구조화되어 반복적인 신체의 움직임으로 이루어진 활동을 말한다. 이러한 활동을 하면 골격근이 수축하면서 휴식하고 있을 때보다 더 많은 에너지가 소모된다. 신체활동으로는 걷기, 경보, 스포츠 댄스, 스트레칭, 수영, 탁구, 테니스, 배드민턴, 산책, 미술관 관람, 영화 관람, 요가, 태극권, 에어로빅, 노래교실, 자전거, 마술, 풍선아트 등 크게 비용이 부담되지 않는 활동들이 많이 있다.

치매예방과 건강한 노후를 위해 생활습관처럼 할 수 있는 신체활동을 살펴보면 다음과 같다.

- 체력에 맞게 일주일에 3일 이상, 하루 30분 이상 유산소운동을 한다.
- 운동 전에는 준비운동을 하고 운동 후에는 정리운동을 한다.
- 운동 중 부상이나 급격한 체온변화에 대비한다.
- 유산소운동과 근력 운동, 평형성 운동, 유연성 운동 등을 병행한다.
- 일상생활에서도 할 수 있는 계단오르기 같은 운동을 습관처럼 한다.
- 본인이 할 수 있는 편한 운동을 선택하여 즐겁게 한다.

3) 노인과 운동

뇌혈관은 뇌에 산소와 포도당을 공급하는 통로이기 때문에 뇌도 운동을 통해 근육처럼 강하게 키울 수 있다. 최고의 심박수를 유지하면서 1시간에서 1시간 30분 이상의 운동을 하면 뇌 속의 모세혈관까지 산소를 공급하여 세포 하나하나를 깨어나게 한다. 뇌혈류량의 증가와 산소공급이 늘어나서 뇌세포의 성장이 촉진되는 것이다. 그러므로 그냥 가만히 앉아 생각하는 뇌보다 몸을 움직여 운동하는 뇌가 더 건강한 것이다.

노인은 처음 걷기운동부터 천천히 늘려가는 것이 좋다. 운동은 삶의 질을 향상시켜 건강한 신체와 정신을 주기 때문에 자기 몸에 맞는 운동을 선택하는 것이 중요하다. 심장관련 질환자는 심장에 무리를 줄 수 있는 심한 운동을 하는 것은 바람직하지 않다. 자신의 몸 상태에 맞게끔 저강도 운동부터 시작하면서 전문가에게 적합한 운동이 무엇인지를 알아보고 하는 것이 좋다. 대부분의 노인은 하나 이상의 만성질환을 앓고 있어 신체적 기능이 어느 정도 제한되기 때문에 전문가와 상의하여 운동을 선택하는 것이 좋다.

4) 사회활동

혼자 사는 노인이 많은 핵가족사회에서는 혼자 집에 있으면 우울증이 증가할 가능성이 높기 때문에 가까운 경로당이나 복지관 등에 가서 배우고 싶은 강좌나 취미활동 같은 사회활동에 적극 참여해야 한다. 단체나 모임 등 소속감을 가진 친구들과 함께 봉사활동에 참가하는 것은 자존감을 향상시키고 우울증을 감소시키는 데 적잖은 도움이 된다. 그리고 눈이나 비가 오는 날에는 외부활동을 조심스럽게 자제하여 낙상 등을 예방하는 것도 잊어서는 안 된다.

친구들과 게임하기, 대화하기, 영화보기, 그리고 동호회원들과 활동하기, 자원봉사하기 같은 사회활동에 참여하는 것은 우울증을 완화시키는 데 도움이 된다. 사회활동 참여는 두뇌자극 효과, 심리적 안정, 자신감 상승 등으로 자존감이 높아지면서 긍정적인 마음자세와 행복한 마음으로 일상생활을 즐길 수 있다.

5) 건강검진받기

40세부터는 성인병이 시작되는 시기이므로 치매예방을 위한 노력을 해야 한다. 40세 이후 성인이라면 최소 2년 주기로 건강검진을 받는 것이 좋다. 노인은 6개월에 한 번씩 반드시 치매검진을 받아야 한다.

그리고 평소에 늙지 않고 건강하고 젊은 뇌를 유지하기 위해서는 다음과 같은 노력을 해야 한다.

- 새로운 것에 도전하라(새로운 취미 등).
- 삶에서 의미를 찾아라(자연을 감상하고 친구를 만나라).
- 충분한 수면을 취하라(밤 10시에 잠들어 새벽에 깨어나라).
- 일기나 편지쓰기 등 손을 사용해 그림이나 글을 쓰는 것이 좋다.
- 봉사활동 같은 사회활동에 적극 참가하도록 노력한다.
- 나이가 들수록 목욕을 자주 하며 몸을 청결하게 유지한다.

- 난청과 시력장애가 치매를 일으킬 수 있기 때문에 치료한다.
- 체력에 맞는 운동을 일주일에 3일 이상 하루 30분 이상 땀을 흘리는 운동을 한다.
- 요리나 블록쌓기 같은 손을 움직이는 활동을 많이 한다.
- 독서나 바둑처럼 머리 쓰는 일을 자주 한다.
- 왼쪽 손이나 발을 많이 사용해 뇌를 고르게 발달시킨다.
- 건강한 식생활을 유지하여 영양소를 골고루 섭취한다.
- 약물 남용을 피하고 머리를 잘 보호하여 부상을 피한다.
- 긍정적으로 생활하고 모든 일에 감사하며 산다.
- 새로운 정보를 항상 접하고 발산시킨다.
- 우울한 기분이 반복되면 전문병원을 찾아 진료를 받는다.
- 전문가와 상의하여 비타민제를 복용한다.
- 친구와 차를 마시고 음악을 감상하거나 재미있는 영화나 미술관 등을 관람한다.
- 건강검진을 통해 고혈압, 심장병, 당뇨병 등 성인병은 조기에 발견하여 치료한다.

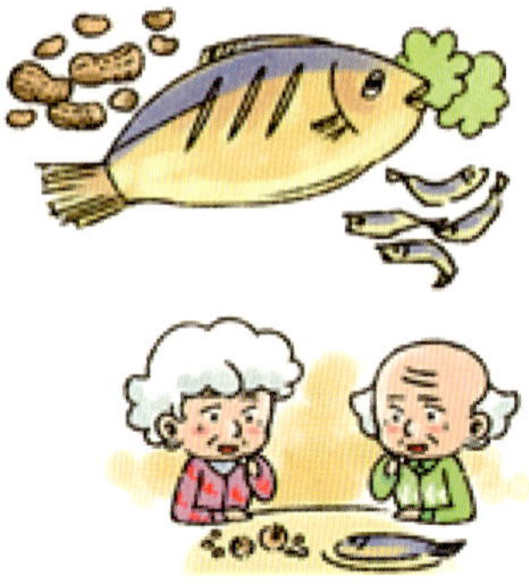	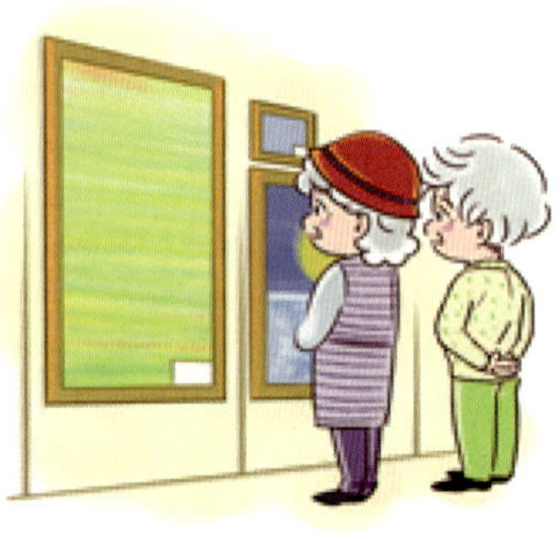
뇌세포를 활성화시키는 호두나 혈전예방에 도움이 되는 등푸른생선을 섭취한다.	한 달에 한 번 이상 영화감상 또는 미술관에서 작품을 감상한다.
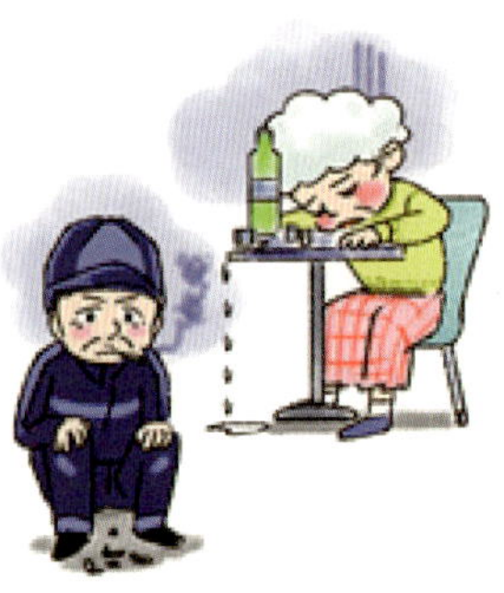	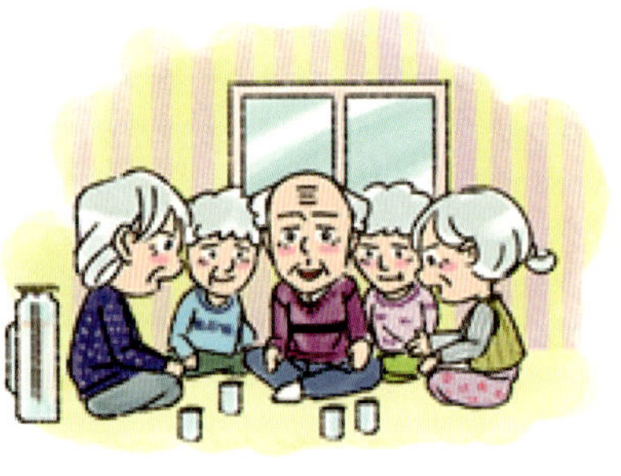
과음, 과식, 흡연을 하지 않는다.	혼자 지내는 시간을 줄이고 사람들과 자주 만나 많은 대화를 나눈다.

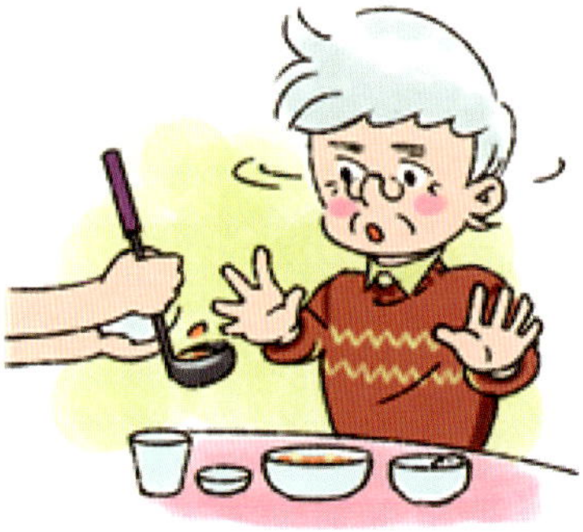	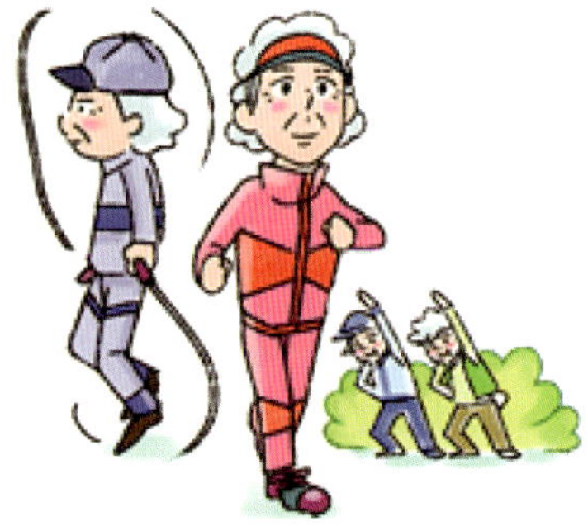
식사는 소식을 하며, 자신이 먹을 수 있는 양의 80%만 섭취한다. 영양소를 골고루 섭취한다.	적당한 유산소운동을 한다. 가벼운 운동과 좋아하는 취미생활을 즐긴다.
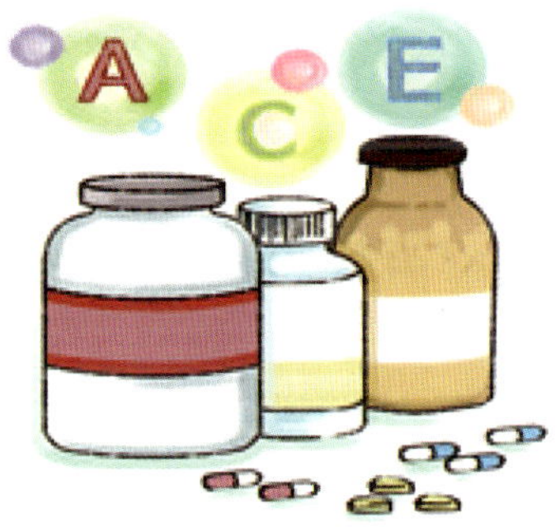	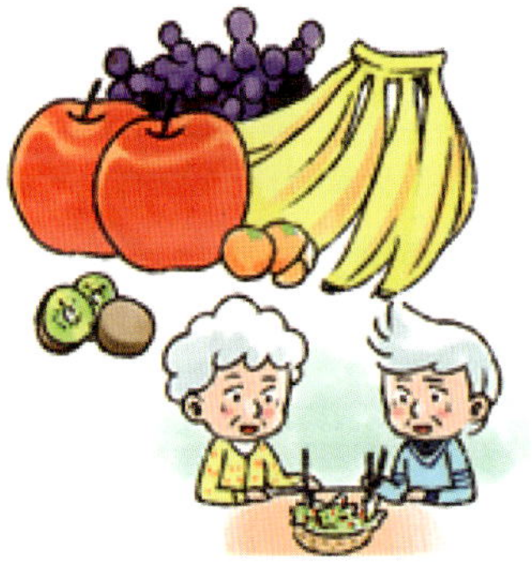
세포 산화를 방지하는 효과가 있는 부족한 영양소 중 비타민 A, B, C, E를 섭취한다.	섬유질이 함유되어 있는 신신한 야채와 과일을 적당히 섭취한다.

외국 치매 관련 연구 사례

영국 엑서터대학 연구팀은 치매가 없는 60세 이상 19만6383명을 대상으로 평소 생활습관과 추후 치매발병 여부를 관찰한 연구가 '국제치매학술대회(Alzheimer's Association International Conference)'에서 발표됐다. 연구팀은 흡연 유무, 규칙적인 신체활동 정도, 식습관 및 음주 정도를 기준으로 건강한 생활습관 점수를 부여했다. 건강한 생활습관을 유지한 참가자 중 0.82%가 치매에 걸렸고, 그렇지 않은 사람은 1.16%가 치매에 걸렸다. 유전적으로 치매 위험이 높은 사람이라고 해도 생활습관을 바르게 유지하면 치매 위험이 상쇄될 수 있다는 결과도 나왔다. 연구팀은 건강한 생활습관은 산화를 예방하고 뇌손상을 감소시키며, 항혈전증 및 항염증 효과를 일으키고 심혈관 및 뇌혈관 질환을 예방해 치매 위험을 감소시키는 것으로 분석했다.

연구팀에 따르면 건강한 생활습관이란 흡연을 하지 않고, 1주일에 5회 이상 가벼운 운동 혹은 한 번 이상 격렬한 운동을 하며, 심혈관 건강에 좋은 식습관 7가지 중 적어도 네 가지를 지키며, 과도한 음주를 피하는 것이다.

심혈관 건강에 좋은 음식 섭취 기준은 다음과 같다.

- 통곡물을 하루에 3회 이상 먹는다.
- 하루에 3회 이상 과일을 먹는다.
- 하루에 3회 이상 채소를 먹는다.
- 1주일에 2회 이상 생선을 먹는다.
- 가공 육류를 1주일에 1회 이하로 먹는다.
- 붉은 고기를 1주일에 1.5회 이하로 먹는다.
- 가공 곡물을 하루에 1.5회 이하로 먹는다.

제2장

뇌의 구조와 기능

1. 뇌의 구조

사람의 뇌는 생명유지에 필요한 말하고, 움직이고, 감각을 느끼고, 기억하는 고위 정신 기능을 수행하며, 신진대사의 조절 등 생존에 있어 매우 중요한 기관이다. 뇌는 머릿속에 들어 있는 척수와 중추신경계의 최고위 중추이다. 두개골이라는 뼈로 둘러싸여 있는 뇌는 형태와 기능에 따라 대뇌, 소뇌, 뇌줄기 등 세 부분으로 나눈다. 뇌줄기는 중간뇌, 숨뇌(연수), 다리뇌(교뇌)로 구분한다. 주로 신경세포와 신경섬유로 구성되어 있으며 척수와 연결되어 있고, 뇌척수액은 뇌와 척수의 안팎으로 순환한다.

사람의 뇌는 약 1000억 개의 신경세포가 밀집되어 있는 신경덩어리를 가지고 태어난다. 만 4세가 되면서 최고의 수치를 갖게 되고 12세 전후로 뇌세포는 노화과정이 진행되어 숫자가 줄어든다. 성인의 뇌 무게는 약 1400~1600그램 정도이며 자신의 체중에서 약 2% 정도이다. 그리고 뇌는 우리가 섭취하는 에너지의 25%를, 물과 산소의 20~30%를 사용한다.

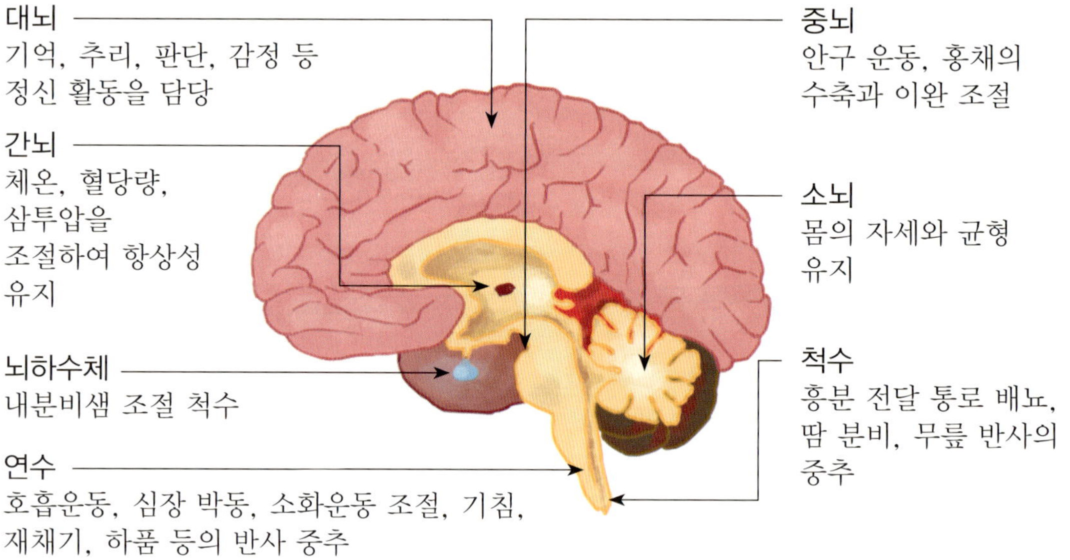

뇌의 구조

1) 대뇌

대뇌(大腦)는 전체 뇌에서 80% 비중을 차지하고 있으며 좌측(좌반구), 우측(우반구) 두 개의 반구로 이루어져 있다. 대뇌피질은 기능에 따라서 크게 전두엽, 두정엽, 후두엽, 측두엽의 네 부분으로 나뉜다. 사고, 언어, 판단, 창조 등의 정신활동을 관여하고 주의집중력, 논리적 · 시공간적 기억, 지각력 등의 기능을 수행한다. 대뇌 안쪽에 있는 변연계는 뇌간과 연결되어 있는 시상, 시상하부 등의 기관으로 구분한다. 이 부위는 혈압, 체온, 혈당, 심박 같은 자율기능을 조절하고 분노, 쾌락, 공포 같은 본능적인 정서에도 관여한다. 뇌의 모든 말초신경 감각(촉각)은 척수로 모여서 뇌로 전달된다.

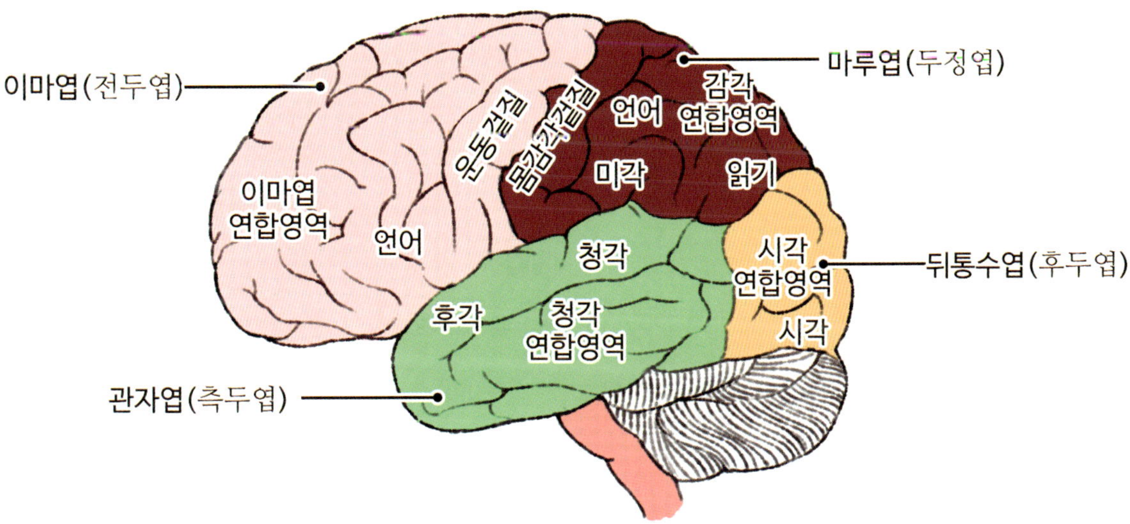

대뇌의 기능

(1) 전두엽

전두엽(前頭葉)은 뇌 앞쪽의 넓은 영역으로 이마엽이라고도 하며 인지기능을 담당한다. 사물을 기억하고 정보를 처리하고 판단하며, 행동과 감정 조절을 담당한다. 운동피질은 중심구 바로 앞에 위치에 있으며 운동 실행을 담당한다. 전두엽의 가장 윗부분이 배외측 전두피질(집행 기능, 기억, 주의, 전환하기), 중간 부분이 복외측 전전두피질(행동억제 및 통제, 판단), 밑 부분이 안와 전두피질(정서와 동기 조절, 의사결정, 환경자극)이다. 사람의 뇌에서 정신기능을 주관하는 가장 중요한 역할을 하는 부위다.

(2) 측두엽

측두엽(側頭葉)은 양쪽 귀의 위쪽인 부위로 관자엽이라고도 한다. 치매 이해에 중요한 측두엽은 기억력, 언어 표현력, 이해능력 저하의 원인을 제공하는 곳이다. 측두엽의 내측에는 기억에 중요한 역할을 하는 해마가 있다. 해마는 기억을 형성하는 곳으로, 이곳이 손상되면 서술 기억을 새롭게 만들 수가 없게 된다.

(3) 두정엽

두정엽(頭頂葉)은 머리(頭)의 정수리 부분(頂)에 위치하며 뇌 중에서 가장 상층부에 있기 때문에 마루엽이라고도 한다. 두정엽은 외부로부터 들어오는 정보를 조합하는 역할과 신체를 움직이는 명령을 내리고, 사고 및 인식기능과 입체적 · 공간적 사고와 인식기능, 계산 및 연상기능 등을 수행한다. 또한 문자를 단어로 조합하여 의미나 생각을 만드는 곳이므로 이 부위가 손상되면 무인식증이 생긴다. 특히 오른쪽 두정엽은 공간의 방향이나 위치를 파악하는 능력을 가지고 있다.

(4) 후두엽

대뇌의 뒤통수 부분에 해당하는 부위에 위치하고 있어 뒤통수엽이라고 한다. 후두엽(後頭葉)은 주로 시각정보를 분석하고 통합하는 역할을 한다. 이미지를 상상할 때 활성화되는 부위로 후두엽의 기능 저하는 물체를 보았을 때 무엇인지 인지하지 못하는 시각적 인지 불능 상태가 될 수 있다.

2) 소뇌

뇌간의 뒤쪽에 좌우 한 쌍으로 붙어 있는 뇌로 전체 뇌 무게 중 10%를 차지하고 있다. 소뇌는 운동을 조화롭게 만들어주는 곳이다. 몸의 자세와 균형 유지, 근육의 긴장을 유지해주며 자발적인 운동의 조절기능 등이 있다.

소뇌 이상은 주변에서 쉽게 볼 수 있는데 술 취한 사람을 보면 된다. 알코올이 소뇌 기능을 억제하기 때문에 균형 있게 걸을 수가 없어 비틀거리고, 물건을 집을 때도 손이 목표물 앞에서 왔다 갔다 하게 된다. 음주운전 단속 시 시행하는 '일자로 걷기' 등도 소뇌 기능을 테스트하는 것이다. 만성 알코올 중독이 되면 소뇌 위축으로 술을 마신 사람처럼 보행장애가 올 수 있다.

3) 뇌간

뇌간은 수많은 회백질이나 백질이 뒤섞인 복잡한 내부구조를 가지고 있다. 뇌 선체의 기능에서 뇌간이 차지하는 비중는 대단히 크다. 호흡하고 맥박, 혈압 등의 생명유지에 필수적인 기능을 한다. 그리고 대뇌반구나 소뇌, 척수 등과 밀접한 관계를 유지하며 대뇌와 말초 사이에서 운동 및 감각신경로가 지나는 통로 역할을 한다. 식물인간 상태란 대뇌기능은 없으면서 뇌간 기능만 유지하고 있는 상태를 말한다.

2. 뇌의 기능

1) 변연계

변연계(邊緣系)는 대뇌피질과 시상하부 사이에 위치하는 부위로 후뇌(嗅腦), 내장뇌(內臟腦)라고도 한다. 뇌 본능 행동, 정서감정, 개체보호, 욕망, 본능 행위의 욕구가 위협받을 때의 불쾌감과 분노, 반대로 욕구가 충족될 때의 쾌감 등 정서, 감정 및 행동을 주관하며, 특히 기억에 중요한 역할을 하며 학습과 기억에도 관여한다.

변연계는 시상하부, 시상부와 많은 연결로를 가지고 있어 내장기능, 성적기능, 감정표현뿐만 아니라 자율신경계의 조절 중추로서도 중요한 역할을 한다. 해마와 부해마회의 병소가 있거나 절제했을 때 심한 최근 기억장애가 나타나고 양측대상회의 병소가 있을 때는 무관심, 무통증, 무언증 등을 초래한다.

2) 시상

간뇌의 대부분을 차지하는 회백질부로, 신경핵 군으로 이루어져 있는 시상(視床)은 후각을 제외한 모든 감각을 일시적으로 머무르게 했다가 대뇌의 피질로 보낸다. 시상은 뇌줄기와 전뇌 사이에 위치하고 시상하부는 고삐와 송과선을 포함한다. 두 개의 작은 타원형으로 구성되어 있으며, 좌우 대뇌반구에 하나씩 자리 잡고 있다. 운동기능을 억제하고 촉진하는 역할을 한다.

3) 시상하부

시상하부(視床下部)는 아몬드 크기만 하며 시상의 아래쪽에서 뇌하수체로 이어지는 부분이다. 시상하부는 해마, 오감, 편도, 내장, 대뇌피질 등 모두와 연결되어 있다. 시상하부가 병이 들면 비만, 쇠약증, 저체온, 수면, 졸음, 다음, 다뇨 등의 문제가 생긴다.

자율신경의 중추로서 긴장상태를 조절하는 교감신경과 이완상태를 조절하는 부교감신경이 면역력, 체온조절 , 생명활동 등 몸의 항상성을 유지하는 중요한 역할을 맡고 있다. 또한 시상하부 호르몬과 뇌하수체 호르몬을 생산한다. 뇌하수체는 식욕, 수면욕, 성욕 같은 인간의 가장 기본적인 욕구를 조절하는 호르몬을 분비하는 곳이다.

4) 신경계

신경계는 가장 크게 중추신경계와 말초신경계로 구분한다. 중추신경계는 들어온 자극을 종합하여 반응을 생성하는 신경계로, 연합뉴런으로 구성되어 뇌와 척수에 해당된다. 말초신경계는 자극과 반응을 전기신호의 형태로 전달하는 역할, 신경섬유의 형태로 감각기관과 근육, 내장 등을 중추신경계와 이어주는 역할을 한다. 들어오는 자극을 중추신경계에 전달하는 감각뉴런과 중추신경계에서 만들어진 반응을 몸 곳곳에 전달하는 운동뉴런으로 구성되어 있다. 또한 동물이 의식적으로 조절할 수 있는 작용을 맡고 있는 체성신경계와 의식적으로 조절할 수 없는 작용을 맡고 있는 자율신경계로 구분할 수도 있다. 자율신경계는 서로 반대되는 작용을 하는 교감신경계와 부교감신경계로 나뉜다.

(1) 자율신경계

동물의 신경계 중에서 말초신경계의 한 부분이며, 주로 내장기관을 무의식적으로 제어하는 역할을 맡고 있는 신경계를 말한다. 자율신경은 대뇌의 직접적인 영향을 받지 않으며 우리 몸의 기능을 자율적으로 조절하는 신경이다. 신체가 위급한 상황에 뇌를 거치지 않고 빠르게 반응할 수 있는 신경이다.

자신의 의지로 제어할 수 없는 말초신경계를 자율신경계라고 한다. 자율신경계는 호흡하고 소화와 땀 같은 신진대사처럼 의식적으로 제어할 수 없는 기능에 관여하고 있다. 자율신경계는 교감신경계와 부교감신경계라는 두 개의 신경계로 다시 나누어지고, 이 둘은 하나가 활발해지면 다른 하나가 억눌리는 길항작용을 통해 제어된다.

① 교감신경계

교감신경계는 몸을 많이 움직이거나, 공포와 같은 상황에서 스트레스가 많아지면 교감신경계의 활성화로 스트레스에 대처하는 데 필요한 반응과 에너지공급이 나타난다. 또한 혈압과 심장박동수가 높아지고 동공이 확대되면서 온몸에 소름이 돋기도 한다. 이러한 교감신경계의 준비동작을 '투쟁-도피(fight or flight)' 반응이라고도 한다. 이러한 교감신경계의 작용에 반해 편안하고 안정된 상태가 되면 부교감신경계가 활성화된다.

② 부교감신경계

부교감신경계가 활성화되면 심장박동수와 혈압은 낮아지고 소화기관에 혈액이 많이 공급되어 소화효소 분비가 활발해지면서 에너지를 확보하는 방향으로 온몸이 작동하게 된다. 하지만 이 둘이 언제나 반대 방향으로 작동하는 것은 아니고, 어떤 기관에 따라서는 서로 협력해서 작동하기도 한다. 예를 들어 침샘에서는 부교감신경의 활성화에 의해 많은 양의 묽은 침이 나고 교감신경의 활성화에 의해 진한 침이 조금 나오는 식이다.

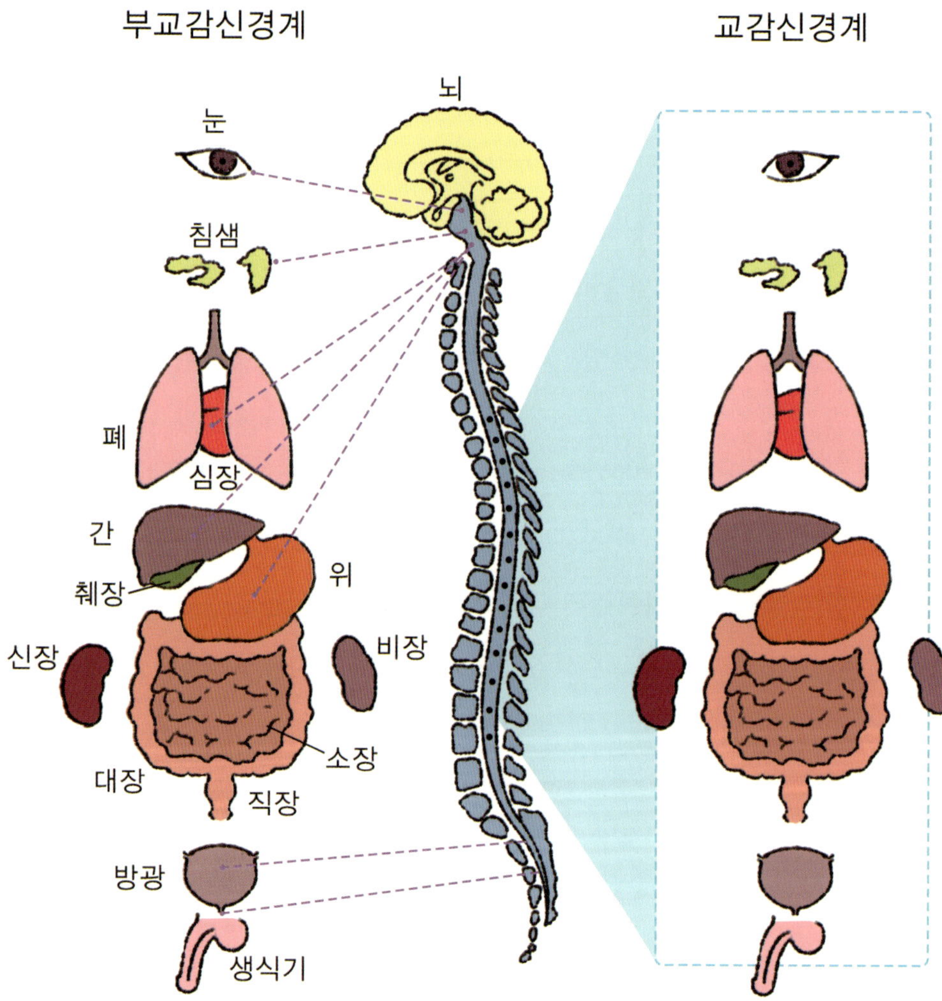

교감신경계와 부교감신경계(두산백과)

(2) 자율신경계의 작동

자율신경계는 일반적으로 중추신경계에서 뻗어 나온 한 개의 뉴런이 직접 반응기까지 맞닿아 있는 체성신경계와는 달리 중추신경계와 이어져 있는 신경절이라는 뉴런의 집합체에서 출발한다.

(3) 자율신경계에 관련된 질환과 치료

자율신경계에 이상이 생기면 이유도 없이 위나 장에 통증을 느끼는데, 실제 해당 내장기관에 문제는 나타나지 않는 이런 증상을 자율신경실조증이라고 한다.

(4) 자율신경실조증 증상

자율신경실조증은 정신적인 스트레스나 육체적인 피로에 의해 생기는 경우가 있다. 손에 땀이 나고 두통이나 현기증이 일어나거나 손도 떨리고 복통과 설사를 하는 식으로 매우 다양한 증상이 나타난다. 스트레스를 많이 받으면 그 증상은 더 심해지기도 하는데 심할 경우에는 약물치료를 받아야 한다.

제2부

치매예방 인지활동

치매예방 인지활동

치매예방을 위한 인지활동 능력은 다양한 방법으로 뇌의 변화를 시도하는 것이다. 과거에는 뇌가 변화할 수 없다고 했지만, 최근 여러 연구결과에 따르면 뇌도 변화할 수 있다는 사실이 입증되고 있다.

사람의 뇌는 가소성(plasticity)을 지니고 있어서 특정영역이 손상되더라도 다른 영역에서 이러한 기능을 담당하거나 특정한 활동을 오랫동안 반복하고 학습했을 때 뇌의 변화가 가능하다.

인지란 외부로부터 들어오는 정보를 받아들이고 저장하여 정신적 여러 과정, 즉 지각, 기억, 상상, 개념, 판단 등을 추리하며 알고 있다는 것을 말한다.

활동이란 어떤 일에 결과를 내기 위하여 몸을 움직여 행동하는 것을 말한다.

능력이란 어떤 일을 지성, 감성, 기억 등의 일정한 조건 속에서 할 수 있고, 반응하여 감당해낼 수 있는 힘을 말한다.

치매예방활동 능력은 뇌의 손상으로 여러 가지 정신기능을 상실한 고등정신의 고위인지기능을 정상적으로 신경계에서 전달하여 몸으로 반응하며 움직이게 할 수 있는 능력을 말한다.

인지놀이를 함으로써 뇌의 신경전달 인지기능이 저하되는 것을 막고, 인지기능을 향상시켜 치매를 예방하는 인지활동 능력이다.

2부에서는 여러 가지 신체활동과 바른 생활습관을 갖게끔 하여 건강유지에 도움이 되는 여가활동을 통해 신체저 능력을 향상시켜줌으로써 치매를 예방할 수 있는 프로그램을 소개하고자 한다.

치매예방 인지활동 능력

지남력	집중력
사람, 장소, 시간, 상황, 환경 따위를 파악하여 인식할 수 있는 능력	어떤 일을 할 때 주변의 환경에 지배받지 않고 마음이나 주의를 집중할 수 있는 능력
기억력	**판단력**
일상에서 얻어지는 이전의 인상이나 경험을 의식 속에 저장하여 다시 떠올릴 수 있는 능력	사람과 사물을 바르게 인식 또는 평가를 논리나 기준에 따라 판단할 수 있는 사고 능력
지각력	**언어력**
사물의 이치나 도리를 분별하고 인지할 수 있는 능력	자신의 생각, 느낌, 감정 등을 다른 사람에게 소리나 문자로 표현하고 서로 의사를 소통할 수 있는 능력
시공간력	**계산능력**
어떤 물체와 물체 사이의 넓이나 높이를 관찰하고 파악하고 인지할 수 있는 능력	물건 또는 값의 크기를 비교하거나 주어진 수의 이론 법칙에 따라 수치를 구하고 문제를 풀어내는 능력
일기쓰기	**활동능력**
하루 일과에서 겪은 일이나 생각을 정리함으로써 기억력, 집중력, 판단력, 지남력, 사고력을 높일 수 있다.	어떤 일을 수행하기 위하여 몸을 움직여서 행동할 수 있는 능력

출처: 김태유 외(2010), 신경인지치료, 고양: 서현사.

제3장

인지놀이 손가락운동

1. 손가락 운동

우리 뇌는 온몸으로 연결되어 있듯이 손도 온몸으로 연결되어 있기 때문에 손가락 운동은 치매예방에 도움이 된다. 손을 '제2의 뇌'라고 하는 것도 같은 의미일 것이다.

1950년대 캐나다의 신경외과의사 와일더 펜필드(Wilder Penfield)가 연구한 '펜필드 지도'를 살펴보면 인체가 호문쿨루스의 모양이다. 뇌수술을 할 때 운동영역을 전기로 자극한 뒤에 입과 손이 얼마나 관련이 있을까 조사한 결과, 몸 중에서 차지하는 엉덩이의 면적은 손보다 크지만 펜필드 지도에서는 아주 작다.

인류는 직립보행을 하면서 손이 자유롭게 되고 손을 많이 사용하면서 뇌가 급격하게 발달했다고 뇌과학에서 밝힌다. 이처럼 손은 대뇌피질의 가장 넓은 부위와 연관되어 있다. 그래서 손을 움직이면 뇌신경을 깨울 수 있다는 것이다.

손가락과 손바닥의 부위는 미세한 신경으로 대뇌와 오장육부 등 온몸으로 연결되어 손을 자극하므로 몸의 변화를 가져올 수 있다. 손의 움직임은 주의집중력과 기억력을 함께 높인다(이승헌, 전세일, 2014).

수화를 하는 분들이 상대적으로 치매에 잘 걸리지 않는다는 것은 그만큼 대화를 위해 손가락을 많이 사용하기 때문이다. 주위에서 간혹 90대의 할머니가 정정한 모습으로 뜨개질을 하는 것을 볼 수 있는데 이 역시 같은 이유일 것이다.

그럼 이제부터 손가락과 손을 많이 사용할 수 있는 다양한 프로그램들을 살펴보자.

손과 인체와의 관계

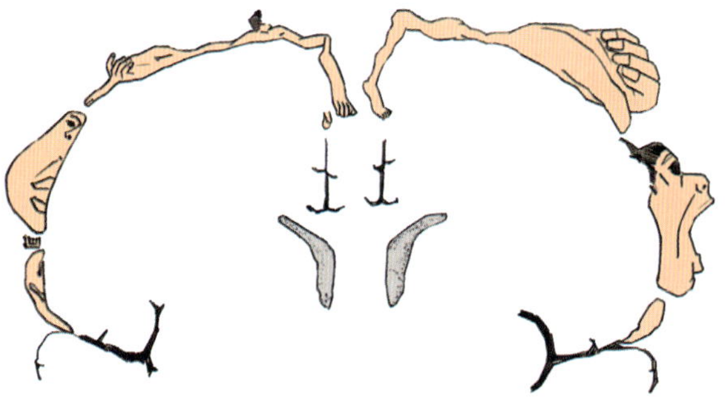

펜필드 지도

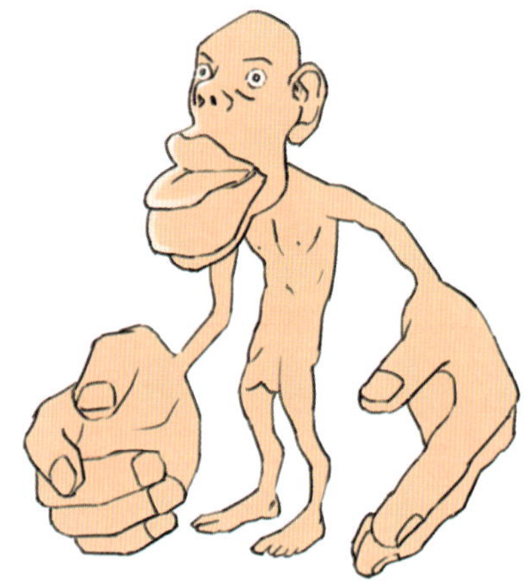

호문클루스

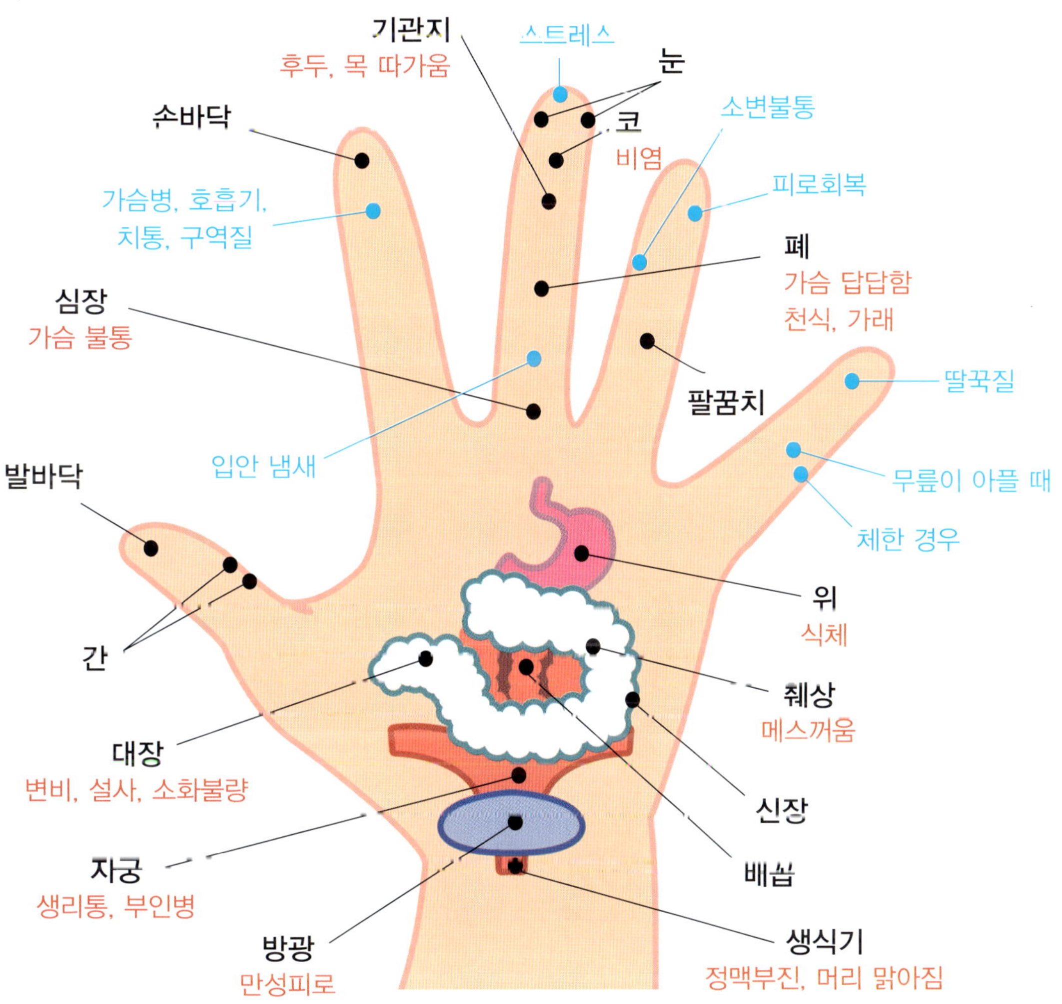

2. 수화법 익히기

수화는 손짓이나 몸짓, 표정 등으로 의사를 소통하는 일종의 언어이다. 여기에서는 손가락을 사용하는 문자를 익혀보자. 수화는 명사와 동사를 한 동작으로 표현하는데, 인명처럼 그에 해당하는 표현이 없을 때는 지문자를 사용한다. 아래의 그림을 보고 지문자를 사용하여 다양한 단어를 표현해볼 수 있는데, 그림의 문자는 상대방이 바라보는 상태의 모습이다(국립국어원 한국수화사전).

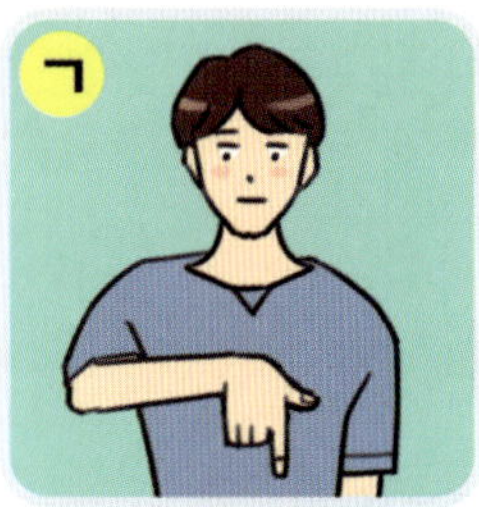

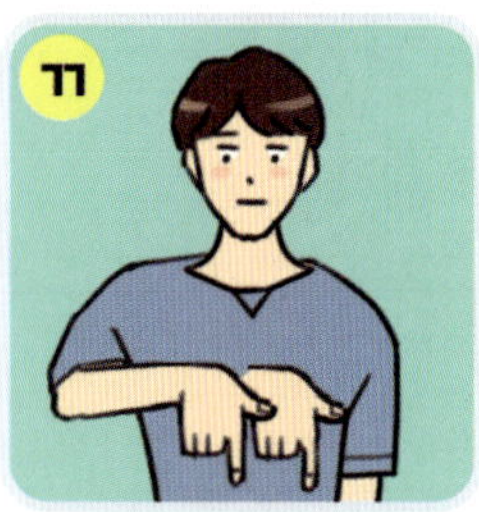

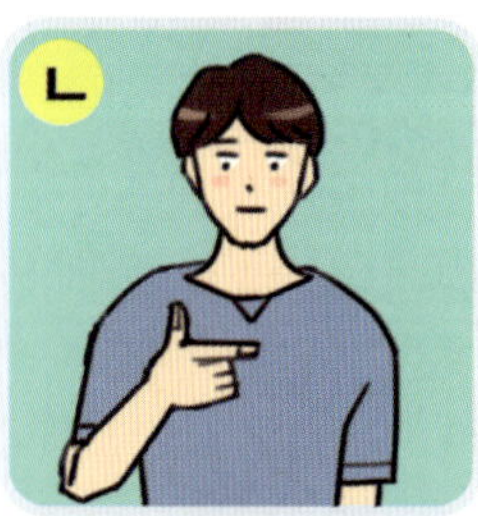

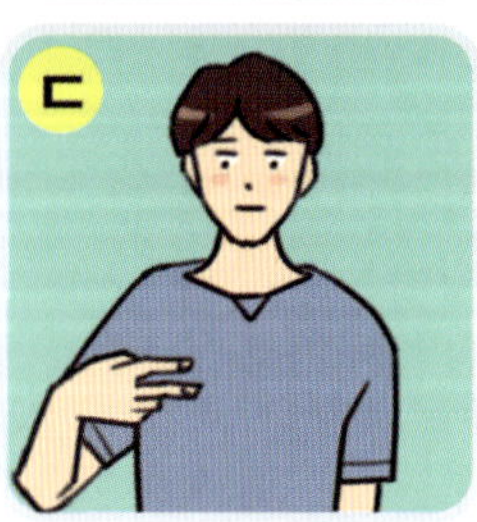

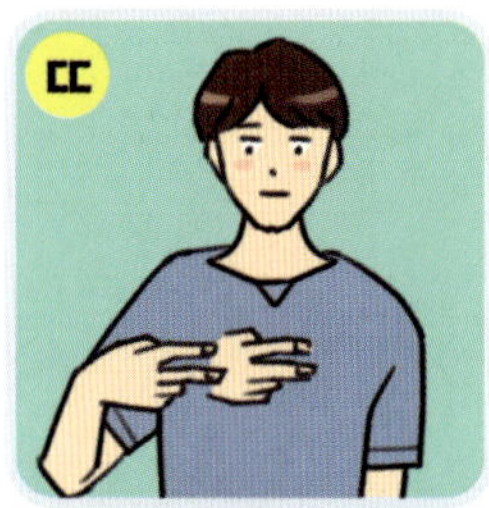

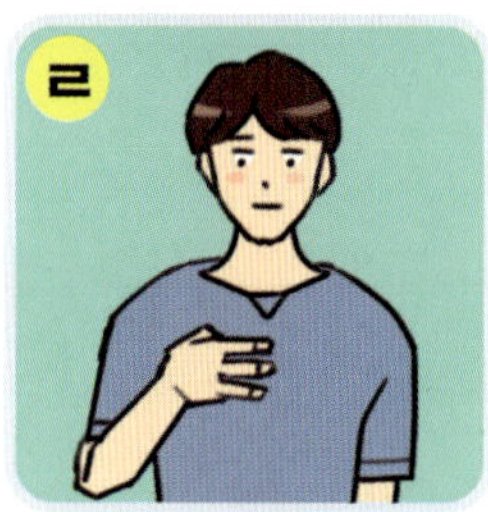

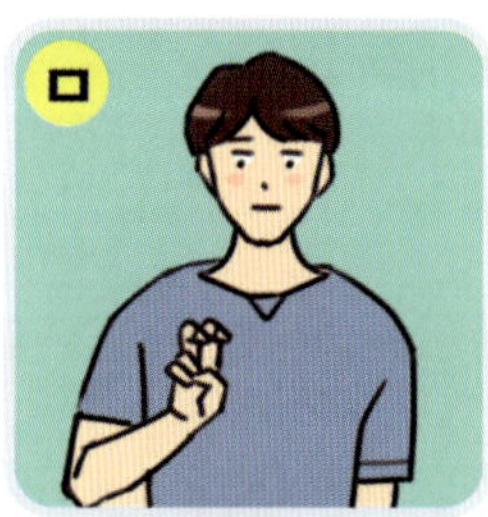

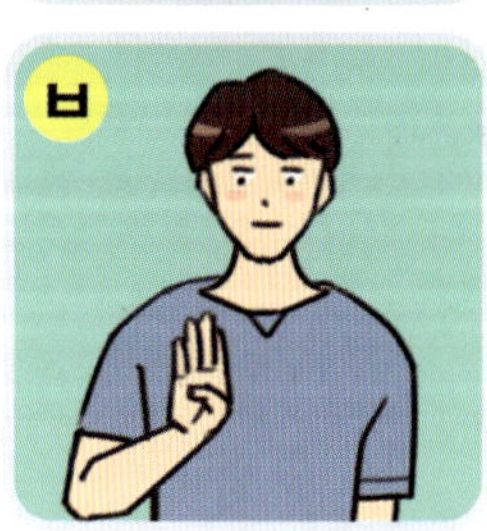

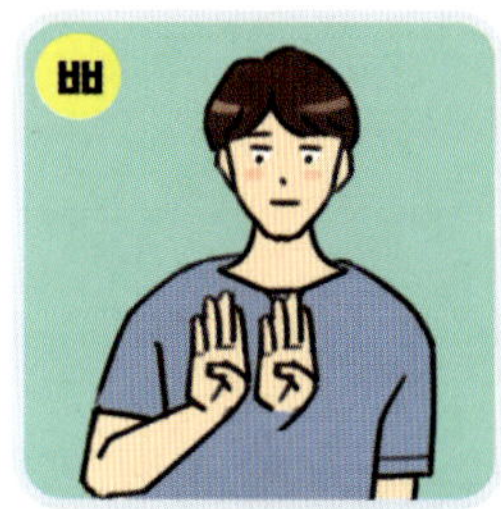

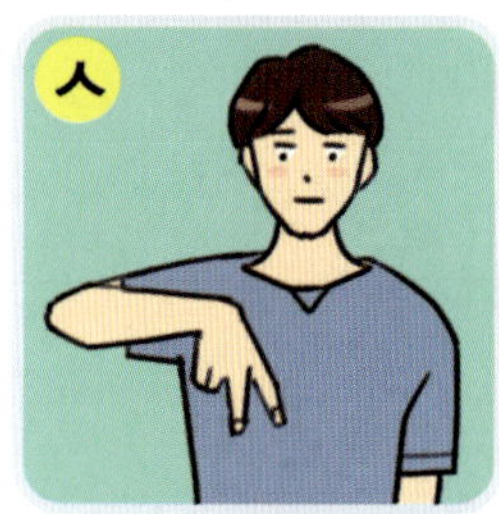

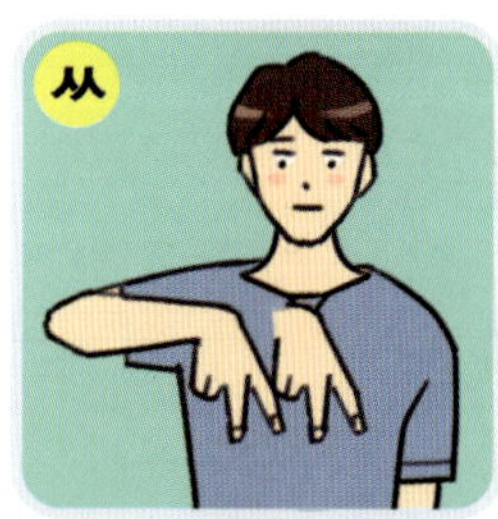

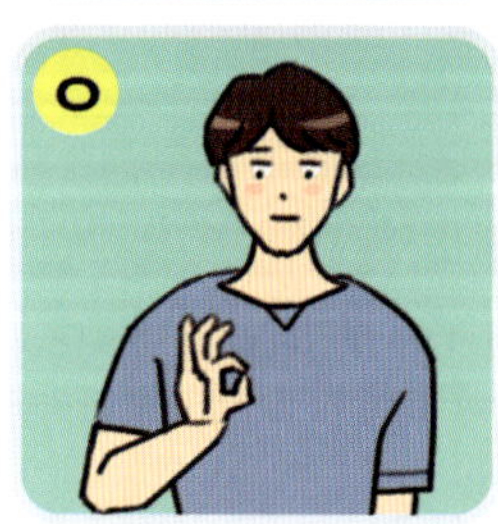

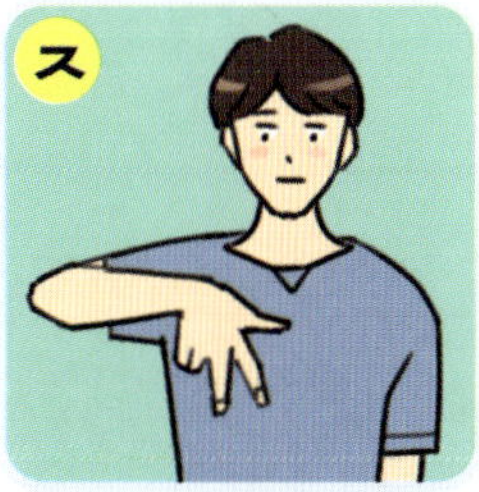
ㅈ

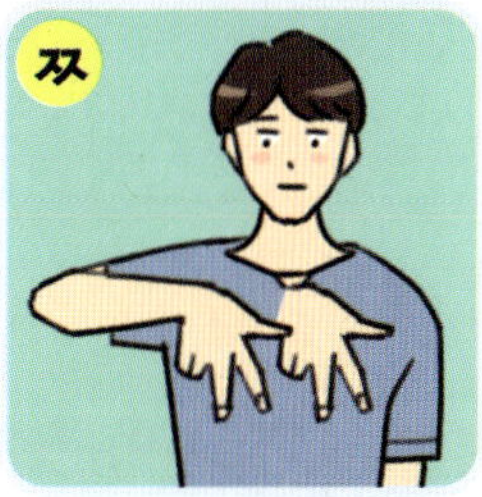
ㅉ

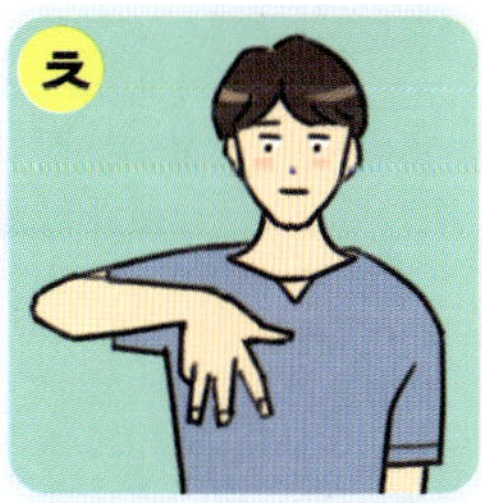
ㅊ

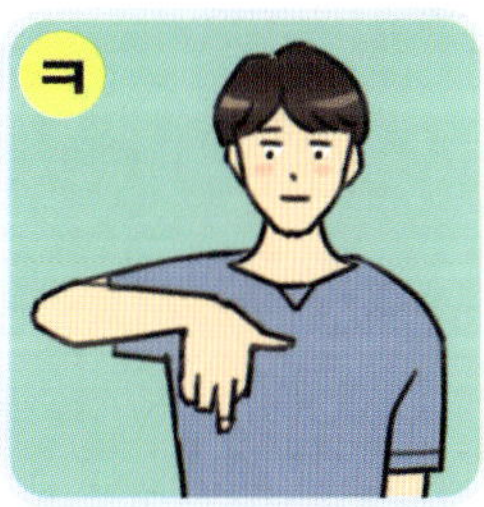
ㅋ

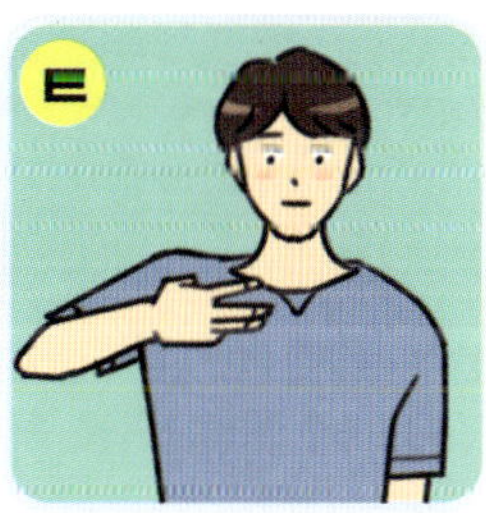
ㅌ

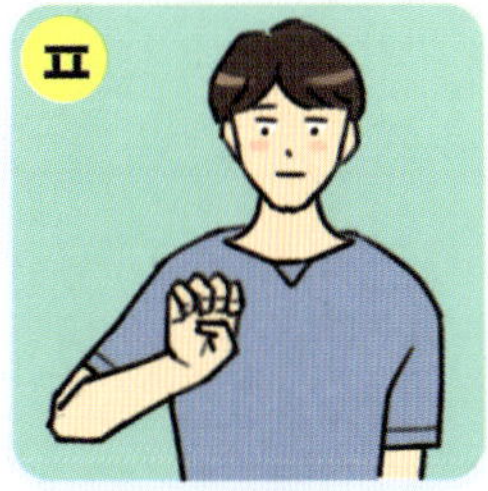
ㅍ

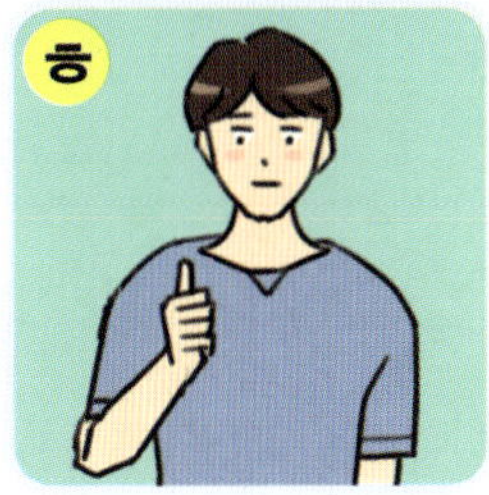
ㅎ

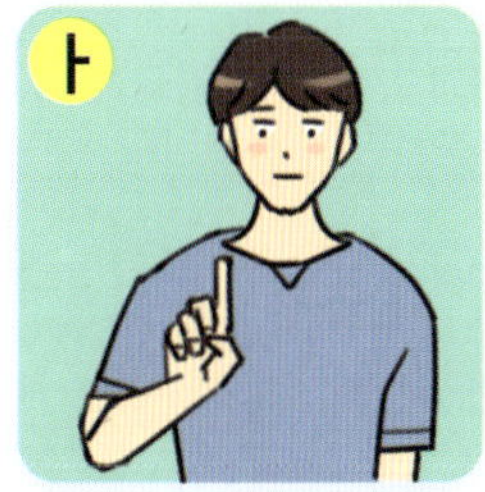
ㅏ

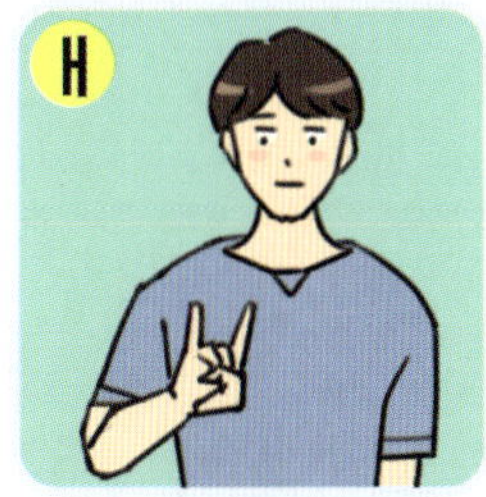
ㅐ

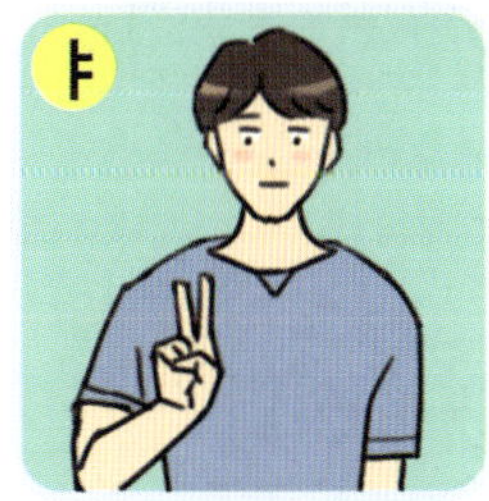
ㅑ

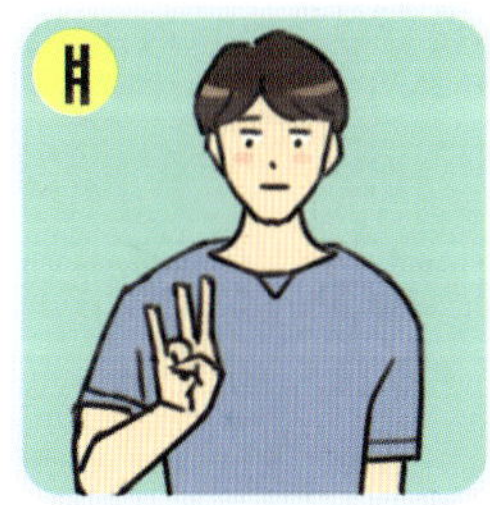
ㅒ

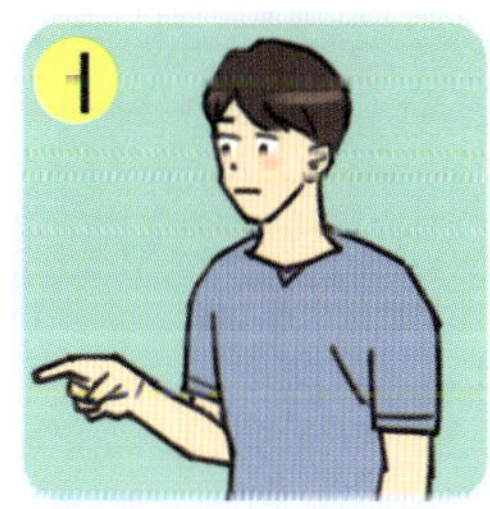
ㅣ

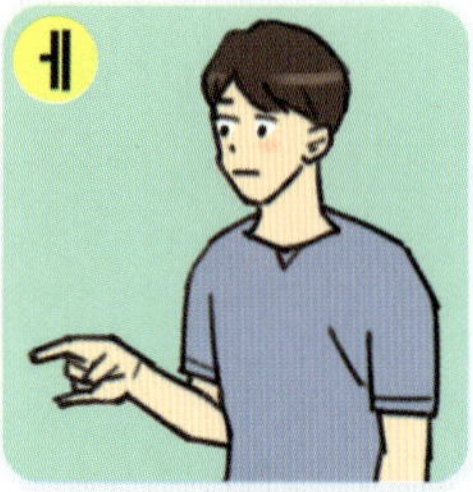
ㅔ

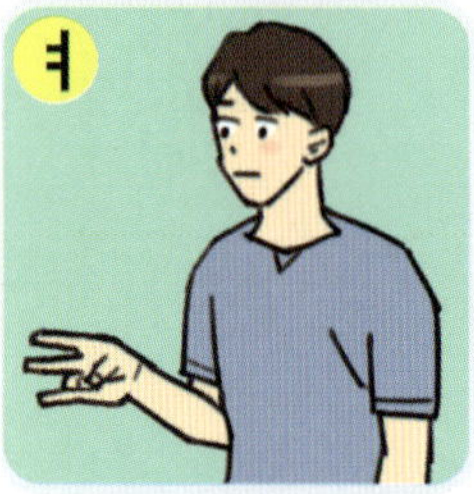
ㅕ

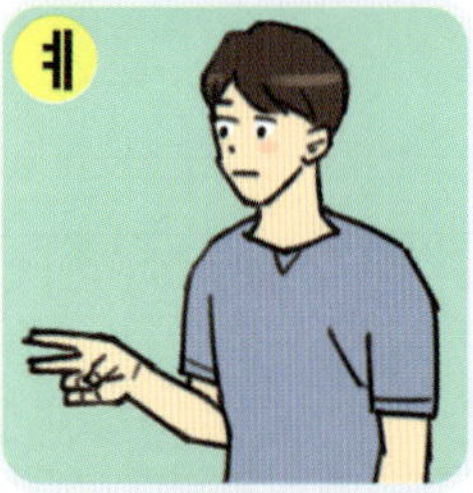
ㅖ

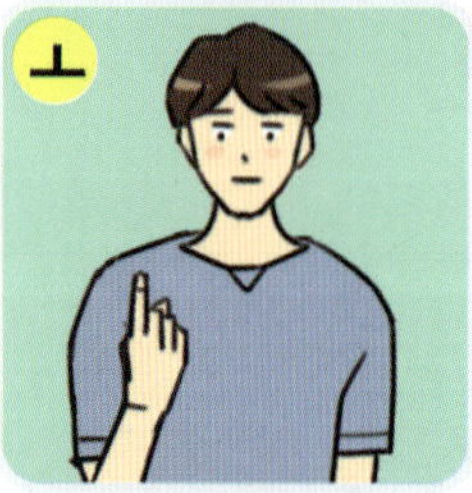
ㅗ

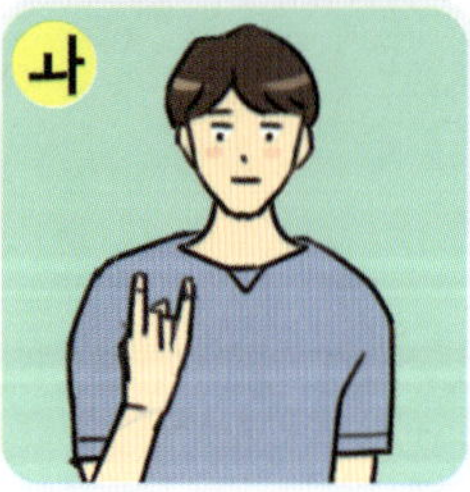
ㅘ

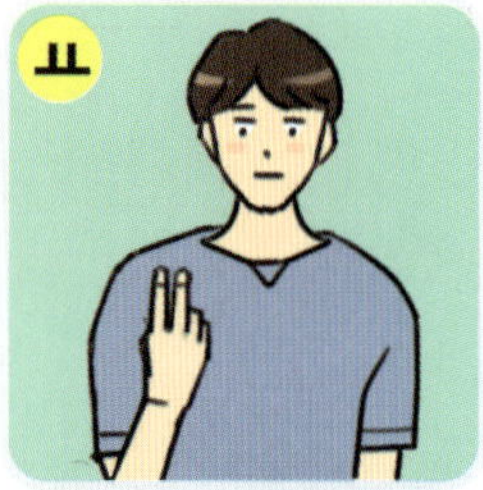
ㅛ

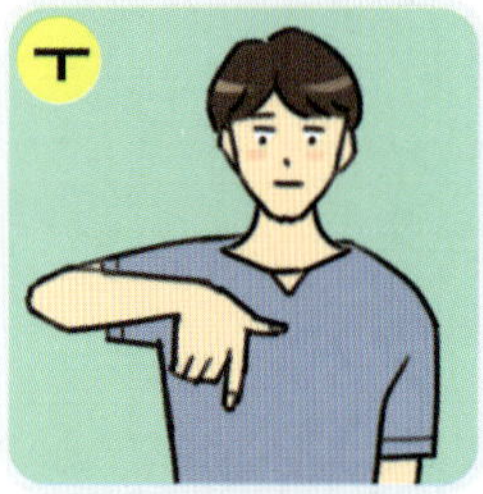
ㅜ

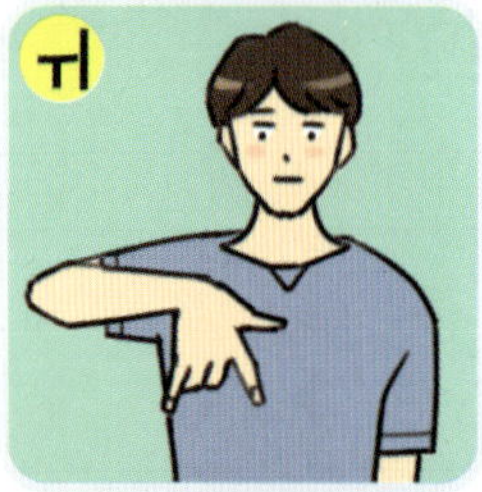
ㅟ

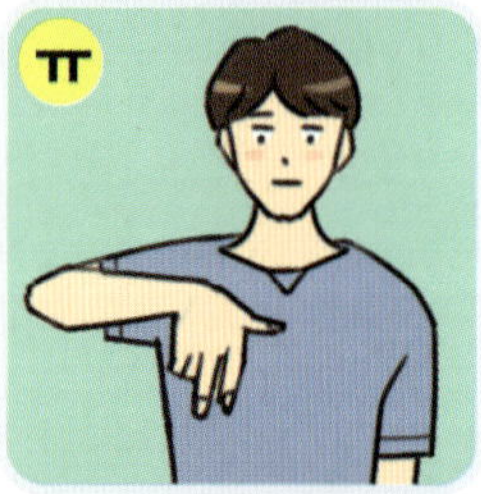
ㅠ

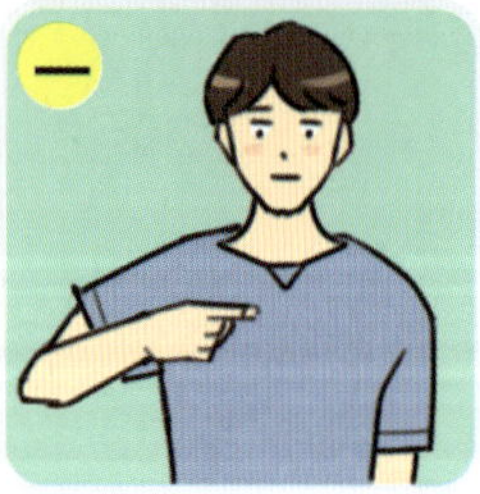
ㅡ

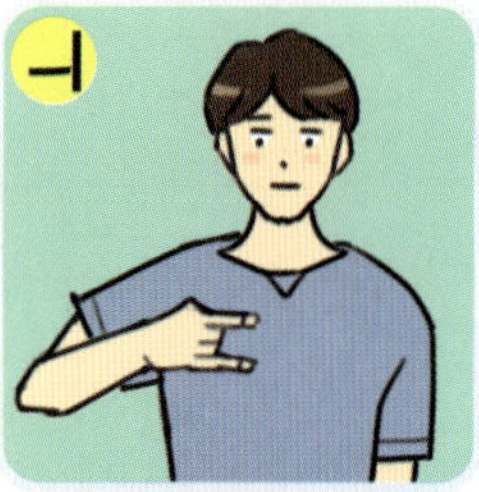
ㅢ

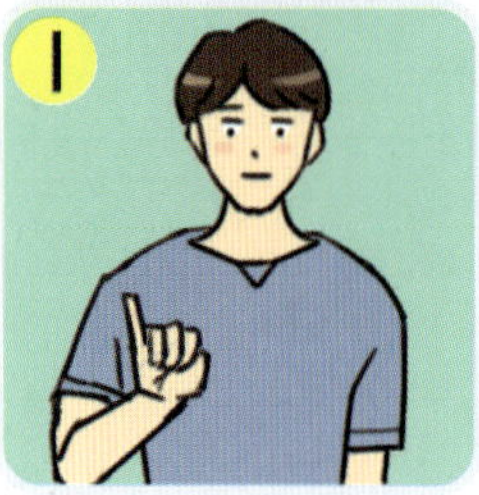
ㅣ

3. 수화하기

수화의 지문자를 익히고 문장에도 도전해 보자. '언제나 청춘'을 아래의 그림처럼 따라 하는 것만으로도 뇌에 자극을 줄 수 있다. 어느 정도 익숙해지면 '언제나 청춘'이라고 말을 하면서 손을 움직이면 뇌에 주는 자극이 더욱 강해진다.

<table>
<tr><td>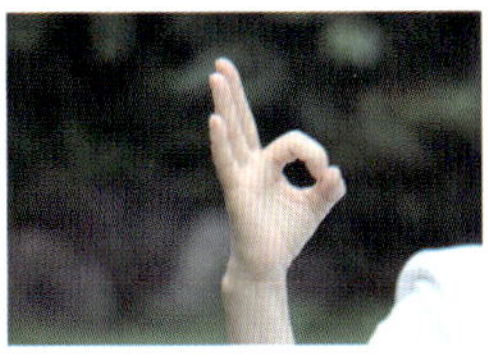</td><td>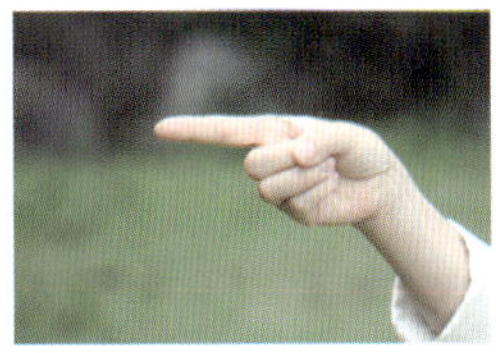</td><td>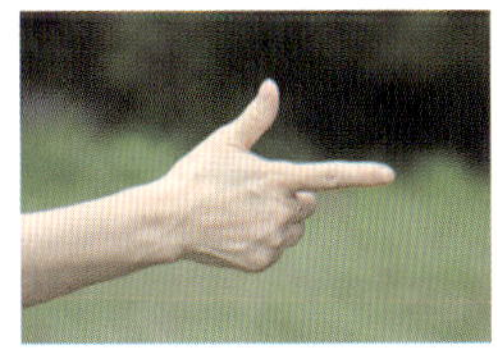</td></tr>
<tr><td>ㅇ</td><td>ㅓ</td><td>ㄴ</td></tr>
<tr><td>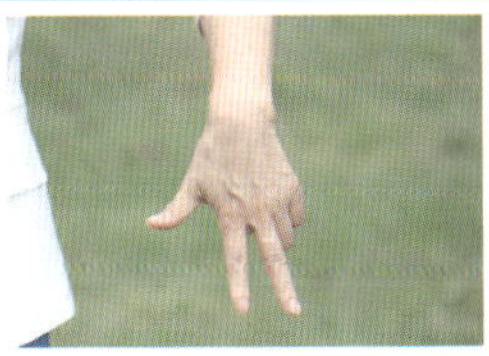</td><td>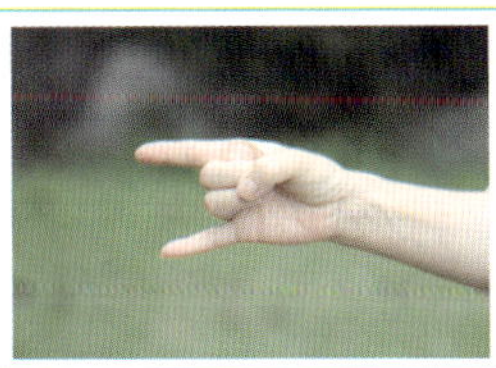</td><td rowspan="4">언
제
나
청
춘</td></tr>
<tr><td>ㅈ</td><td>ㅔ</td></tr>
<tr><td>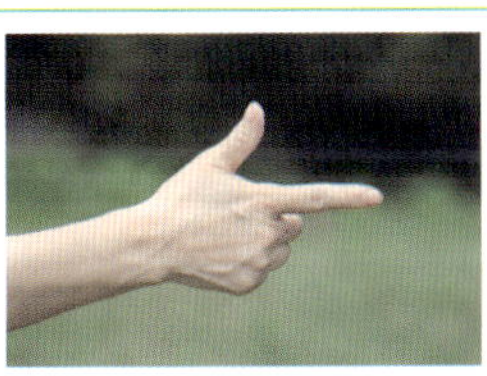</td><td>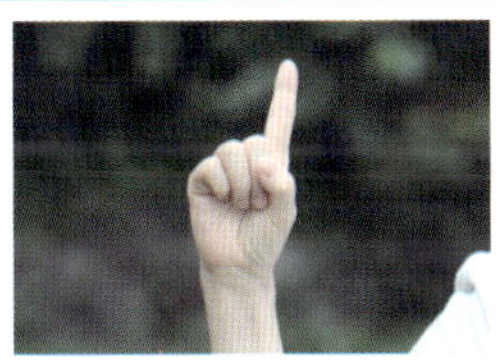</td></tr>
<tr><td>ㄴ</td><td>ㅏ</td></tr>
<tr><td>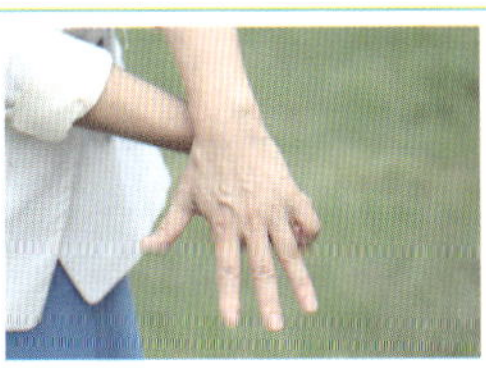</td><td>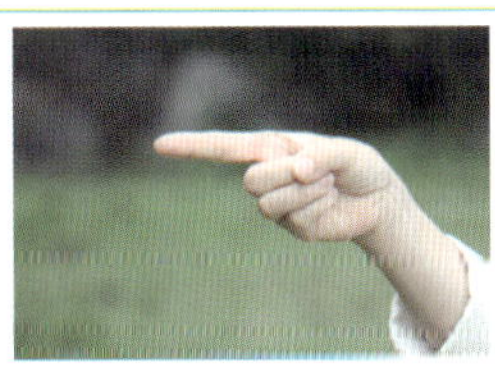</td><td>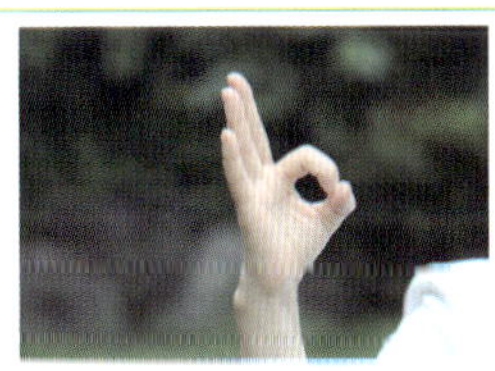</td></tr>
<tr><td>ㅊ</td><td>ㅓ</td><td>ㅇ</td></tr>
<tr><td>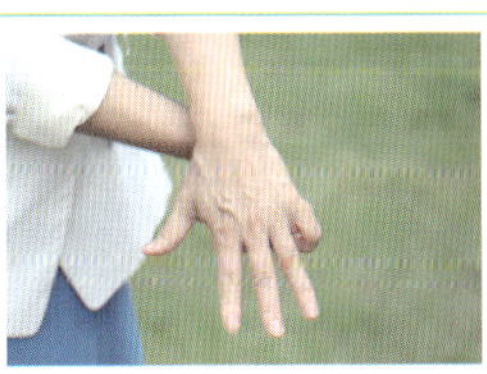</td><td>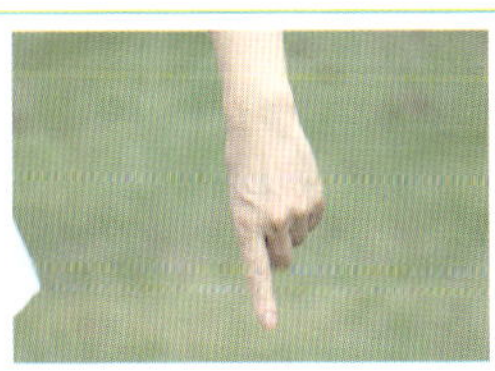</td><td>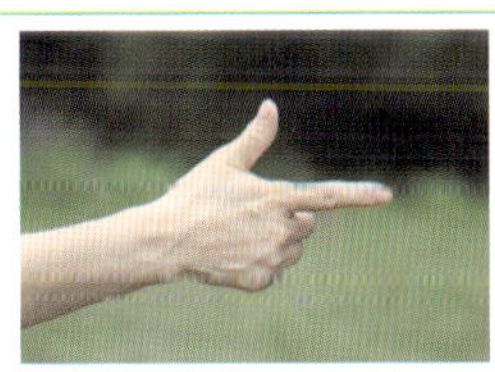</td></tr>
<tr><td>ㅊ</td><td>ㅜ</td><td>ㄴ</td></tr>
</table>

4. 손가락접기

1) 손가락접기 운동

팔꿈치를 가볍게 구부려 몸 앞으로 양손을 내민다. 손바닥을 위로 향하게 하고 양손 모두 새끼손가락부터 순서대로 손가락을 접는다. 엄지까지 다 접고 나면 엄지, 검지 순으로 펴나간다. 코로 숨을 들이 마시고 입으로 내쉬면서 손가락을 천천히 펴며 호흡을 한다.

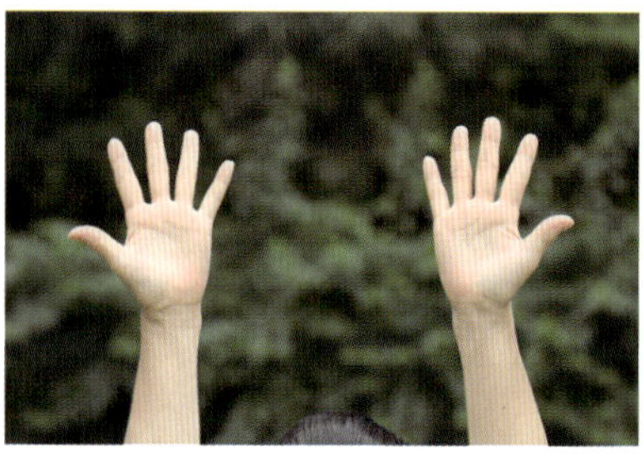

자세는 바르게 앉거나 서고 손바닥을 위로 향해 스트레칭하며 곧게 편다.

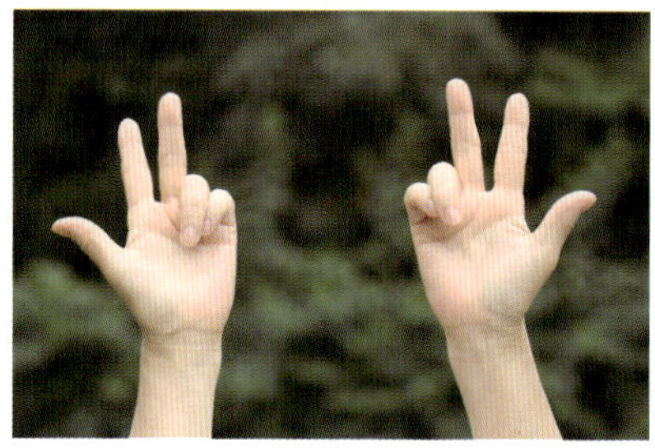

양손 모두 새끼손가락부터 천천히 접는다.

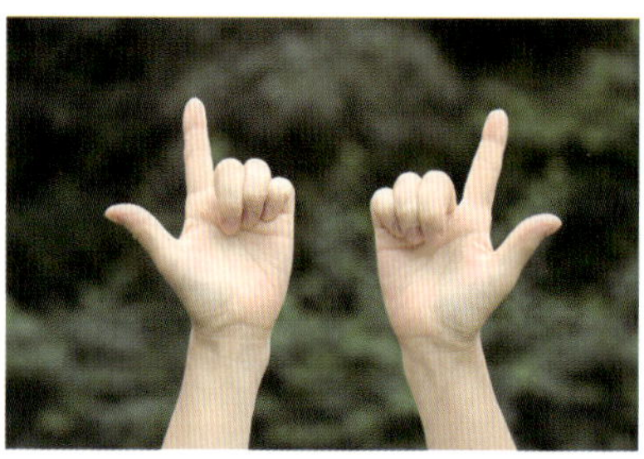

순서대로 손가락을 접는다.

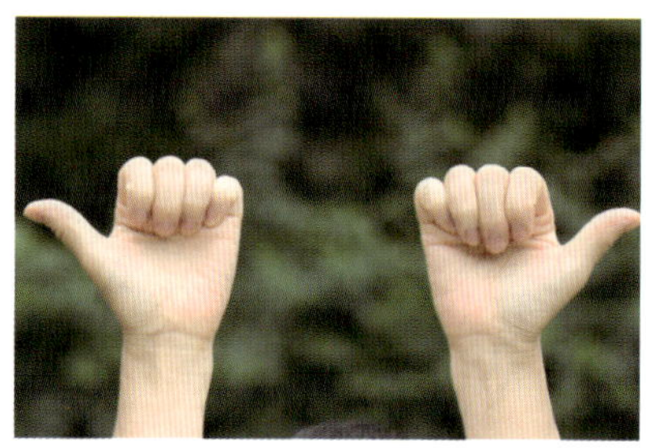

엄지손가락을 천천히 접는다.

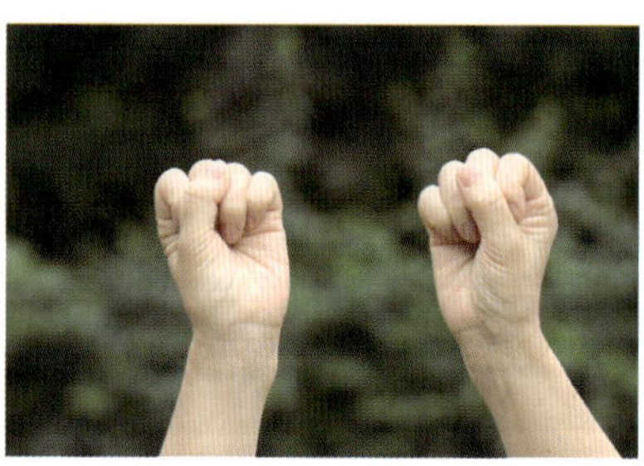

다 접고 나면 엄지, 검지 순으로 펴나간다.

동작1

왼손은 새끼손가락부터 오른손은 엄지부터 접어보자. 다 접으면 왼손은 엄지부터, 오른손은 새끼손가락부터 편다. 손가락을 하나씩 접고 펴는 동작에 온전히 집중한다.

2) 손가락접기와 펴기

한 손은 손가락을 하나씩 접고 다른 손은 손가락을 하나씩 편다. 양손을 반대로 움직이므로 뇌에 좋은 자극을 준다. 한 손은 펴고 다른 손은 주먹을 쥔 상태에서 시작한다. 펼친 손은 엄지부터 하나씩 접고 주먹 쥔 손은 엄지부터 하나씩 편다. 다섯 손가락을 다하고 나면 양손을 반대로 해서 다시 해보자.

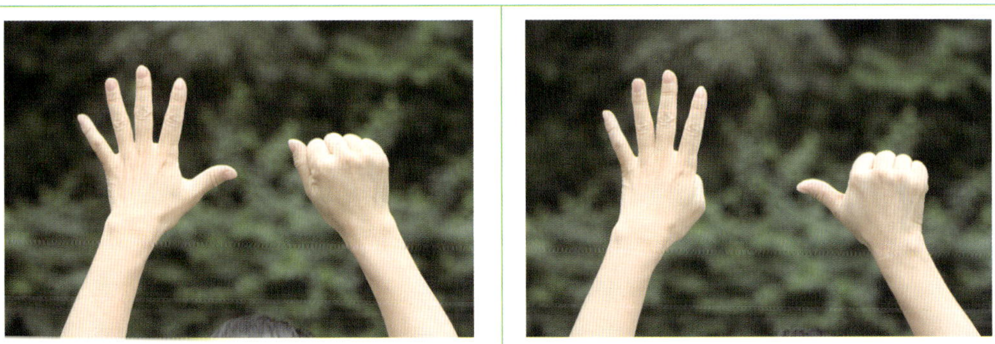

한 손은 펴고 다른 손은 주먹을 쥔 상태에서 시작한다.

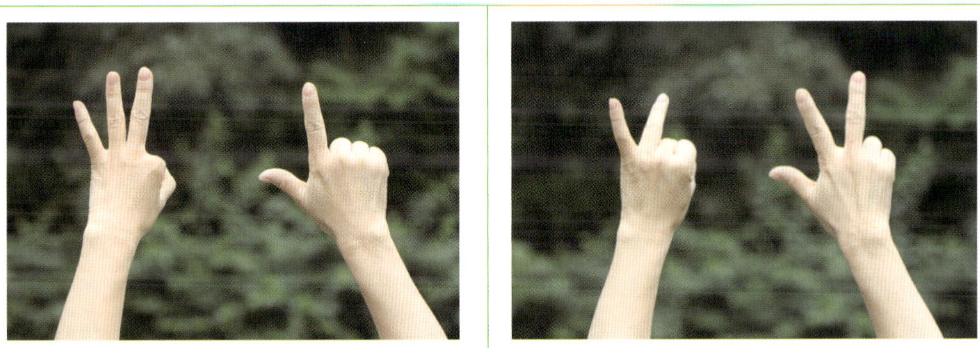

한 손은 손가락을 하나씩 접고 다른 손은 손가락을 하나씩 편다.

새끼손가락까지 다 접고 나면 새끼손가락부터 펴나간다. 펼친 손은 엄지부터 접고 주먹 쥔 손은 새끼손가락부터 펴보자. 펼친 손은 새끼손가락부터 접고 주먹 쥔 손은 엄지부터 펴보자. 물 흐르듯 자연스럽게 하는 것보다 천천히 하더라도 정확하게 하는 것이 뇌에 높은 자극을 준다.

5. 손가락 체조

나이가 들어가면서 손가락 하나하나를 움직이면서 운동한다는 것은 쉽지 않다.

하지만 치매를 예방하기 위한 놀이 중 손가락을 사용한다는 것은 매우 중요하다.

손가락 체조는 시간을 내서 어느 장소에서도 할 수 있는 운동이다.

접고 펴는 운동을 하면서 양손의 다르게 운동하는 방법이다.

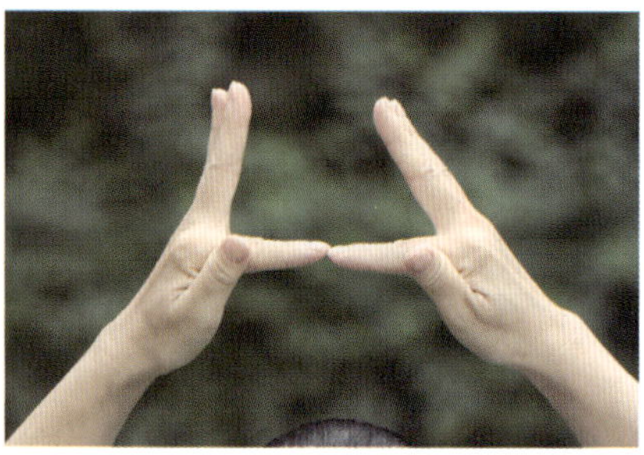	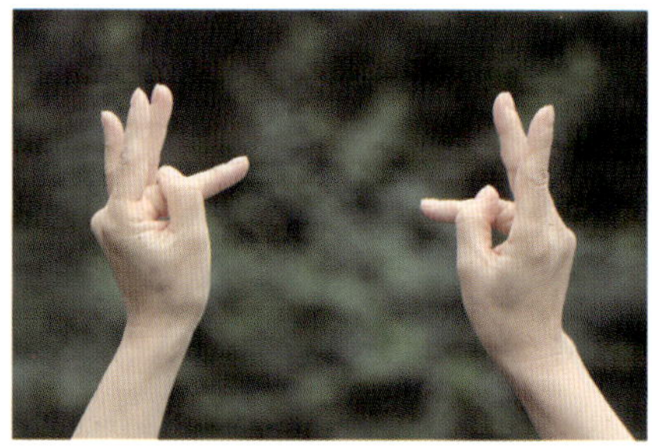
엄지로 검지를 누르며 스트레칭한다.	왼손은 중지 오른손은 4지를 누르며 스트레칭한다.
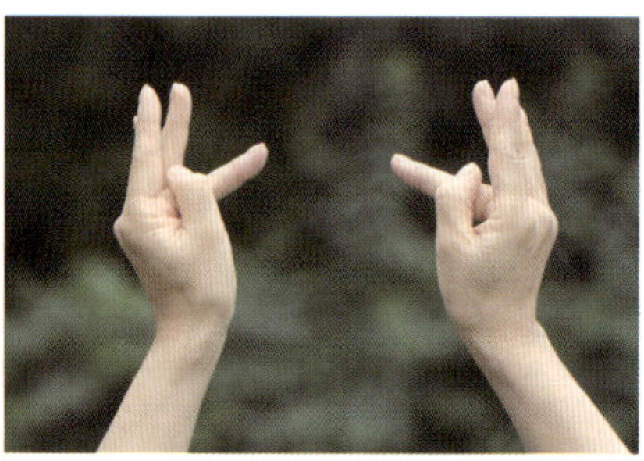	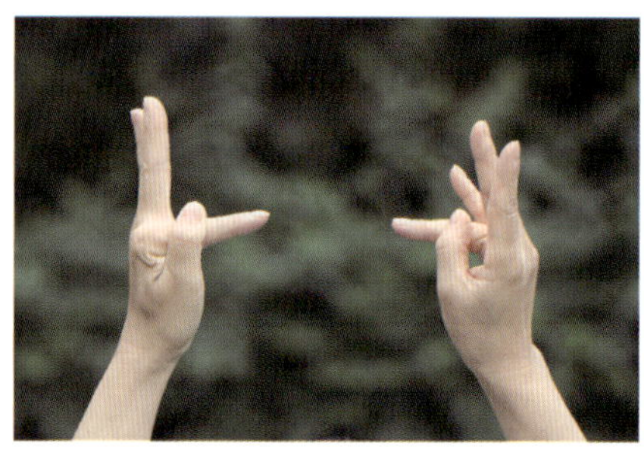
왼손 중지 오른손 중지를 누른다.	왼손은 검지 오른손은 중지를 누른다.
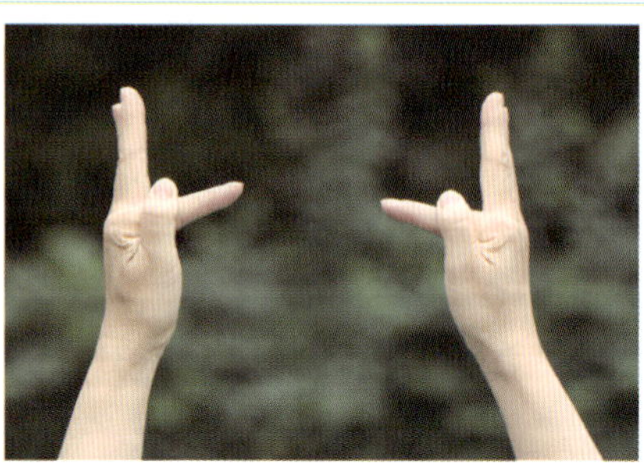	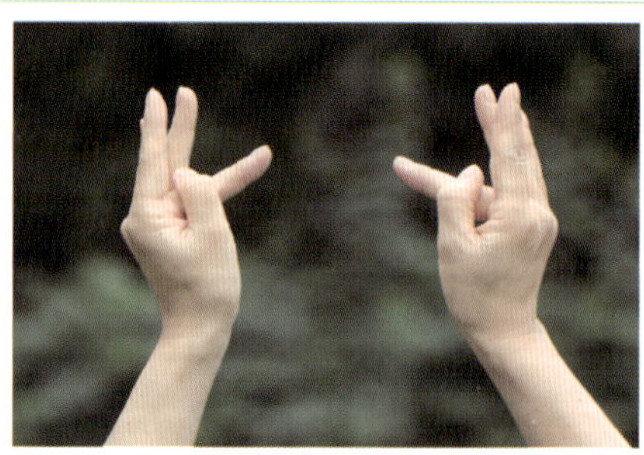
왼손은 검지 오른손도 검지를 누른다.	왼손은 4지 오른손은 중지를 누른다.

6. 박수치기

손은 다양한 신체기관과 연결되어 있기 때문에 박수를 치는 것은 연관된 신체기관을 자극하는 것으로 치매예방에 아주 좋다.

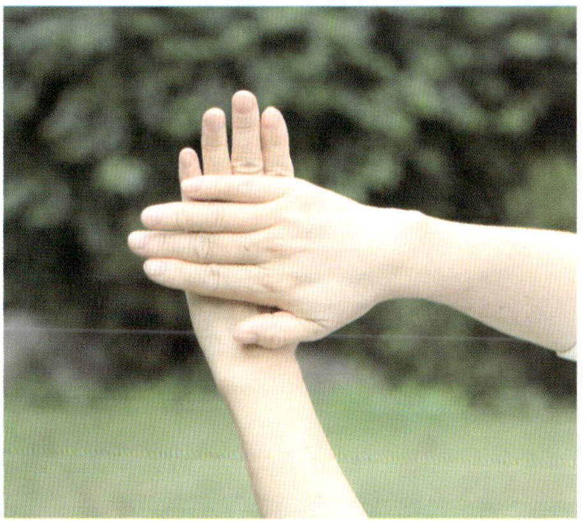	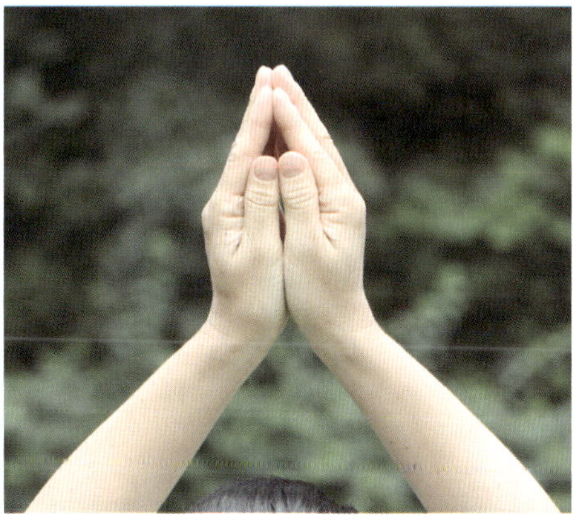
손등치기 허리튼튼, 척추질환예방	고구마박수, 전신관리, 두통완화
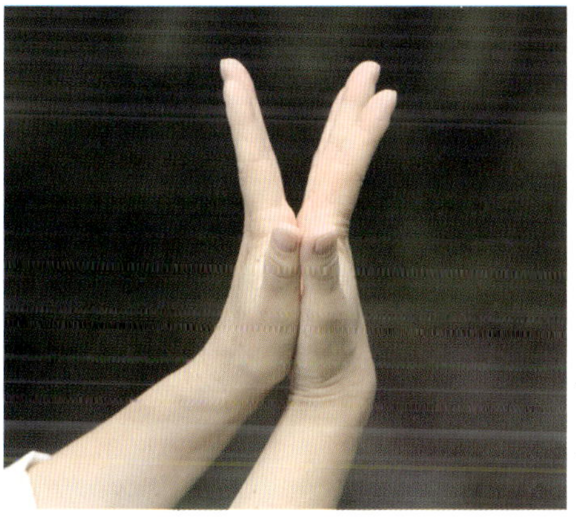	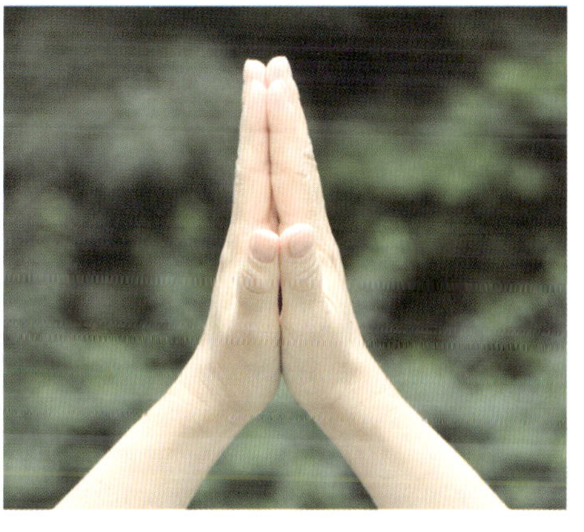
손바닥 박수 내장튼튼, 소화기능 촉진	손뼉박수 오장육부튼튼,신진대사 촉진

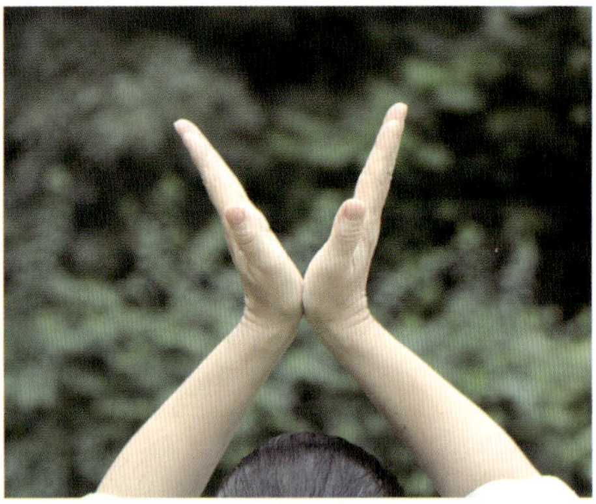	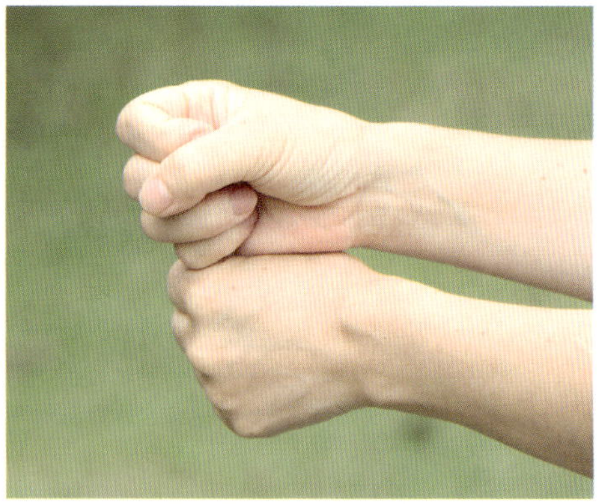
손목박수 방광튼튼, 생식기능강화	주먹상하박수 두통완하, 소화기능촉진
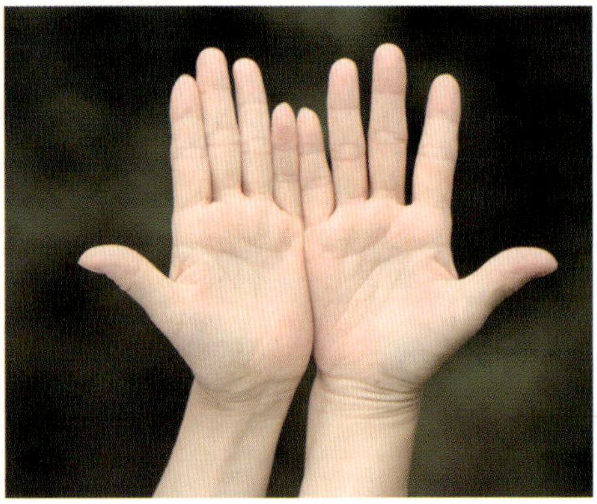	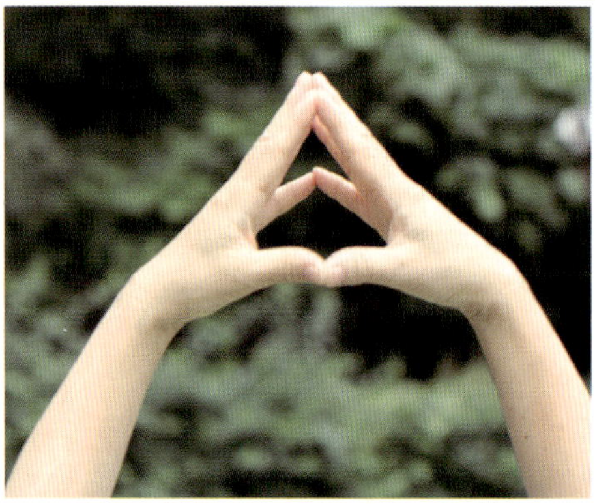
새끼손 5지 박수 허리, 다리강화, 심장, 소장튼튼	손가락끝박수 말초신경계 자극, 혈액순환촉진, 치매예방
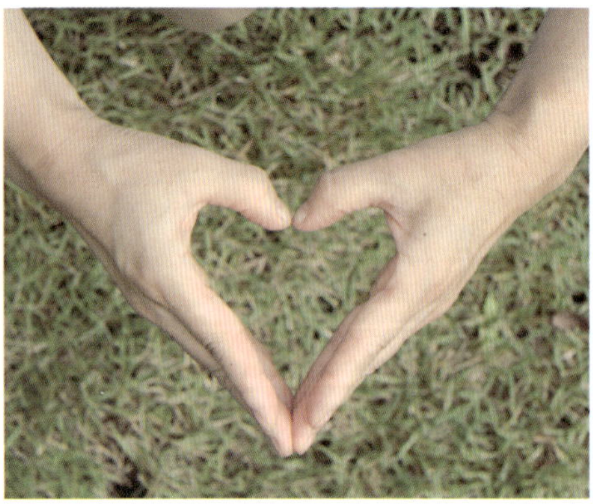	
하트박수 스트레스완하, 심폐기능강화 집중력에 효과	

7. 양손으로 다른 그림 그리기

좌뇌와 우뇌를 골고루 활성화시킬 수 있게끔 양손으로 동시에 다른 그림을 그려보자. 연필이나 사인펜을 양손에 쥐고 한 손으로는 ○, 다른 손으로는 △를 그린다. 계속 반복해서 덧그린다.

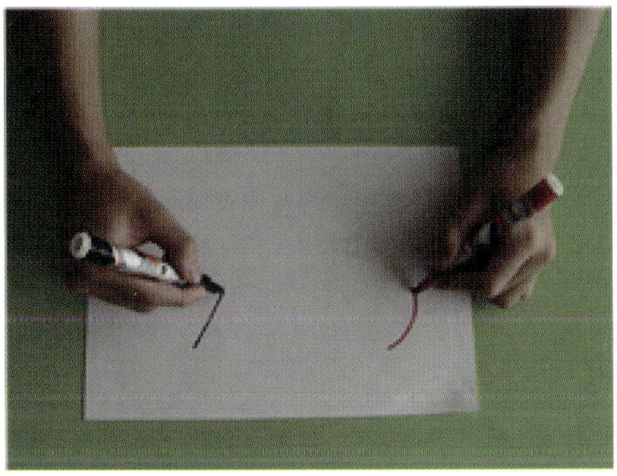

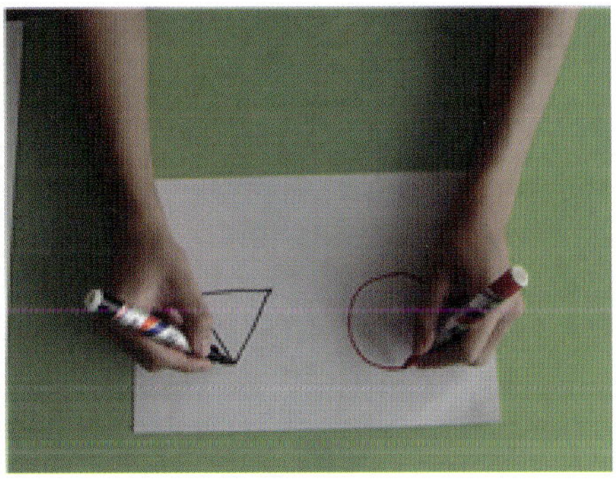

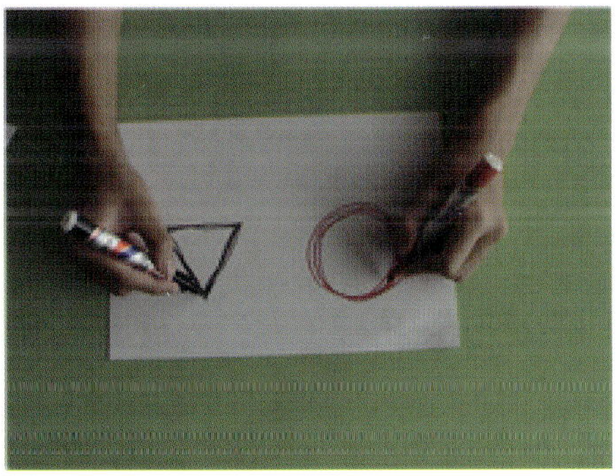

응용방법

양쪽 모양을 바꿔서 그려보자.
그리기 힘들면 미리 선을 그려놓고 덧그려보자. 익숙해지면 ○와 □, □와 △처럼 조합이나 모양을 바꿔보자.

8. 손가락으로 고무밴드 옮기기

고무줄을 한 손가락 엄지에서부터 옮겨본다. 고무줄을 떨어뜨리지 않게 집중하면서 손가락을 움직여 고무줄을 옮겨본다. 새끼손가락부터 다시 엄지손으로 고무줄을 옮긴 다음 양손으로 동시에 진행해본다.

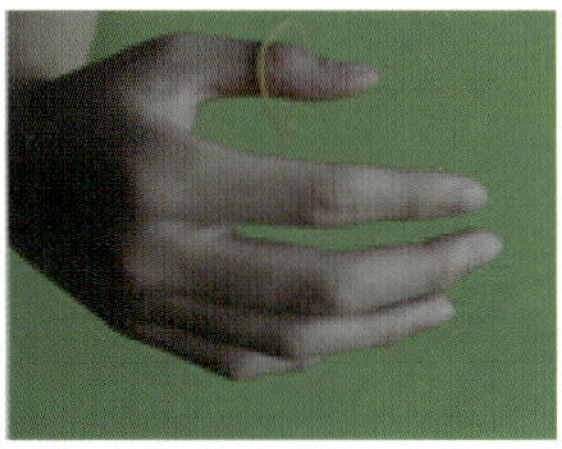
1

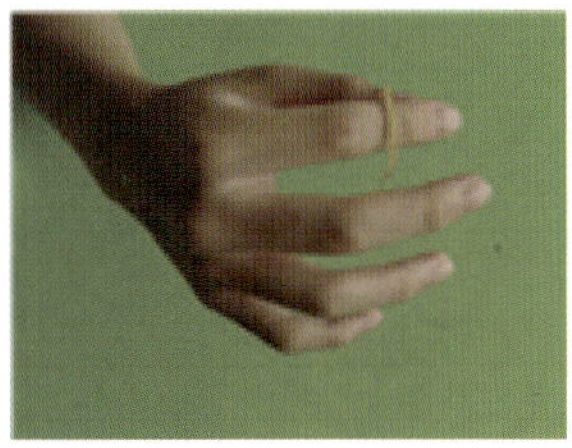
2

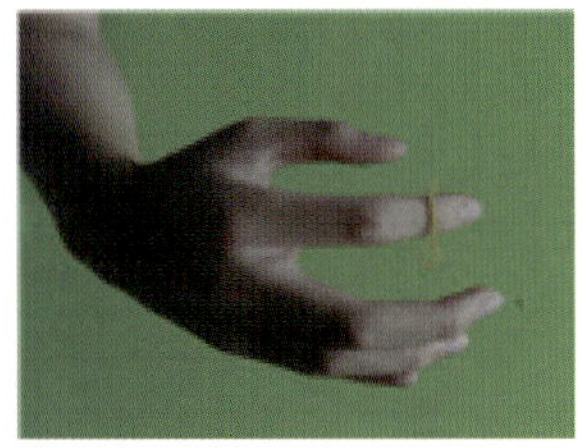
3

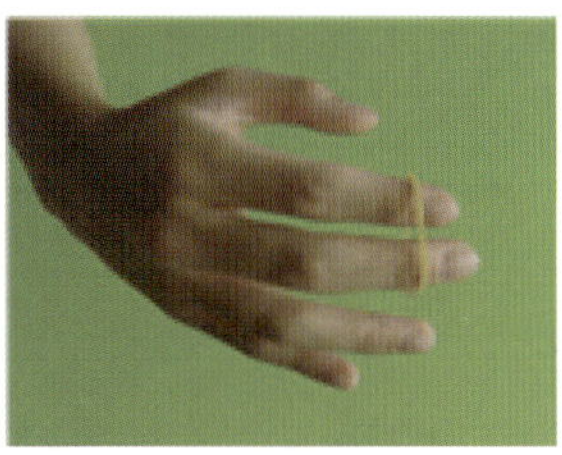
4

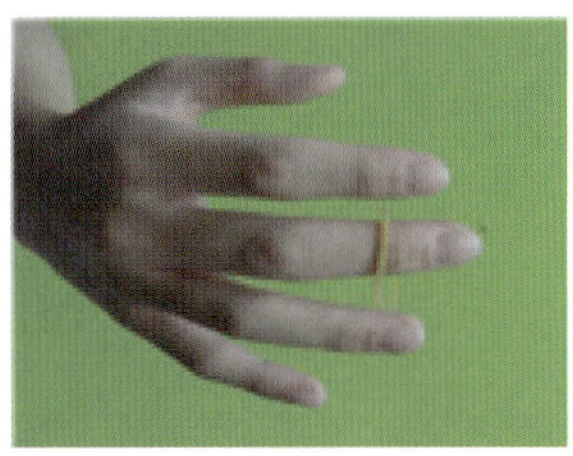
5

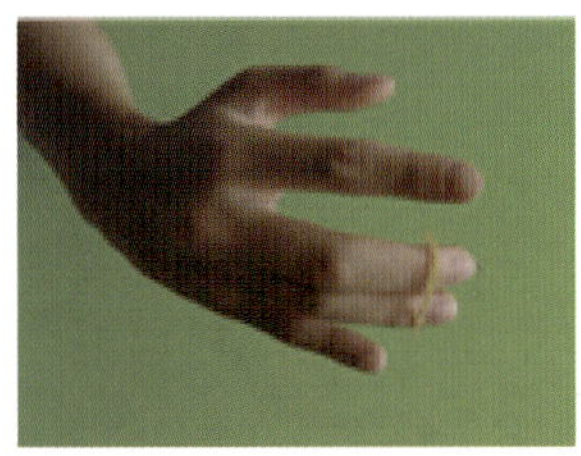
6

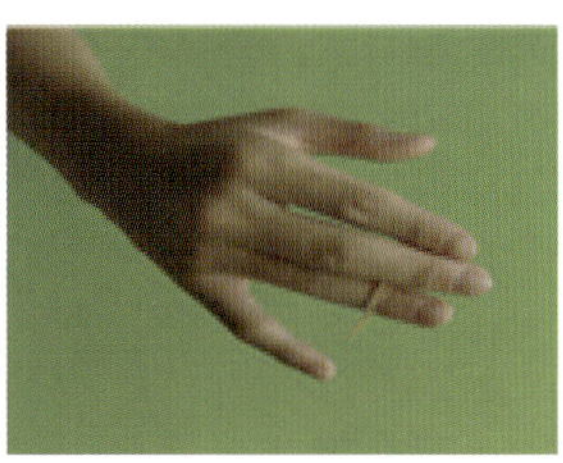
7

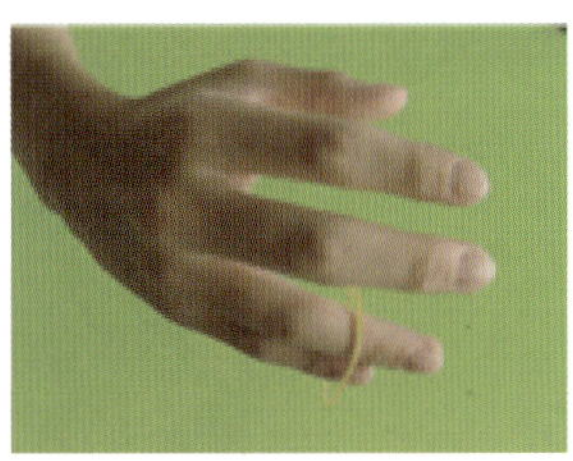
8

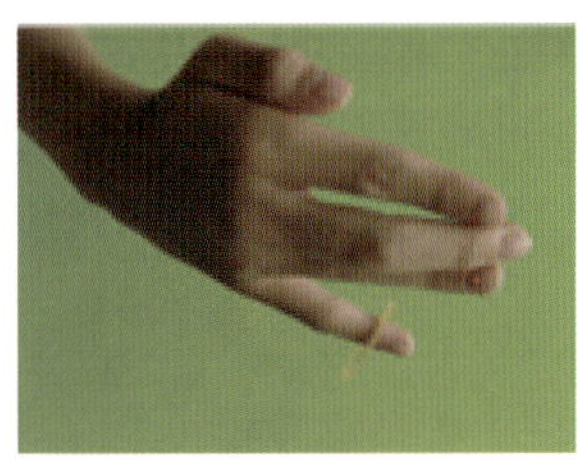
9

응용 방법

양손으로 동시에 해보자. 고무줄을 최대한 손가락 끝에 걸치면 옮기기가 쉽다. 새끼손가락까지 옮기면 똑같은 방식으로 엄지까지 돌아온다.

9. 빈칸 색칠하기

종이에 자유롭게 가로세로 선을 그어 여러 개의 빈칸을 만든다. 크레파스나 색연필 등을 준비하고 빈칸 하나에 한 가지 색을 칠한다. 이때 이웃 칸에 같은 색을 칠하지 않도록 한다. 색을 계속 바꿔가며 칠해도 좋고 한 가지 색을 색이 옆 칸과 중복되지 않게 다 칠하고 바꿔도 좋으니 자유롭게 칠해보자.

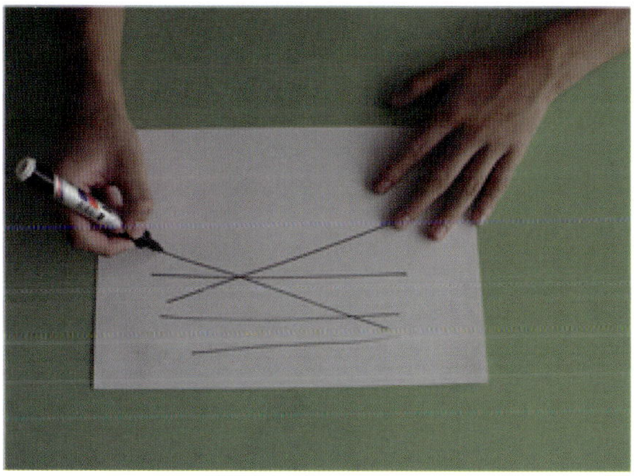	종이에 가로세로 자유롭게 선을 그어 여러 개의 빈칸을 만든다.
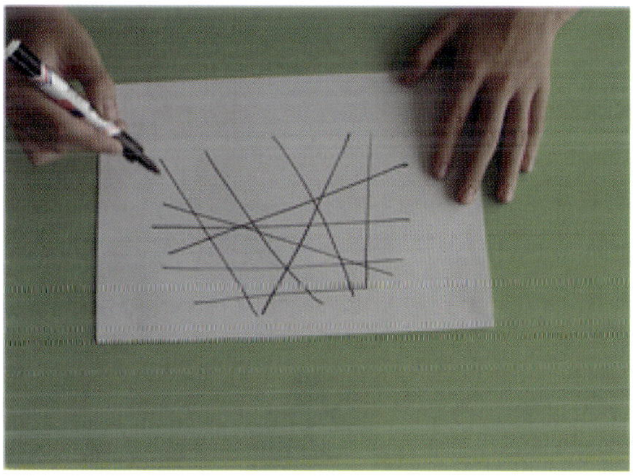	칸이 너무 크면 칠하기 어려우므로 크기를 고려해서 선을 그린다. 빈칸이 많을수록 난이도가 높아진다.

10. 가위바위보

진행방법

1. 두 명씩 짝을 이루어 양손으로 무릎 1번, 자기 손뼉 1번, 짝과 오른손끼리 1번, 자기 손뼉 1번, 짝과 왼손끼리 1번, 자기 손뼉 1번을 친다.
2. 왼손 또는 오른손으로 '가위바위보' 승부를 낸다.
3. 3/4 박자 노래를 섞어서 시행할 수도 있다.
4. 두 명씩 짝을 지어서 손뼉을 친다.

응용방법

1. 두 명씩 마주 앉아 노래를 부르면서 손뼉을 치는 게임이다.
2. 한 명은 상하로, 다른 한 명은 좌우로 번갈아 가며 연속해서 치는데 서로 부딪치지 않게 박자에 맞춰 잘 쳐야 한다.

진행방법

서로 마주 보며 어색한 기분을 친숙하게 분위기를 만들어줄 수 있는 게임으로, 시작하기 전에 서로 마주 보고 인사를 한 후 진행하면 좋다.
서로 악수하며 "안녕하세요", "반갑습니다", "감사합니다", "사랑합니다", "행복합시다", "건강하세요" 같은 인사를 한다. 이런 인사를 하면 분위기가 고조되어 즐겁게 놀이를 할 수 있다.

1. 두 명씩 서로 마주 앉아 양손을 가지고 가위바위보를 하는데, 양손을 따로 하여 어느 쪽이라도 지는 손은 뒤로 빨리 빼고 이기는 손만 내놓는다.
2. 이기는 사람은 재빨리 진 사람의 이마에 꿀밤을 하나 주는 게임이다.
3. 이기는 사람의 등 안마를 해주기
4. 어깨 주물러주기
5. 손마사지 해주기 등 다른 방법을 이용하여도 된다.

11. 박수놀이 게임

스팟으로 집중력을 높이기 위한 동기 부여, 표현력, 협동성, 촉각 자극, 일상생활 동작 훈련, 자신감 향상

진행방법

1. 지도사가 박수를 치면서 진행에 대한 설명을 한다.
2. 다 같이 따라서 박수를 친다.
3. 아래 문장을 차례대로 진행한다.
   - 1회 짝-나짝, 는짝, 내짝, 가짝, 정짝, 말짝, 좋짝, 다짝
   - 2회 짝짝-나는짝짝, 내가짝짝, 정말짝짝, 좋다짝짝
   - 4회 짝짝짝짝-나는내가짝짝짝짝, 정말좋다짝짝짝짝
   - 8회 짝짝짝짝짝짝짝짝-나는내가정말좋다짝짝짝짝짝짝짝짝

다른 문장들을 응용할 수 있다.

① 나는 내가 정말 좋다.

② 나는 나를 사랑한다.

③ 나는 정말 행복하다.

④ 나는 정말 건강하다.

응용방법

1. 지도자가 몇 번 박수를 치라고 하고 다 함께 박수를 친다.
2. 박수를 치면서 하나, 둘, 셋, 넷 번호를 붙인다.
3. 손가락 박수(다섯 손가락 펴서), 말수에 따라 박수를 친다.

   (안녕하세요 – 짝짝짝짝짝, 건강하게 – 짝짝짝짝,

   지금이순간-짝짝짝짝짝, 오늘도-짝짝짝, 행복하다-짝짝짝짝)

   반갑습니다, 감사합니다, 사랑합니다 등 다양한 말을 선택할 수 있다.

12. 짝과 함께 손으로 안마하기

준비운동

1. 먼저 간단한 스트레칭으로 몸을 풀어준다.
   양손을 깍지 끼고 손목과 손가락을 돌리기로 근육을 풀어준 다음에는 양팔을 위로 길게 펴서 기지개를 켜도록 한다.
2. 오른쪽으로 몸 전체를 돌게 한 다음 노래에 맞추어 박수를 친다. 여러 가지 다른 방법으로 진행하며 진행자 명령에 따라 움직이도록 한다.
3. 안마는 두드리기, 주무르기, 꼬집기, 허리 만지기, 간지럼 태우기 등으로 응용하여 시행한다.

진행방법 1

옆으로 돌아앉아서 하거나 앞으로 보고 있는 자세는 옆으로 해도 된다.

① 앞 사람의 오른쪽 어깨를 두드리며 인사한다(안녕하세요?).

② 앞 사람의 왼쪽 어깨를 두드리며 인사한다(건강하세요?).

③ 앞 사람 양쪽 어깨를 두드리며 인사한다(행복하세요?).

④ 앞 사람에게 간지럼을 태워준다(간지럽혀주세요.).

⑤ 반대 방향으로 돌아서 다시 한번 반복한다.

진행방법 2

다 함께 일어서서 원 안쪽을 보면서

① 손잡고 오른쪽으로 몇 스텝 한다.

② 손잡고 왼쪽으로 몇 스텝 한다.

③ “앞사람의 옆구리를 살짝 찔러주세요.”

④ “오른쪽 다리를 위로 천천히 올리세요.”

⑤ “왼쪽 다리를 위로 천천히 올리세요.”

⑥ 온몸을 마구 흔든다. 이때 진행자가 갑자기 “그만”을 외친다.

13. 인지활동놀이(흉내내기)

진행방법 1

진행자가 지시하는 대로 또는 흉내 내어 신체의 일부분을 움직이거나 만진다.

- 왼손, 오른손
- 왼쪽 귀, 코
- 코, 왼쪽 귀
- 왼쪽 귀, 코
- 코, 오른쪽 귀
- 코, 왼쪽 귀
- 오른쪽 귀, 왼쪽 귀
- 왼쪽 귀, 오른쪽 귀

진행방법 2

어릴 적 했던 눈, 코, 입, 놀이를 응용한다.

가능하면 빠른 방법으로 진행하면 분위기가 더 좋아진다.

진행자는 다른 곳을 가리켜야 학습자가 틀리게 된다.

틀린 사람 벌칙으로 짝꿍 손바닥으로 등두려주기 등

- 코코코코 눈
- 코코코코 귀
- 코코코코 입

14. 노래부르며 손가락으로 셈하기

진행방법

1. 양손을 다 편 상태에서 오른손부터 하나씩 접으면서 왼손까지 열을 센다.
2. 다시 펴면서 열까지 다시 센다.
3. 양손을 다 편 상태에서 오른손을 하나씩 접으면서 왼손까지 열을 센다.
4. 다시 펴면서 스물까지 센다.
5. 양손을 함께 접으면서 1~5까지 센다.
6. 다시 양손을 함께 펴면서 6~10까지 센다.

응용방법

노래에 맞춰 손가락을 접거나 펴면서 노래를 부른다.

〈퐁당퐁당〉, 〈고향의 봄〉, 〈코끼리 아저씨〉, 〈곰 세 마리〉 등의 노랫말에 맞춰 손가락을 하나씩 접거나 편다.

15. 쌀밥 현미밥

주의집중력과 순발력을 필요로 하는 활동이기 때문에 준비운동으로 주먹 쥐고 펴는 연습을 열 번 정도 한 후 진행한다.

진행방법

1. 두 명씩 짝을 이루고 마주 보고 앉는다.
2. 한 사람은 양손의 손목을 모은 채로 손끝을 벌려 동그랗게 만든다.
3. 다른 사람은 오른손으로 주먹을 쥐고 구호를 “쌀밥”이라고 외침과 동시에 상대방의 손안에 주먹을 재빨리 넣었다 뺀다.
4. 주먹을 쥔 사람이 “쌀밥”이라고 이야기하면 손을 벌린 사람은 주먹을 잡아야 한다.
5. “쌀밥” 대신 “현미밥” 또는 “보리밥”을 외칠 경우에는 상대방의 손안에 주먹을 넣어도 상관없다.
6. “쌀밥”일 때 넣다가 잡히면 술래가 바뀌고, 오른손은 왼손으로 바꿀 수도 있다.

16. 미꾸라지 잡기

주의집중력과 순발력을 필요로 하는 활동이기 때문에 준비운동으로 주먹 쥐고 펴는 연습을 열 번 정도 한 후 진행한다.

진행방법

1. 오른손을 가볍게 주먹을 쥔 상태에서 엄지손가락을 곧게 뻗는다.
2. 왼손은 엄지손가락과 검지손가락으로 서로 끝을 붙여 고리를 만든다.
3. 오른손의 엄지손가락을 세워 오른편에 앉은 사람의 손가락 고리에 살짝 끼운다.
4. 이러한 자세에서 진행자가 "하나, 둘, 셋" 하는 신호와 함께 오른손 엄지손가락(일명: 미꾸라지)은 잡히지 않도록 하고, 왼손가락의 고리(일명: 그물)는 상대방의 엄지손가락을 잡을 수 있도록 빠른 동작을 취한다.
5. 3판 2승의 시합을 하고 분위기에 익숙해지면 오른손과 왼손을 바꿔서 한다.
6. 서로 손을 가볍게 쥔 상태에서 엄지손가락으로 상대방의 엄지손가락을 제압하는 게임으로 오른쪽 혹은 왼쪽 또는 양쪽으로 시행할 수 있다.

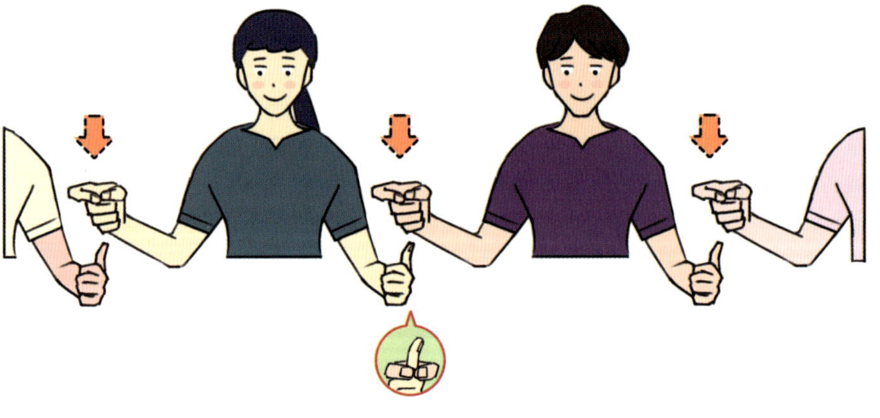

17. 실뜨기

손은 '제2의 뇌'라는 말처럼 손가락 운동은 뇌신경을 자극하여 두뇌발달을 촉진한다. 따라서 실뜨기 놀이는 주의집중력과 운동능력을 필요로 하는 동작이므로 두뇌발달뿐만 아니라 단계를 해결하면서 성취감까지 얻을 수 있어 교육적 효과가 뛰어나다. 노인은 어려서 하고 놀았던 익숙한 놀이이기 때문에 동심으로 돌아갈 수 있다.

진행방법

1) 날틀 실뜨기 놀이

혼자서 하는 실뜨기 놀이로, 실뜨기의 기본이 되는 놀이이며 '장구'라고도 한다.

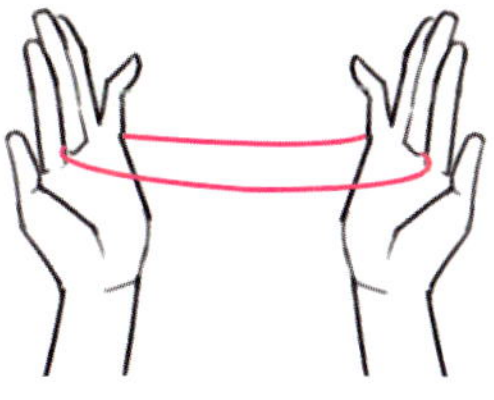	양손의 손가락 둘레에 실을 건다.
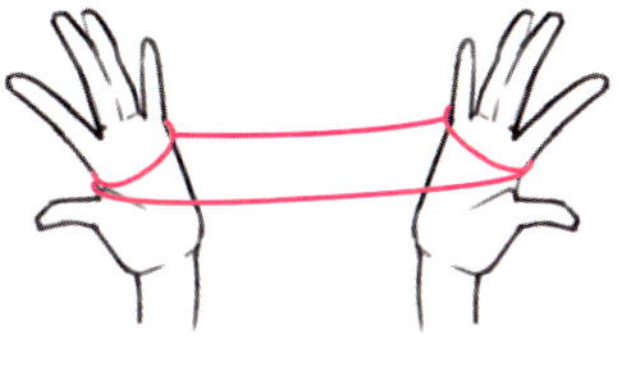	다시 한번 더 실을 감아 양손에 고리를 한 번 더 만든다.
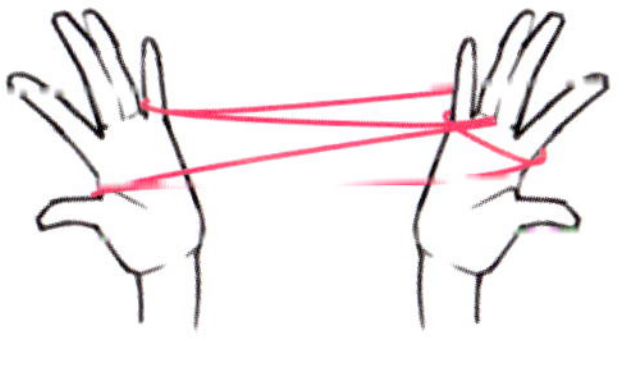	오른손 가운뎃손가락으로 왼손바닥에 있는 실을 건다.
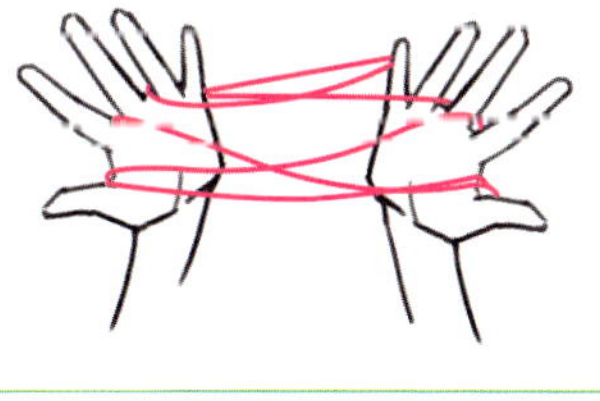	왼손도 같은 방법으로 당기면 '날틀'의 모양이 형성된다.

2) 바둑판 실뜨기 놀이(쟁반놀이)

(1)번 날틀 실뜨기 상태에서 하는 놀이다.

<table>
<tr><td>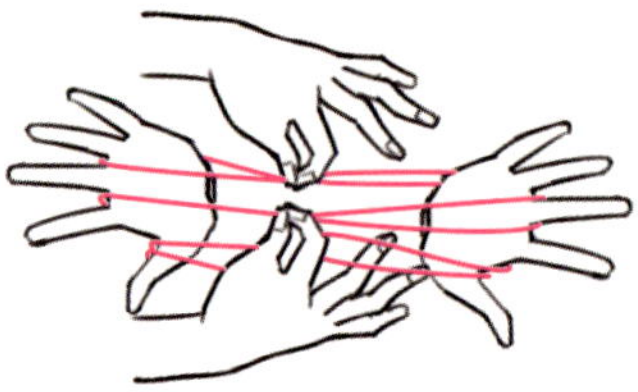</td><td>엄지손가락과
집게손가락으로 실이
교차하는 곳(X)을 잡는다.</td></tr>
<tr><td>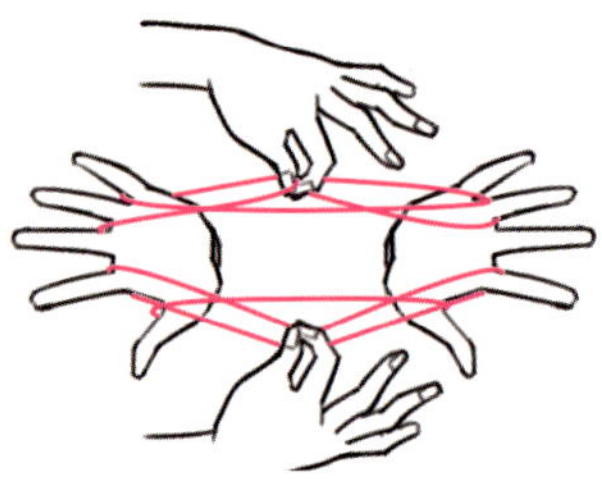</td><td>잡은 실을 밖으로
잡아당긴다.</td></tr>
<tr><td>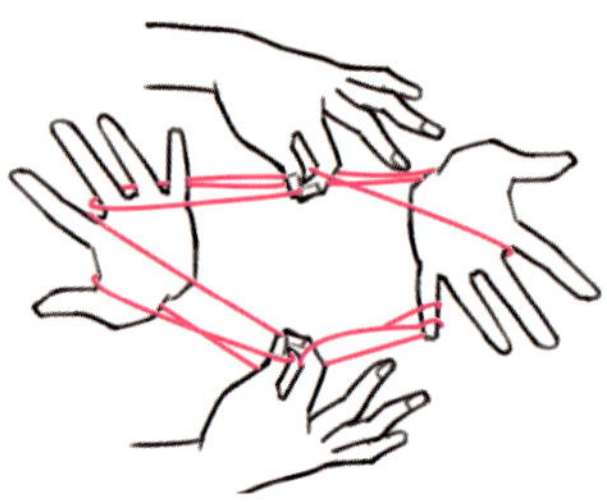</td><td>밑에서 위로 올려 뜬다.</td></tr>
<tr><td>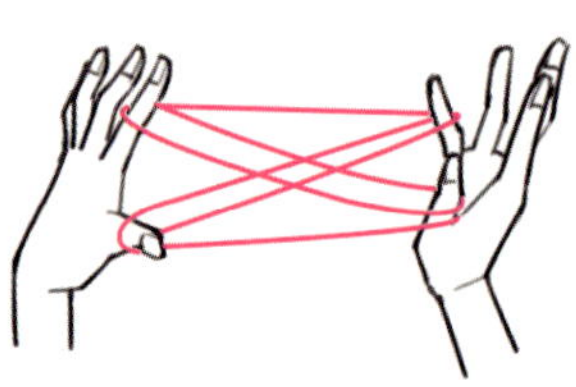</td><td>잡고 있던 실을 놓으면
바둑판 모양이 만들어진다.</td></tr>
</table>

* 실을 떠가는 중에 손가락을 잘못 걸거나 움직이면 실이 풀어지거나 엉켜 더 이상 놀이를 할 수 없게 되는데, 이런 사람이 지는 것이다.

출처: 빈대욱 외(2018), 노인여가지도사, 고양: 서현사.

18. 종이접기

종이접기는 어려서 많이 해 본 놀이이다. 종이를 손으로 접어 여러 가지 모양을 만드는 놀이이다. 동식물을 비롯하여 배나 비행기, 모자 등을 접을 수 있다. 손가락으로 종이를 접으면서 손가락운동도 하지만 제2의 뇌인 손의 움직임을 통하여 뇌운동을 하는 것이다.

1) 고추잠자리 만들기

준비물

빨간 색종이 2장, 초록 색종이 2장, 풀, 눈알, 네임펜, 밑그림 또는 A4 용지 크기의 종이 등

진행방법

빨간 색종이로 몸통을 만듭니다.

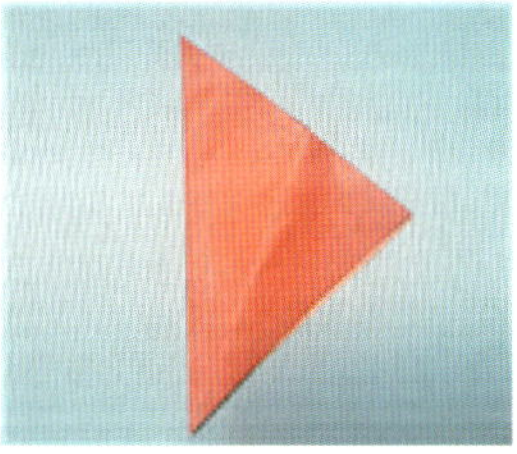	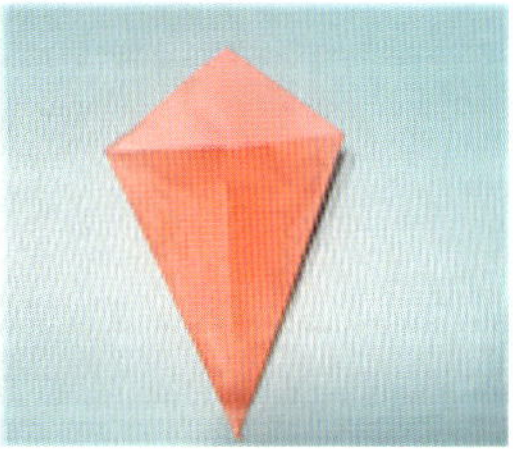
1, 반으로 접는다.	2. 아이스크림 접기를 한다.
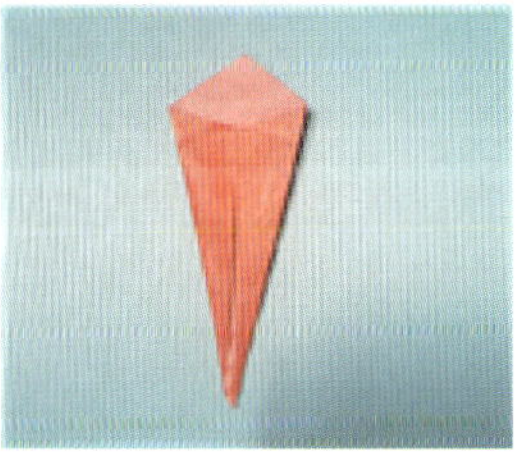	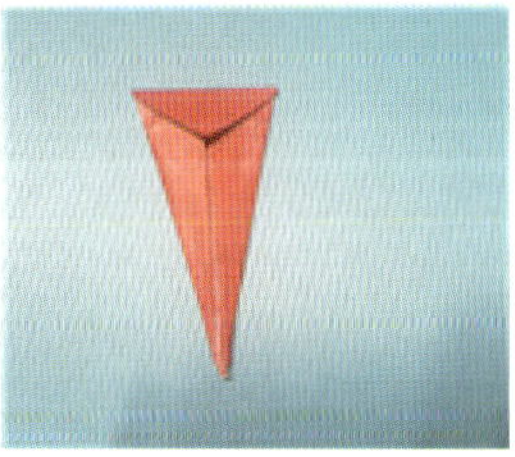
3. 아이스크림 접기를 한 번 더 해준다.	4. 아이스크림 윗부분을 몸쪽으로 접어준다.

초록 색종이로 날개를 만듭니다.

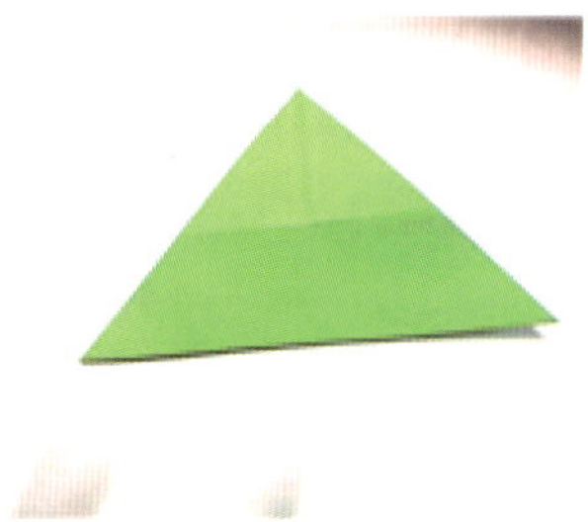	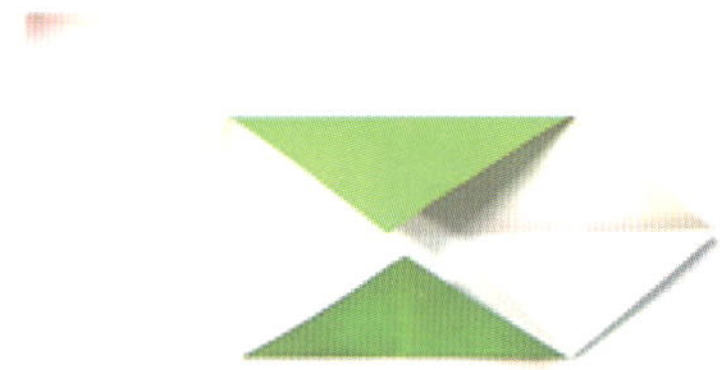
1. 초록색종이를 삼각형으로 한 번 접는다.	2. 점선이 생긴 곳을 중심으로 양쪽에서 접어준다.
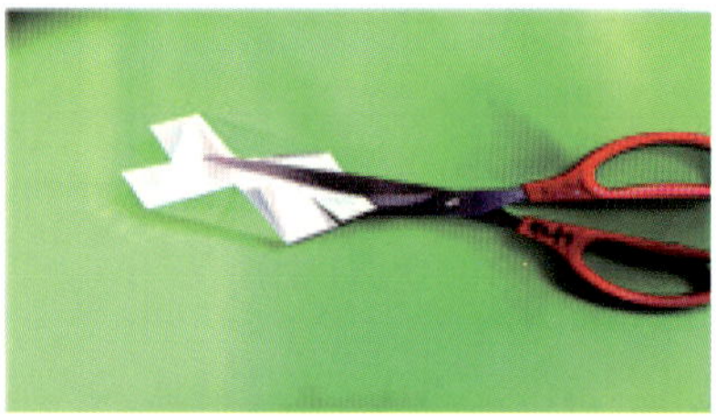	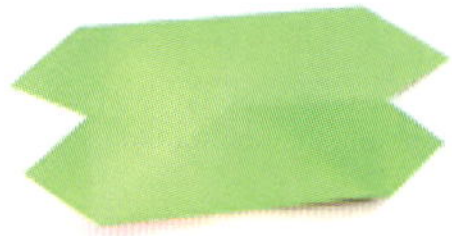
3. 점선을 따라 작은 네모 모양으로 잘라 낸다.	4. 몸통이 완성됐어요.
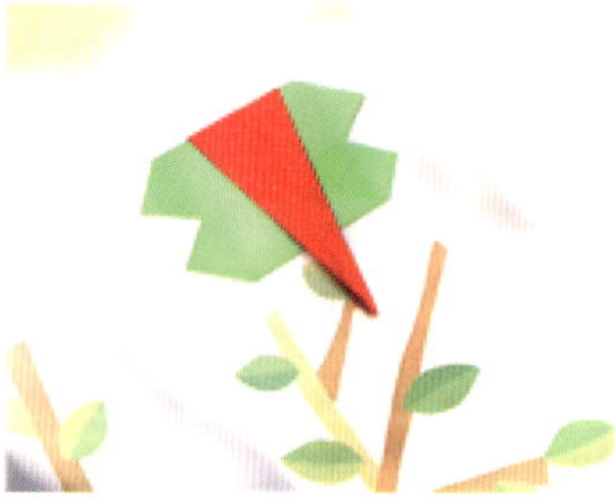	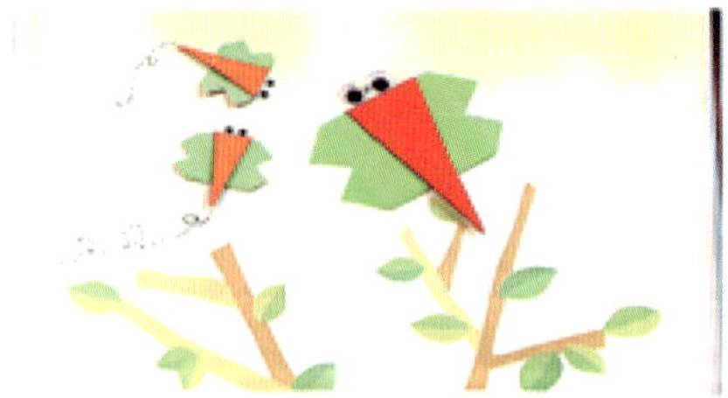
5. 풀로 그림판에 붙여줍니다.	6. 눈알도 붙여 줍니다.

2) 풍뎅이 만들기

준비물

빨간 색종이 2장, 풀, 눈알, 네임펜, 밑그림이나 A4 용지 크기의 종이

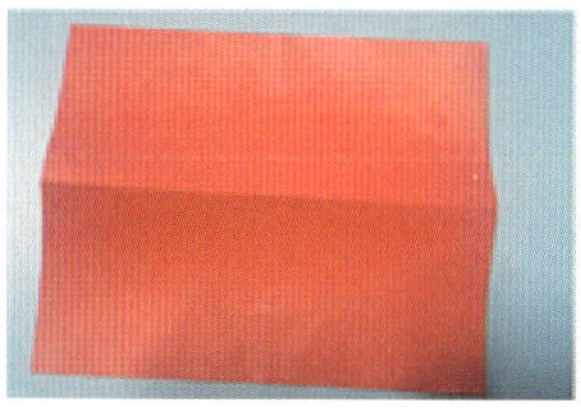	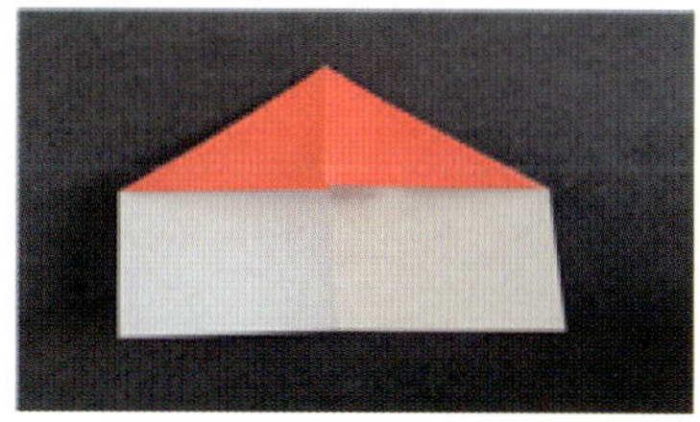
1. 색종이를 반으로 접는다.	2. 접었다 펴면 점선이 나온다. 이곳을 중심으로 하여 삼각형을 접는다. 반대편도 접어준다.
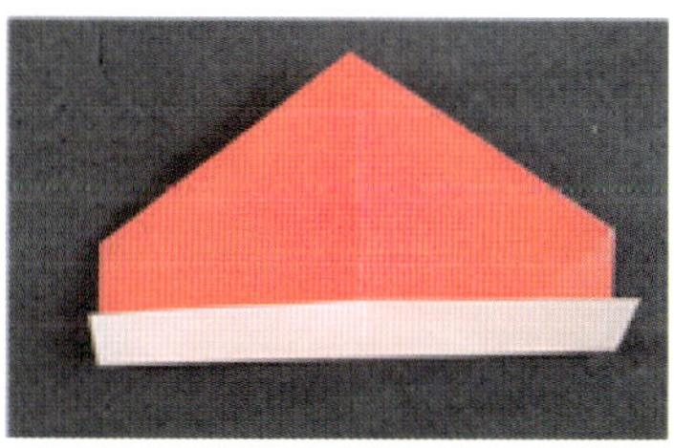	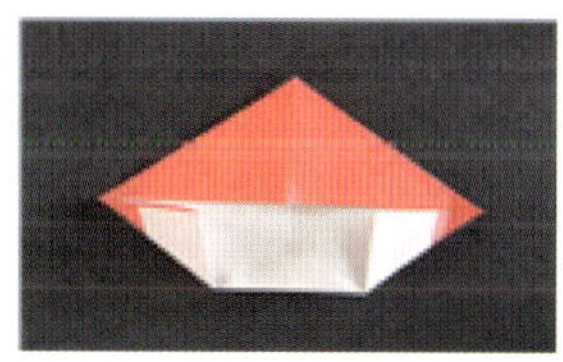
3. 뒤집어서 3분의 1을 접어준다.	4. 다시 뒤집어서 접혀있는 삼각형 위에 다시 삼각형 모양을 양쪽 모두 접는다.
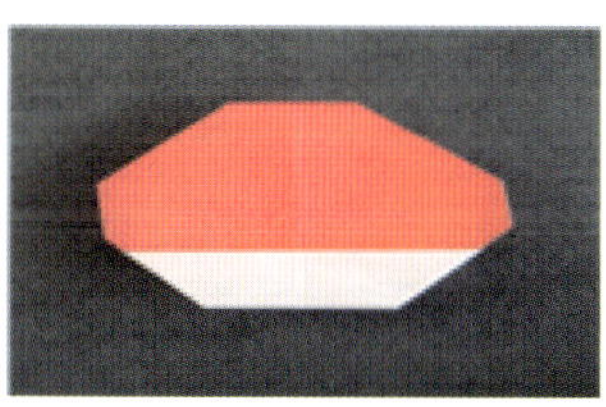	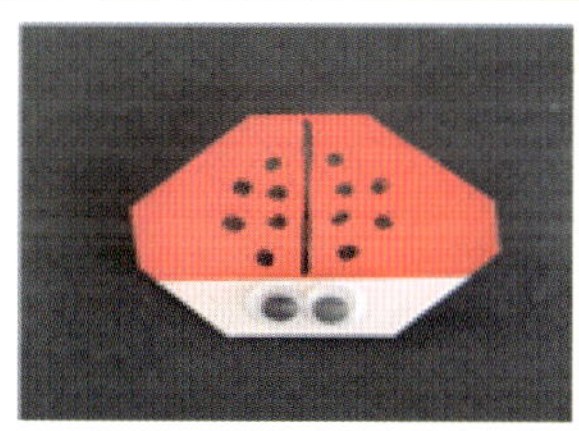
5. 뾰족하게 나온 날개와 꼬리(3곳) 부분을 1cm 정도 접어준다.	6. 네임펜으로 등과 점을 그려주고 눈알을 붙여준다.
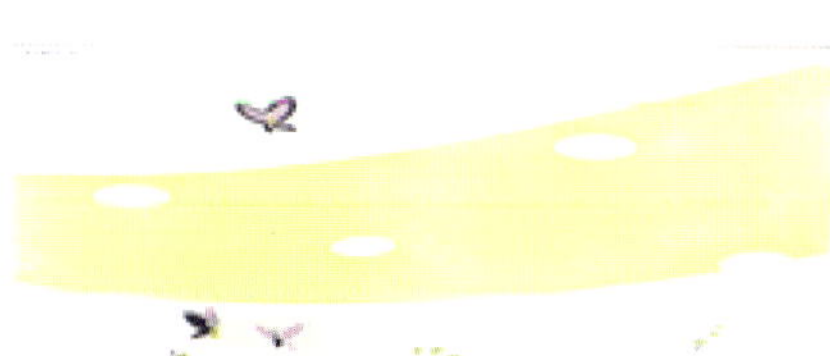	7. 그림판에 무당벌레를 붙여서 이야기를 꾸미고 네임펜으로 그림도 그려준다.

3) 튜울립 꽃 만들기

놀이방법

준비물

단면 색종이 4.5×4.5 빨강2장, 단면 색종이 4.5×4.5 초록2장, 눈

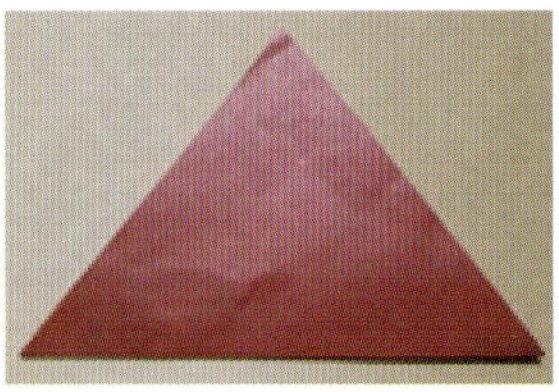	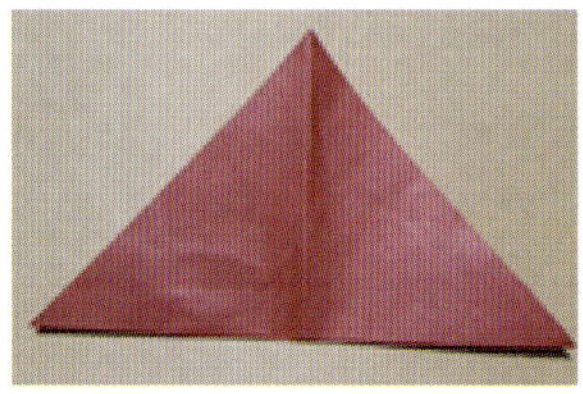	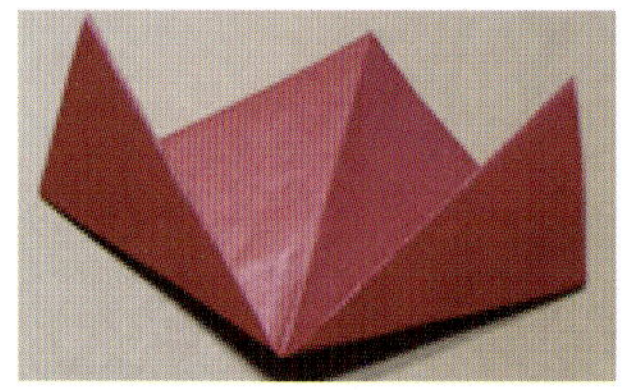
1. 마주 보는 꼭짓점과 꼭짓점이 만나도록 접었다가 펴세요.	2. 1에서 만든 중심선에 맞추어 아래위의 꼭짓점과 꼭짓점을 맞추어 반으로 접으세요.	3. 양쪽을 같은 비율로 접어 올리세요.
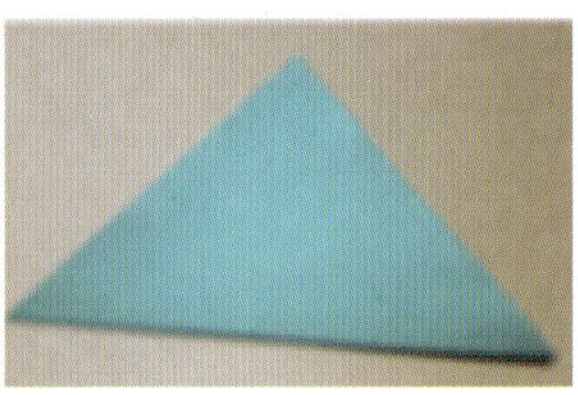	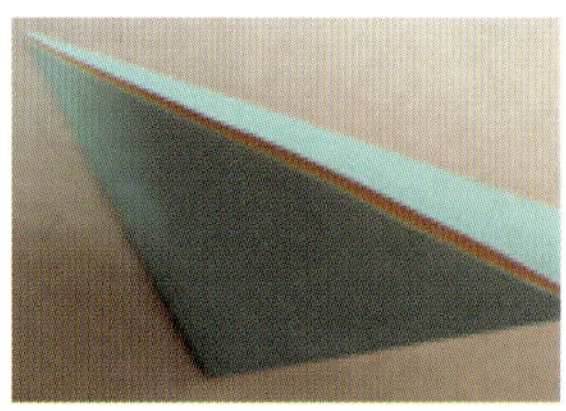	
1. 위의 꼭짓점을 아래의 꼭짓점에 정확하게 맞추어 접어주세요.	2. 반으로 접으세요.	3. 위의 한 장만 비스듬히 접으세요.

노랑: 짝사랑이라는 의미를 담고 있는 꽃	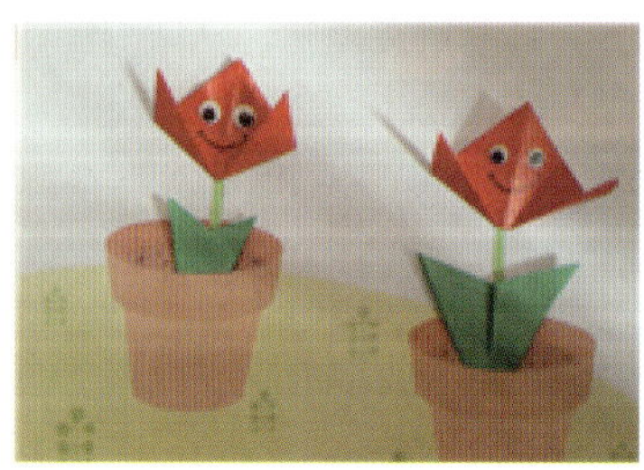
흰색: 실연의 의미를 담고 있는 꽃	
자주: 영원한 사랑이라는 의미를 담고 있는 꽃	

제4장

자연치유와 이혈

1. 자연치유 운동

일상생활 속에서 우리 몸에 생긴 이상증세를 면역력을 통해 자연치유하는 운동법이다. 니시 박사가 개발하여 '니시운동법'이라고도 하는 자연치유 운동은 면역력 향상으로 만병을 치료하는 좋은 운동법이며 뇌를 활성화시키므로 치매예방에도 효과적이다.

니시의학은 약으로 병을 낫게 하는 것이 아니라 내 몸의 자연치유력에 중점을 둔다. 긍정적으로 마음먹고, 운동으로 신체를 단련하며, 좋은 음식을 적당량 먹는 것만으로도 충분히 건강을 유지할 수 있다는 것이다. 마음먹기에 따라 얼마든지 건강한 육체를 만들 수 있으며, 냉온욕과 풍욕 등으로 온몸의 기를 원활하게 한다. 또한 생채소식, 생수 등 자연식을 먹어 영양을 공급하고, 붕어운동과 모관운동 등을 통해 내 몸의 뒤틀린 뼈들을 교정하고, 혈액순환을 원활하게 하여 사지를 튼튼하게 한다. 결국 니시의학은 병원과 약에 의존하지 않으면서 내 몸을 내가 지키는 건강법이다.

출처: 김진목(2016), 약이 필요 없다, 고양: 서현사

1) 평상

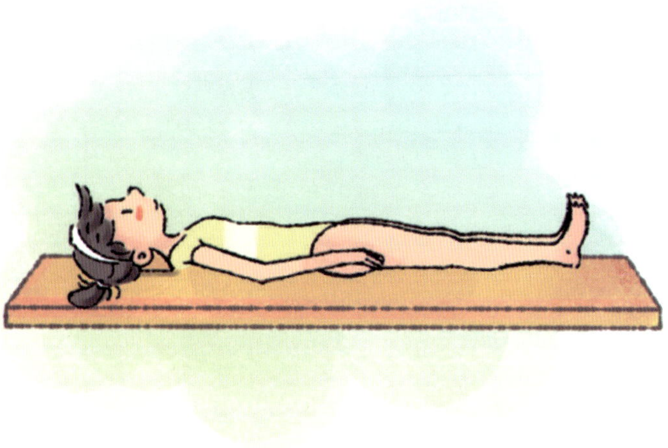

딱딱하고 평평한 침대에서 자면서 척추의 어긋남을 바로잡는다. 단단한 자극은 피부 정맥의 흐름을 좋게 하고 고여 있는 노폐물을 처리하도록 돕는다.

2) 경침

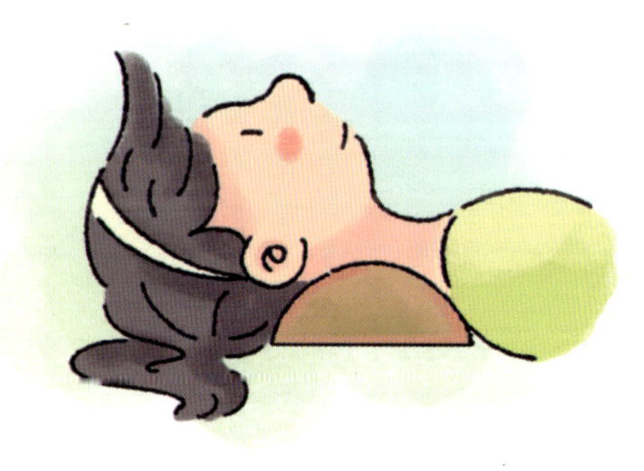

경침에 목의 부드러운 부분(경추 3, 4번)을 닿게 한다. 처음에는 경침에 수건을 얹어 사용하고, 익숙해지면 경침만 베고 잔다. 경추의 어긋남이 교정되고 두통, 어깨 결림, 손이 저림, 눈, 코, 귀, 인후, 갑상샘 등의 질병에 효과가 있다.

3) 붕어운동

두 팔을 목 뒤에서 깍지 끼고 똑바로 누워 발끝을 당긴 채, 마치 붕어가 유영하듯 머리와 발을 좌우로 흔든다. 1회 1~5분 정도 실행한다. 이 운동을 하면 척추가 교정되고 교감신경과 부교감신경의 기능이 조정된다. 또한 장폐색, 장유착 등을 방지하고 복통을 멈춰주는 효과가 있다.

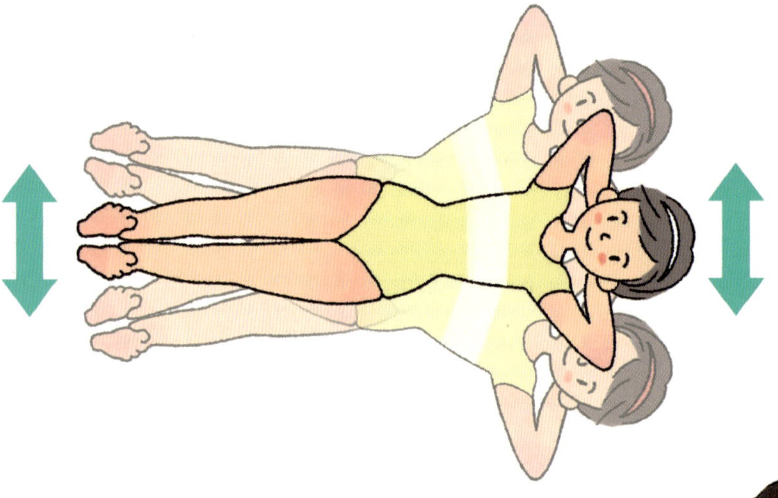

보조자는 발밑 쪽에 앉아서
환자의 두 발을 모아들고
좌우로 흔들어주면 된다.

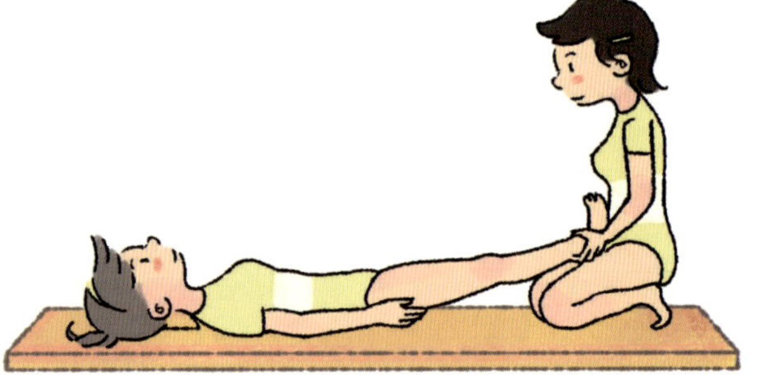

4) 모관운동

경침을 베고 누워 두 손과 두 발을 가능한 한 수직으로 곧게 뻗은 다음 발가락을 젖혀 수평으로 한다. 1회 1~2분 정도 손발을 진동시킨다. 혈액순환에 좋다.

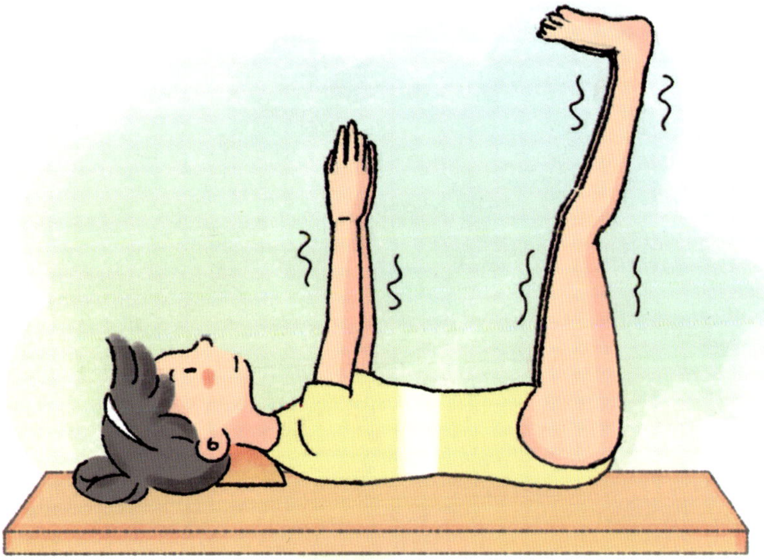

5) 합장합척운동

똑바로 누워 두 손바닥과 두 발바닥을 바주 댄다. 그런 다음 두 손은 머리 위로 두 발 역시 마주 댄 채 50~60cm 정도 뻗었다가 다시 되돌아오는 동작을 2~3분간 반복한 뒤 3~10분간 쉬는 것을 반복한다. 자궁후굴, 태아의 이상 체위 등을 되돌려주는 데 효과가 있고, 골반내부와 복부장기의 기능이 좋아진다.

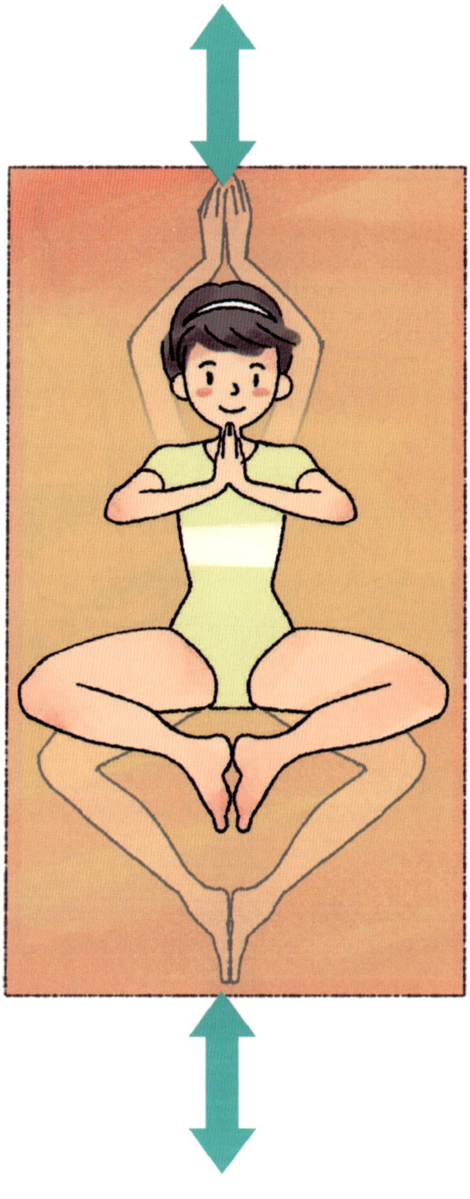

6) 배복운동

(1) 준비운동

본 운동 전에 다음의 준비운동을 약 1분 이내에 실행한다.

① 양어깨를 동시에 10회 상하로 움직인다.

② 머리를 오른쪽으로 10회 젖힌다.

③ 머리를 왼쪽으로 10회 젖힌다.

④ 머리를 앞으로 10회 숙인다.

⑤ 머리를 뒤쪽으로 10회 젖힌다.

⑥ 머리를 오른쪽 뒤 방향으로 10회 돌린다.

⑦ 머리를 왼쪽 뒤 방향으로 10회 돌린다.

⑧ 양팔을 수평으로 뻗어서 머리를 오른쪽 왼쪽으로 1회씩 돌린다.

⑨ 양팔을 위쪽 수직으로 올려서 머리를 오른쪽 왼쪽으로 1회씩 돌린다.

⑩ 9번 자세로 팔을 올린 채로 엄지손가락을 가운데로 해서 주먹을 강하게 쥐고 팔을 직각으로 굽혀서 어깨높이까지 수평으로 내린다.

⑪ 10번 자세에서 두 팔을 뒤로 힘껏 젖히고, 동시에 머리를 뒤로 젖혀 턱을 위로 치켜올린다. 3회 젖힌 다음 기합을 넣는다.

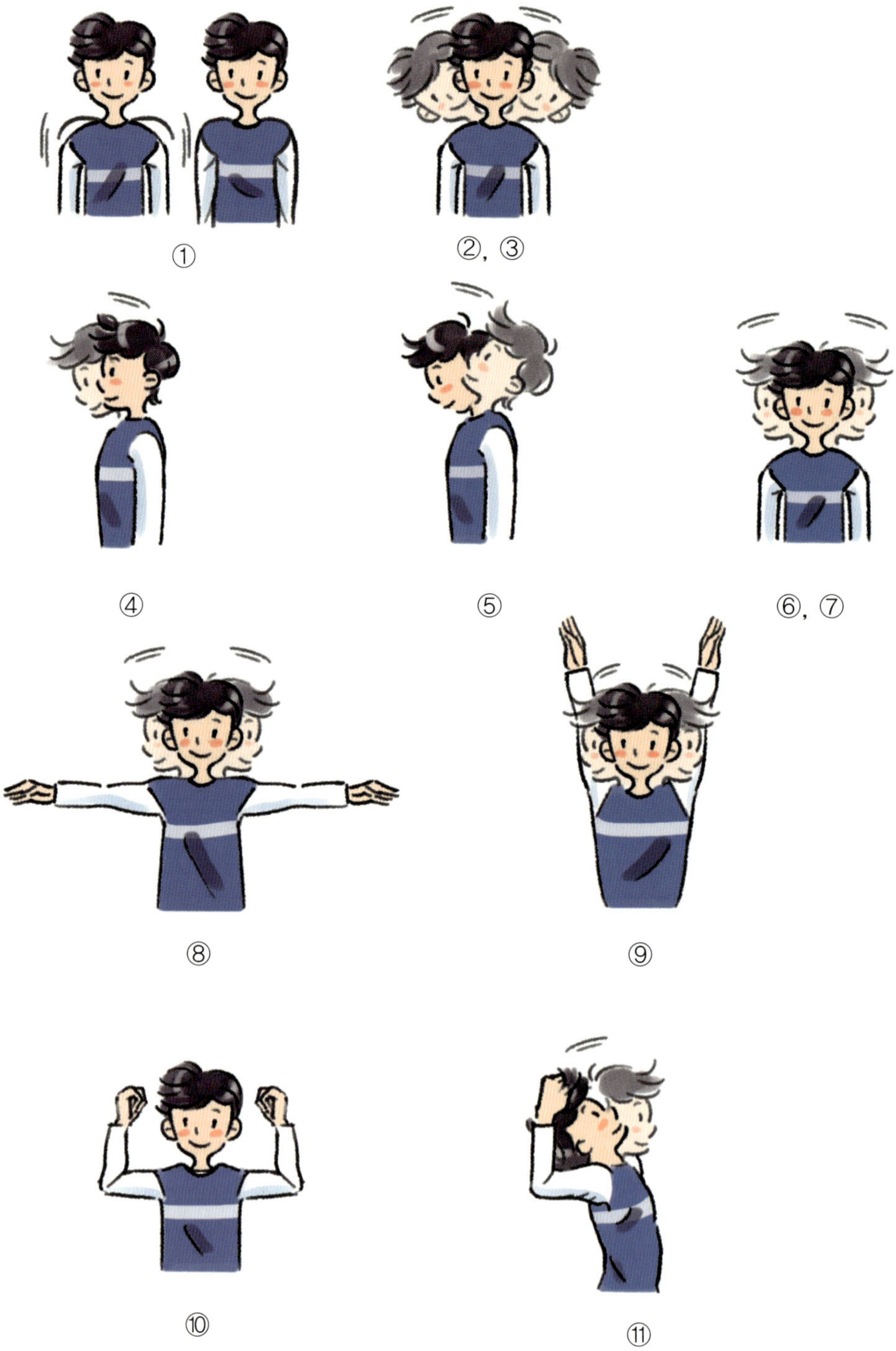

▲ 배복운동을 위한 준비운동

(2) 배복운동

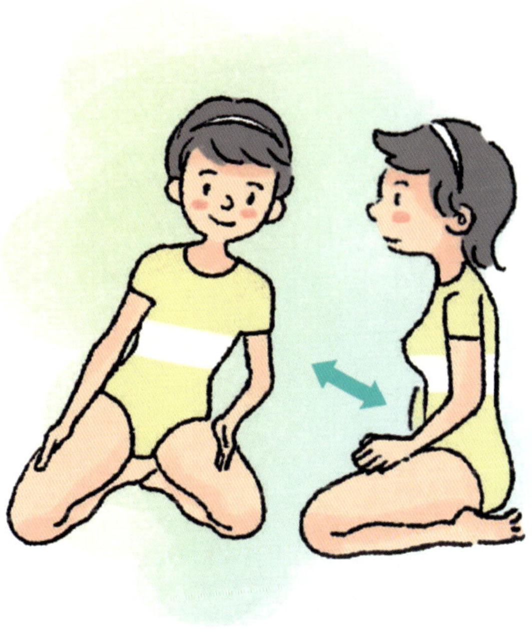

척추와 배의 운동을 동시에 한다. 상체를 똑바로 하고 체중을 꼬리뼈 위에 얹어서 몸을 시계추가 움직이듯 좌우로 움직인다. 허리에서 머리까지를 일직선으로 하고 몸이 가운데로 왔을 때 배를 당겨 넣고, 좌우로 기울일 때 배의 힘을 푼다. 좌우 왕복을 1회로 해서 1분 동안 50~55회 속도로 한다. 처음에는 200~300회 정도로 하고, 500회를 목표로 한다. 자율신경이 안정되며, 자기 암시를 걸기 좋은 상태가 된다.

7) 발목상하운동

발목 상하운동은 바닥에 편안히 누운 상태에서 무릎을 세운다. 한쪽 다리는 무릎을 구부린 상태에서 가슴 쪽으로 똑바로 올리고, 같은 쪽 손으로 무릎을 감싸 안는다. 반대쪽 손으로 올린 다리의 발목을 잡고, 몸 전체의 힘을 뺀 상태에서 발목을 잡은 손으로 발목을 아래위로 흔들어준다. 발목상하운동은 발에 분포하는 혈관을 자극하여 발의 혈액순환을 촉진시켜주는 효과가 있다. 한쪽에 30초 정도 한 후 발을 바꿔서 반대쪽도 30초가량 해준다.

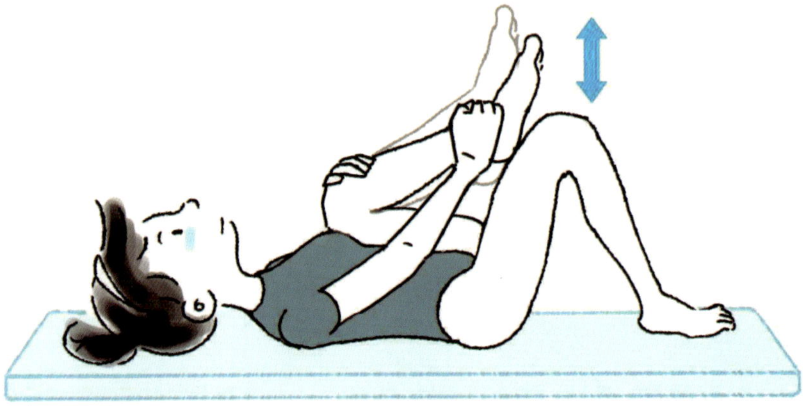

8) 발목선형운동

발목선형운동은 한쪽 다리를 양반자세 하듯 굽히면서 같은 쪽 손으로 발목을 잡고 반대쪽 손바닥 위에 발뒤꿈치가 닿게 놓는다. 밑의 손바닥은 곧게 펴서 발뒤꿈치를 받치는 역할만 하며, 발목을 잡은 손으로 발목을 옆으로 흔들어서 밑의 손바닥 위에서 부채 모양으로 왕복 회전운동이 되게 흔들어준다. 한쪽에 30초 정도 한 후 발을 바꿔서 반대쪽도 30초가량 해준다.

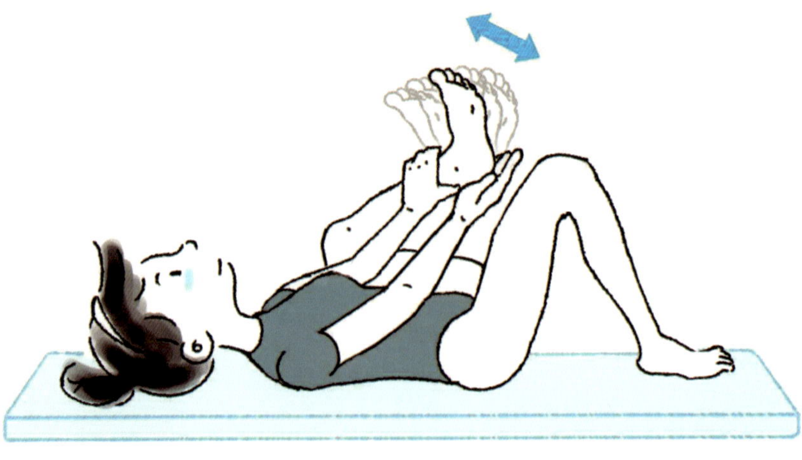

2. 귀로 지키는 건강 이야기

1) 귀 건강학의 개념

자연요법의 하나인 이혈요법은 귀에 있는 혈을 자극하는 것으로, 귀에 나타나는 여러 가지 반응을 보고 몸의 상태를 파악할 수 있는 건강법이다. 귀에는 약 132개의 반응점들이 있는데, 그곳에 자극을 주면 인체 내부로 전달되어 신진대사를 원활하게 하여 건강에 도움을 준다.

2) 귀의 기능

우리의 귀는 좌우 두 개가 있으며, 귀는 외이, 중이, 내이로 나누어 구분한다. 외이는 귓바퀴와 외이도로 이루어져 있고, 중이는 고막, 세 개의 뼈(망치뼈, 모루뼈, 등자뼈)로 이루어진 이소골, 이관(유스타키오관)으로 되어 있다. 내이는 와우각(달팽이관), 전정기관으로 되어 있다.

귀는 소리만 듣는 것이 아니라 내이의 '전정기관'과 '반고리관'이 신체의 평형을 유지하는 역할을 한다. 매일 수시로 귀를 마사지해주면 혈액순환에 효과가 있으며, 허준의 《동의보감》에 따르면 귀를 수시로 마찰하면 귀 머는 것(이명)을 방지할 수 있다고 한다.

3) 소리가 전달되는 과정

각 기관들은 연결되어 있으며 처음 소리를 지각하고 귀를 보호하는 역할은 외이에 해당하는 귓바퀴이며, 외이도는 그 소리들을 내부로 이어주는 통로 역할을 한다. 고막까지 소리가 도달하면 고막에서 진동으로 바뀌고, 그 진동이 이소골에 의해서 내이의 와우각(달팽이관)까지 전달된다. 그 진동이 와우각 안의 림프액에 의해서 청신경을 위한 신호로 바뀌며 그 청신경을 통해서 뇌로 전달하여 소리를 지각하게 된다.

4) 귀와 인체의 관계

중국의 의학서《황제내경》에서 "귀는 단순한 독립기관이 아니라 인체의 건강과 밀접한 관련이 있다."라는 기록으로 보아 귀는 인간의 몸과 깊은 관련이 있다는 것을 알 수 있다. 그리고 신체의 12경맥은 365개의 혈과 연결되어 있으며, 귀의 안면부로 올라와 청각 기능을 원활하게 하며 귀와 신체의 전신과 아주 밀접한 관계가 있다고《황제내경》에 기록되어 있다. 이처럼 사람 몸의 내부와 외부 모두가 귀와 연결되어 있다는 것을 알 수 있다.

5) 귀와 이혈지도

프랑스 의학박사이자 외과의사 폴 노지에르(Paul Nogier)는 1950년 좌골신경점을 치료한 후 귀를 연구하기 시작하였고, 1961년 인체와 귀의 관계 지표인 '태아역위지도(배태가 거꾸로 누워 있는 모습)'를 발표한다. 그리고 1990년 세계보건기구(WHO)는 프랑스 리옹에서 개최된 국제학술대회에서 91개의 '이혈분포도'를 표준화하였다. 이는 91개의 반응점이 효과가 있다는 사실을 인정한 것이다. 우리나라에서는 1958년 귀혈지도 귀침요법이 처음 들어와 지금까지 이어지고 있다.

6) 귀 이혈지도와 인체육부의 관계

《황제내경》의 영추편에는 "귀가 얇은 사람은 신장이 허약하고 신장이 허약하면 열이 나면서 귀에서 소리가 난다. 소장에 병이 있으면 귀 앞부분이 뜨거워진다."라고 기록되어 있다. 이는 우리 인체가 귀와 연결되어 있다는 것을 알 수 있으며, 곧 신장기능의 건강 여부와 관련되어 있음을 알 수 있다.

3. 귀 운동법

1) 귓불을 엄지와 검지로 마주 잡고 호흡을 하면서 아래로 당긴다(피부와 시력 관리).
2) 귀 위쪽 상단을 엄지와 검지로 마주 잡고 위쪽으로 당긴다(무릎과 다리 튼튼).
3) 귀 중간을 잡고 옆으로 당기고 난 후 몸 앞쪽으로 당긴다(척추 튼튼).
4) 다섯 손가락 가운데 엄지와 검지 두 개를 나란히 붙이고 중지, 약지, 소지 세 개를 붙인 후 귀 사이로 끼운다(전신 만성피로회복). 아래위로 상하 교차하며 반복한다. 다시 검지를 앞쪽으로 귀밑 아래까지 눌러주면서 내려온다.
5) 엄지와 검지로 위쪽부터 전체적으로 꾹꾹 눌러주며 지압을 한다(혈액순환 촉진).

귀는 차가운 감각기관 중 하나이며 신장기능의 저하를 알아볼 수 있는 상부이다. 귀를 너무 강하게 주무르거나 자극을 주면 귀에 돌기나 통증이 느껴질 수 있으니 처음부터 심하게 하지 않고 서서히 자극하며 강도를 조절한다.

피로가 느껴질 때마다 수시로 하면 기분이 상쾌해지면서 몸의 피로도 풀 수 있다. 아침 저녁으로 세안할 때나 시간이 날 때마다 귀를 마사지해주면 머리와 눈이 맑아지는 것을 느낄 수 있다.

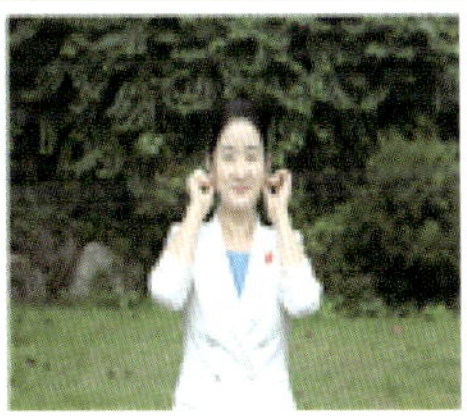	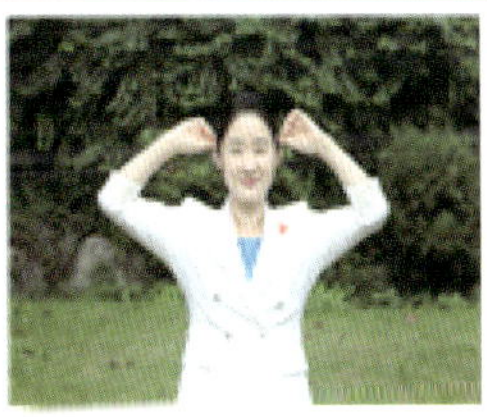	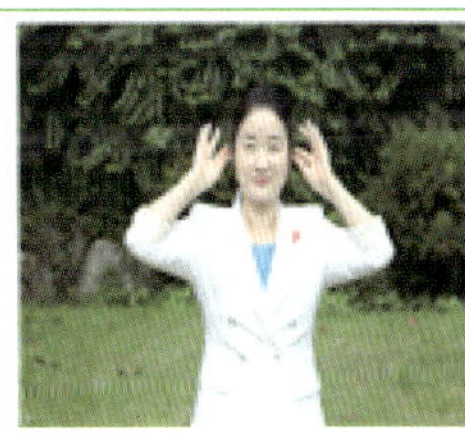
귓불늘리기 시력증진, 얼굴피부관리	귀 위쪽 당기기 다리튼튼 무릎강화	귀 위아래 반으로 접기 척추튼튼, 허리강하
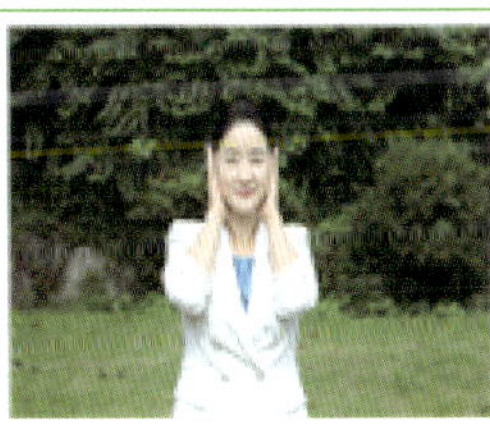	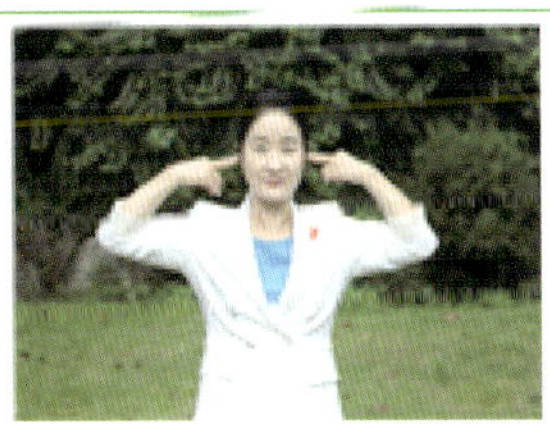	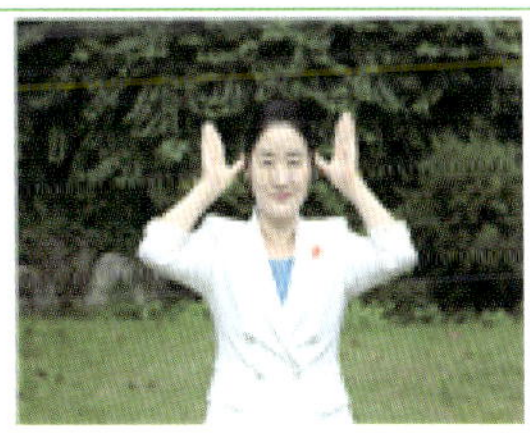
귀 전신 자극운동, 체온 1도 높이기, 전신관리운동효과	이갑강자극하기 심폐기능강화	이갑정자극하기 신장, 방광강화

4. 귀 건강관리법

귀를 보면 건강 여부를 알 수 있다. 그래서 다음에는 뇌 기능 예방 반응점과 일반적인 귀 관리 반응점을 도표로 만들었다. 몸의 상태에 따라 귀의 반응점에 맞게끔 작은 알갱이를 붙이거나 지압을 해주면 기능을 향상시켜주거나 혈액순환을 원활하게 하여 피로회복에 도움을 준다.

1) 뇌 관련 기능 예방 반응점

치매예방혈	심장, 신장, 뇌, 구뇌, 연중, 피질하, 액
숙면(깊은 잠)	신문, 신장, 심장, 피질하, 신경쇠약구, 수전, 이첨, 비장, 담낭, 췌장
신경과민	심장, 피질하, 신문, 액, 간, 뇌간,
내분비 조절 (호르몬 조절)	내분비, 연중, 구뇌, 신장, 간, 상응 부위
자율신경 기능조절	교감, 구뇌, 신문, 피질하, 심장, 신장, 침, 액, 연중
두통	기본 혈: 신문, 피하질, 이첨 전(前)두통에 액, 위 편(偏)두통에 섭, 담, 교감, 외이 후(後)두통에 침, 방광, 두정통에 정, 간 전(全)두통에 액, 섭, 침, 정, 외이, 신장

2) 일반적 귀 관리 반응점

오십견	쇄골, 견관절, 견, 견배, 간, 신, 내분비, 신문
당 뇨	이선점, 췌장, 내분비, 연중, 구뇌, 피질하, 구(입), 갈점, 삼초
요 통	요추, 간, 신, 비장, 방광, 좌골신경, 신문
멀미예방	분문, 위, 침, 운구, 내이, 소화계통 피질하, 풍계, 신문
소화불량	위, 비, 소장, 대장, 직장, 정중, 복, 내분비, 침, 신문, 교감
생리통	내생식기(자궁), 내분비, 난소, 연중, 복, 간, 정중, 분강, 심혈관계통 피질하
금 연	구(입), 인후, 내비, 폐, 침, 담, 신경계통 피질하, 신문
정력증강	신, 간, 연중, 교감, 외생식기, 내분비, 신상선, 심혈관계통 피질하
다이어트	구(입), 분문, 위, 소장, 대장 복, 교감, 귀뇌, 삼소, 소화계통 피질하, 비, 내분비, 기점, 난소(여), 고환(남)
오 장	간장, 신장, 비장, 폐, 심장
육 부	담, 소장, 위, 대장, 방광, 삼초

93개 반응 이혈도

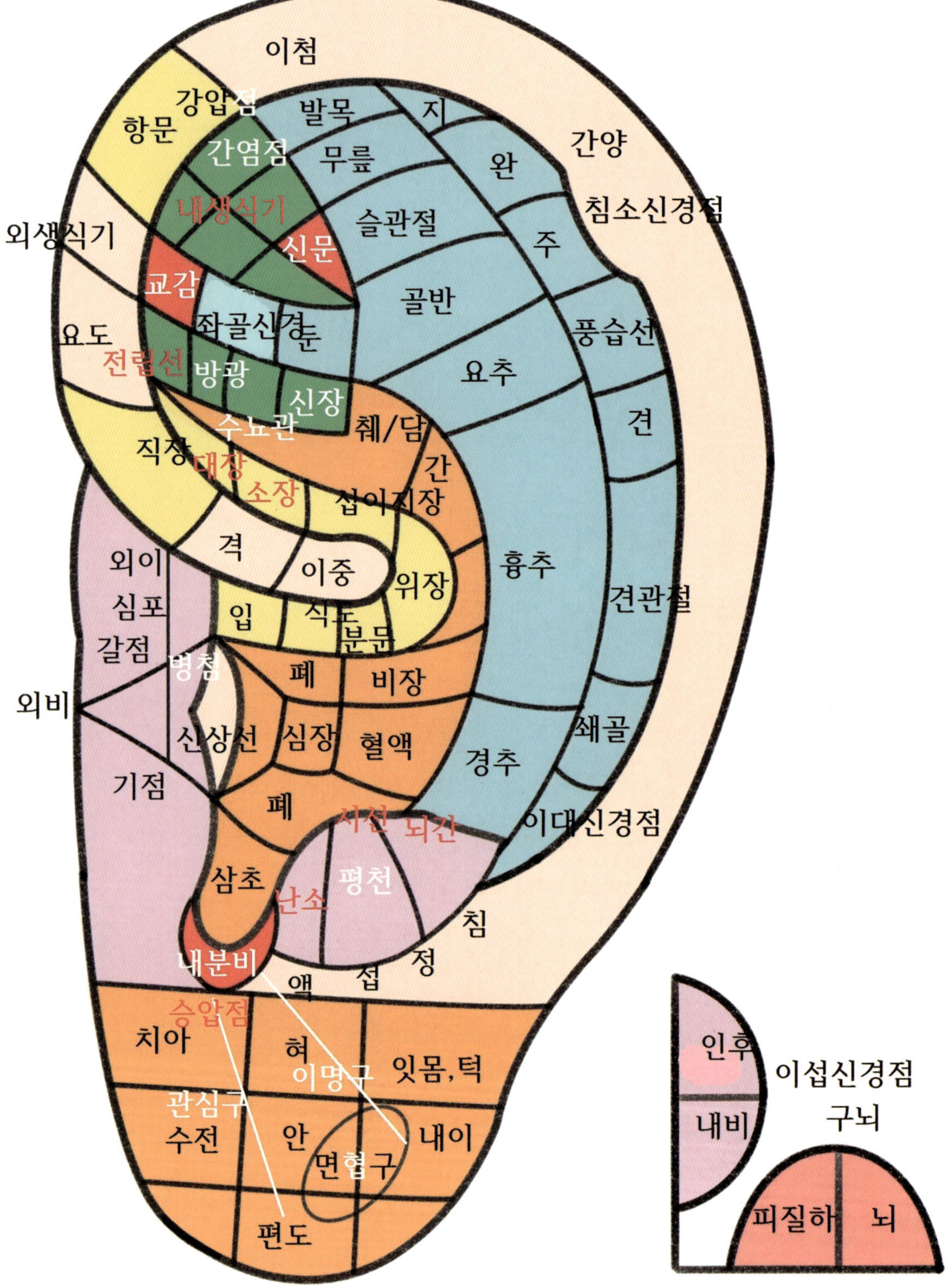
이첨
강압점
항문
발목
지
간양
간염점
무릎
완
내생식기
슬관절
침소신경점
외생식기
신문
주
교감
골반
좌골신경
둔
풍습선
요도
전립선
방광
요추
신장
견
수뇨관
췌/담
직장
대장
간
소장
십이지장
격
흉추
외이
이중
위장
견관절
심포
입
식도
분문
갈점
병첨
폐
비장
외비
쇄골
신상선
심장
혈액
경추
기점
폐
시전
뇌간
이대신경점
삼초
평천
난소
침
내분비
정
액
섭
승압점
인후
치아
혀
이섭신경점
이명구
잇몸,턱
관심구
내비
구뇌
수전
안
내이
면협구
피질하
뇌
편도

5. 발 건강법

우리 인체는 약 206개의 뼈로 구성되어 있는데, 그중 4분의 1 정도가 양발에 존재한다. 한 발에 26개씩 모두 52개의 뼈로 구성되어 있다. 그리고 발에는 땀샘이 풍부하게 분포되어 있어 '제2의 심장'이라고도 한다. 왜냐하면 발은 심장으로부터 가장 먼 곳에 위치하고 있지만 걷거나 뛰거나 하며 발을 자극함으로써 혈액순환이 잘 될 수 있도록 간접적으로 심장의 펌프작용을 도와주기 때문이다. 그래서 발을 자극하고 걷고 움직이는 것은 자신의 건강을 유지하는 데 중요한 역할을 한다.

우리 몸의 체중을 지탱하고 있는 발에 대한 소중함과 고마움으로 관심을 가지고 잘 관리하는 것이 무엇보다 중요하다.

1) 발의 신경

발의 신경은 좌골신경(sciatic nerve)의 분지로, 좌골신경은 인체에서 가장 큰 신경이며 좌골신경과 경골신경이 함께 들어 있어 오금 윗부분에서 이들이 분리된다. 총비골신경(종아리 신경)과 경골신경(정강이 신경)으로 나누어진다.

2) 발과 혈관

혈관은 각 기관의 반응을 뇌로 전달하는 신경조직이 흐르는 중요한 곳이다. 세균으로부터 신체를 보호하는 림프가 통과하는 림프관, 산소와 영양분을 운반하는 혈액은 인체에 순환을 하고 있다. 혈관의 침전물로 혈액의 순환이 저하되면 몸의 항상성을 유지하지 못한다. 그 때문에 집에서 간편하게 마사지기구나 발끝 부딪치기 등 발을 자극하면 체온유지로 몸의 항상성 유지하는 데 도움을 줄 수 있다.

3) 발과 인체건강

발은 인체의 축소판이라고 할 정도로 신체 내부의 장기들과 연결되어 있어 내부 장기의 이상 유무가 발에도 나타난다. 발의 반사구에 자극을 하면 면역력과 저항력이 강화되기 때문에 신체질병의 항상성을 높여주어 건강증진에 도움을 준다.

4) 발의 기초 반사구

(1) 전두동

전두동은 이마 쪽에 위치하며 눈 바로 위쪽 미간이라고 불리는 곳이다, 이곳에 염증이 생기면 두통 등을 일으키는 대표적인 부위이다. 발바닥 쪽 끝부분이 전두동(앞머리, 전두엽)과 연결되어 있어 이 반사구를 자극하면 두통, 뇌졸중, 뇌 관련 질환, 불면증, 건망증 등에서 효과를 볼 수 있다.

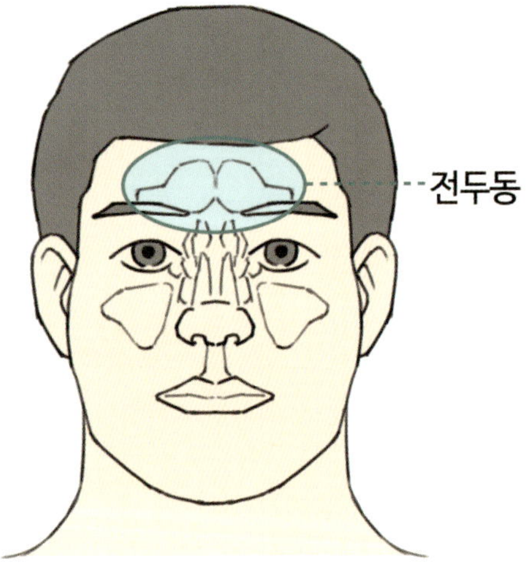

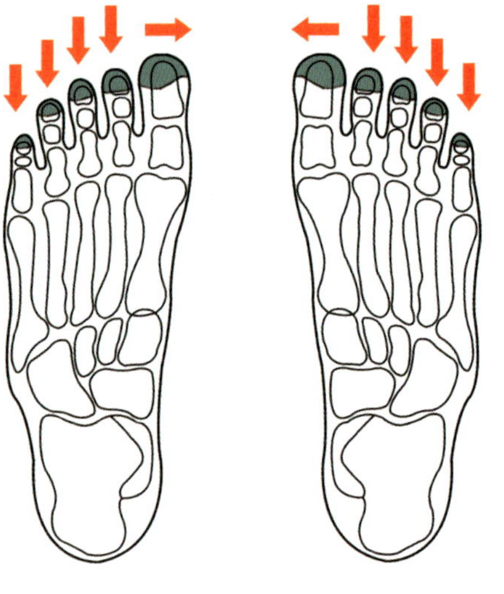

(2) 뇌하수체

뇌하수체는 내분비기관을 총지휘하는 역할을 하며 중추신경계 내분비 기능의 호르몬에 관여하기 때문에 행복감을 느끼게 한다. 뇌하수체의 발반사구는 엄지발가락 바닥 중앙에 있기 때문에 이곳을 자극하면 내분비장애, 소아발육부진, 당뇨, 불감증, 자궁수축 등에 효과를 볼 수 있다.

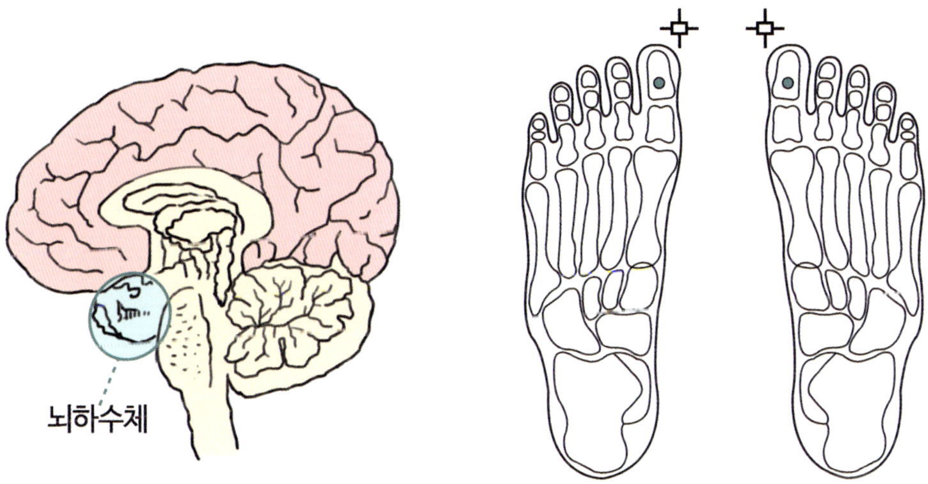

(3) 삼차신경

삼차신경은 뇌 신경 중에서 가장 굵은 신경이다. 뇌에서 얼굴 턱관절 쪽과 연결된 지각신경과 운동신경이 삼차신경절을 만들어 눈, 아래턱, 위턱 신경이 갈래로 나누어진 신경이다. 삼차신경에 문제가 생기면 얼굴 움직임과 얼굴 감각에 장애가 생긴다. 따라서 삼차신경 발반사구인 양 발 엄지발가락 안쪽을 자극해주면 편두통, 삼차신경마비, 불면증, 두통, 눈, 귀, 코 관련 질환에 효과를 볼 수 있다.

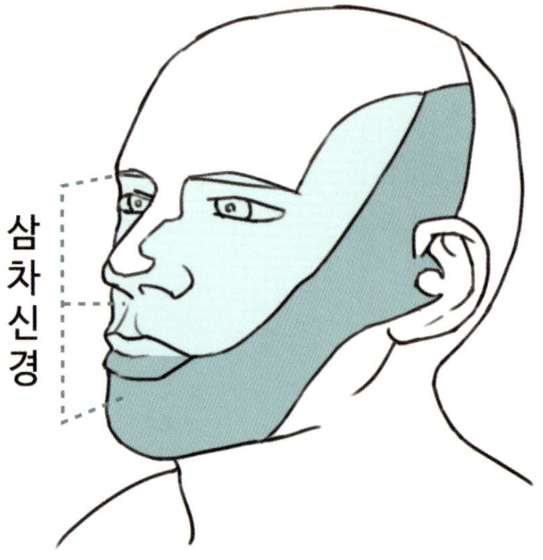

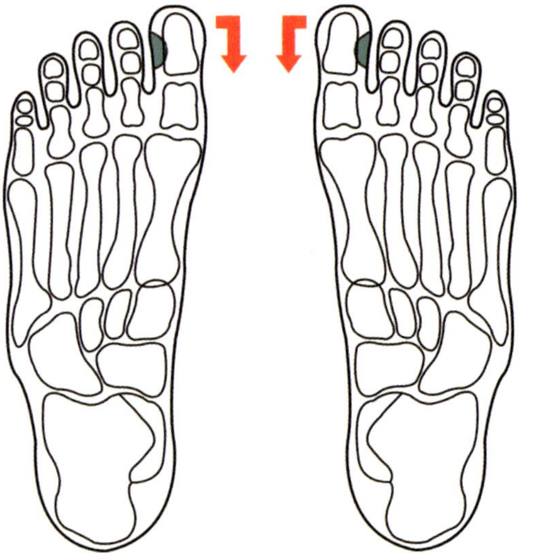

(4) 소뇌와 간뇌

소뇌는 평형기능을 담당하며 소뇌의 기능이 저하되면 신체 균형 상실과 차멀미를 할 수 있다. 간뇌는 시각, 청각, 감각을 지배하고 소뇌와 연결된 곳이다. 발반사구인 엄지발가락 뿌리의 안쪽 끝 지점을 자극하면 뇌졸중과 고혈압을 예방할 수 있고 두통, 빈혈, 불면증 등에 효과가 있다.

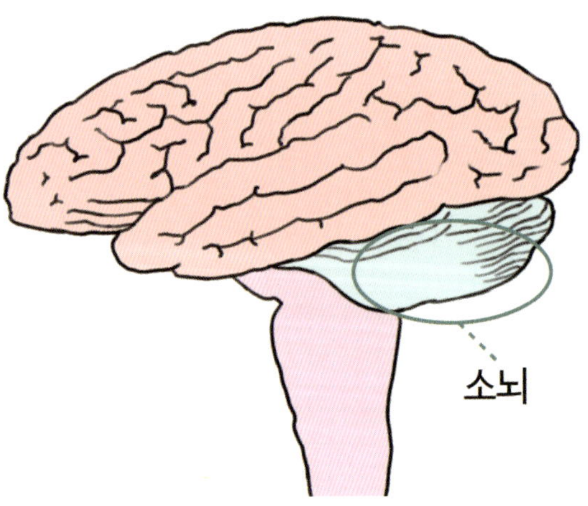

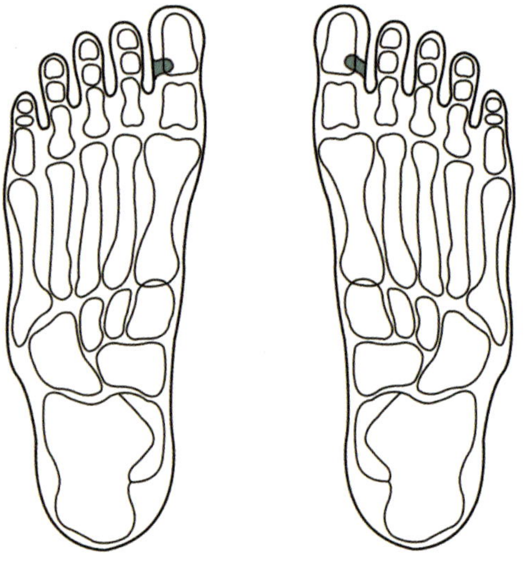

(5) 대뇌

대뇌 중 대뇌피질 영역은 운동, 미각, 후각, 청각, 시각 영역과 언어, 기억, 지각, 학습, 인격, 이성적 기능을 주관하는 역할을 한다. 대뇌의 발반사구인 엄지발가락 가운데 전체를 자극하면 고혈압 예방, 저혈압 예방, 뇌졸중 예방, 두통, 불면증 등에 효과가 있다.

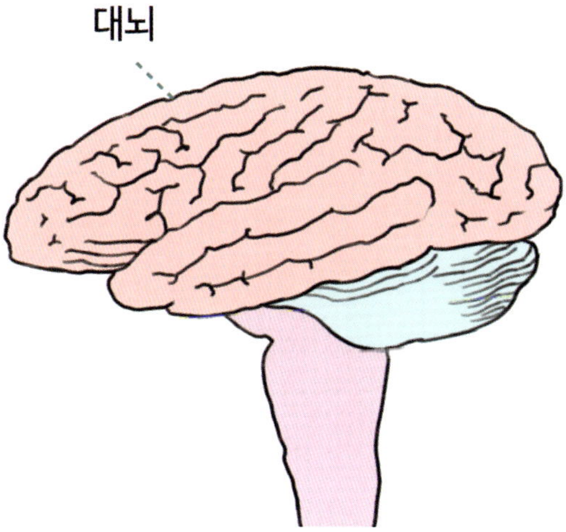

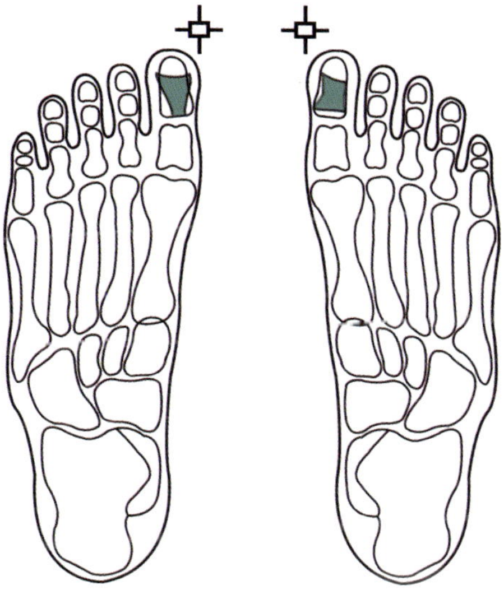

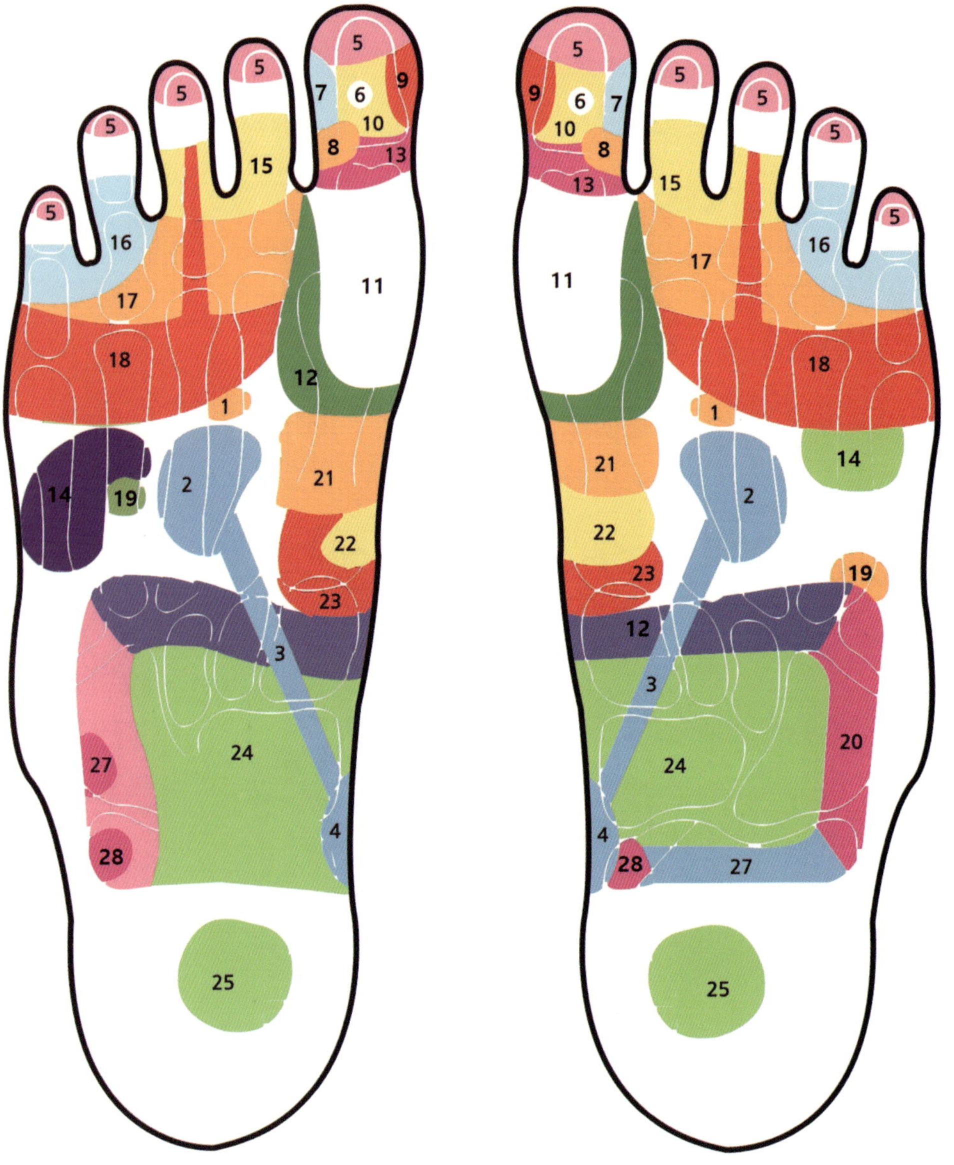

오른발바닥 반사구	왼발바닥 반사구
1 부신, 2 신장, 3 수뇨관, 4 방광, 5 전두동, 6 뇌하수체, 7 소뇌, 8 삼차신경, 9 뇌간, 10 대뇌, 11 갑상선, 12 부갑상선, 13 목, 14 간, 15 눈, 16 귀, 17 승모근, 18 폐/기관지, 19 담낭, 20 상행결장, 21 위장, 22 췌장, 23 십이지장, 24 소장, 25 생식선, 26 횡행결장, 27 횡행관, 28 항문	1 부신, 2 신장, 3 수뇨관, 4 방광, 5 전두동, 6 뇌하수체, 7 소뇌, 8 삼차신경, 9 뇌간, 10 대뇌, 11 갑상선, 12 부갑상선, 13 목, 14 심장, 15 눈, 16 귀, 17 승모근, 18 폐/기관지, 19 비장, 20 하행결장, 21 위장, 22 췌장, 23 십이지장, 24 소장, 25 생식선, 26 횡행결장, 27 직장, 28 항문

6. 무릎관절 지키기

걷기는 심장기능을 도와 몸의 체온 유지와 혈액의 흐름을 원활하게 해주므로 건강유지에서 필요한 운동이다. 특히 신경전달물질인 세로토닌 호르몬의 활성화를 위해 햇빛을 보며 집주변이나 학교 운동장 등을 걷는 것이 바람직하다. 관련 운동으로는 유산소운동, 자전거 타기, 빠른 경보, 산행 등이 있다.

무릎이 아프면 걸을 수 없기 때문에 무릎이 건강해야 한다. 평소 올바른 식생활과 생활습관을 통해 무릎을 관리할 수 있는 방법들을 소개하면 다음과 같다.

1) 무릎에 좋은 식생활 요법

무릎 건강에 좋은 식생활 요법 역시 일반적인 식생활 요법과 크게 다르지 않다. 하루 세끼 균형 잡힌 식사를 하고 몸에 나쁘다고 알려진 것들(특히 과산화된 음식인 튀김, 과자, 햇볕에 오래 노출된 멸치 등), 청량음료와 가공된 음식들, 식품 첨가물들을 피해야 한다. 몸을 혹사하는 음식들, 폭음이나 과식, 맵고 짠 음식들은 건강에도 좋지 않듯이 무릎 건강에도 좋지 않다.

무릎에 좋은 음식을 고르는 방법은 간단하지 않다. 예로 들면, 토마토가 어떤 사람에게는 관절에 좋지 않을 수 있으나 상관없을 수도 있기 때문이다. 오히려 강력한 항산화제로 많이 먹기를 권하는 경우도 있다.

(1) 다이어트

무릎 질환자의 식생활은 식사량을 줄이는 것(다이어트)이다. 체중을 5kg만 줄여도 증상이 50%가 개선된다. 그런데 다이어트의 방법은 많으나 문제는 실천이 쉽지 않다는 것이다. 그래서 우선 식사량부터 줄이고, 특히 식간에 군것질을 하지 않아야 한다. 기름진 음식도 피해야 한다.

(2) 황이 많이 들어 있는 음식

'황(sulfur)'이란 말을 들으면 석유, 공해, 유독가스 같은 부정적인 이미지를 연상하는 사람들이 많다. 하지만 여기서는 그런 것과 상관없이 단백질에 들어 있는 황을 말한다. 황은 뼈나 연골, 인대 등의 구조물을 만드는 데 요긴하게 쓰이고, 산소 유리기를 청소하는 중요한 일도 한다. 아스파라거스나 달걀, 마늘, 양파에 많이 들어 있다. 또한 녹황색 채소나 시지 않은 과일, 정백하지 않은 곡물식품, 오트밀, 현미, 생선, 콩류와 아보카도 등도 식단에 꼭 들어 있어야 한다. 붉은 체리를 매일 20개씩만 먹어도 관절염증과 통증이 줄어든다.

(3) 히스티딘이 많은 음식

단백질을 구성하는 아미노산 일종인 히스티딘은 쌀과 밀, 호밀에 많이 들어 있다. 체내의 중금속을 제거하는 효과도 있는데, 관절염 환자들 대부분은 체내에 구리와 철이 많이 축적되어 있기 때문이다.

(4) 파인애플

신선한 파인애플에는 브로멜라인이 많이 들어 있어 염증을 줄여준다. 특히, 육류 음식을 먹은 후 파인애플을 간식으로 먹는 것이 좋다. 통조림이나 냉동된 파인애플은 브로멜라인이 파괴되어 효과가 없다.

(5) 줄여야 할 음식들

우유나 유제품의 과다섭취는 피해야 한다. 우유의 섭취는 하루에 500ml를 넘지 않아야 하며, 동물성 단백질이나 튀긴 음식도 줄여야 한다. 커피나 신맛 나는 과일, 파프리카도 좋지 않다. 단맛이 강한 음식(설탕)이나 짠 음식(소금)의 섭취량도 줄여야 한다. 흡연은 관절염증과 혈액순환을 악화시키기 때문에 금연해야 한다.

2) 무릎에 좋은 생활습관

(1) 올바른 걸음걸이

걷는 자세가 좋지 않으면 무릎에 무리가 가게 되고 이것이 누적되면 무릎 질환을 야기한다.

① 반듯이 걷기

구부정하게 걸으면 무릎에 무리가 가므로 몸을 반듯이 하고 걸어야 한다. 나이가 들어갈수록 무릎과 엉덩이 관절이 약간 구부러지는 자세가 나타난다. 따라서 스트레칭과 윗몸을 뒤로 젖히는 운동을 자주 해야 한다. 그리고 걸을 때는 무릎을 들썩들썩하는 기분으로, 무릎을 높이 쳐드는 기분으로 걸으면, 무릎의 관절운동이 넓어져 체중분산이 골고루 이루어진다.

② 발뒤꿈치가 먼저 닿기

발뒤꿈치가 먼저 닿은 후 발바닥 옆선이 순차적으로 발뒤꿈치를 디디면서 마지막으로 발바닥 앞부분으로 치고 나가야 체중이 순차적으로 분산된다.

③ 팔자걸음 피하기

팔자걸음은 무릎 외측부 근육이 비정상적으로 강해진 경우를 의미하므로 스트레칭을 해줘야 한다.

(2) 스트레칭

운동 전에 스트레칭(근육이완)을 한다는 것은 이미 상식이다. 그러나 운동을 마치거나 일을 하고 난 후에도 긴장된 근육을 풀어주는 스트레칭이 꼭 필요하다. 스트레칭은 관절의 움직이는 범위를 넓히고 긴장된 근육을 이완시켜 뭉친 근육을 풀어준다. 스트레칭을 할 때 힘을 강하게 주기보다는 지속적으로 20~30초 동안 힘을 줘야 한다. 1시간 동안 걸으면 5분 정도 스트레칭을 하는 것이 바람직하다.

운동을 마치면 무릎 상부의 근육 중 바깥쪽과 직상부 쪽 근육이 안쪽 근육보다 상대적으로 강해지기 때문에 풀어주는 운동을 해야 한다. 이것만으로도 무릎 손상을 상당히 막을 수 있다.

① 슬괵근(허벅지 뒤쪽 근육) 스트레칭

양쪽 발을 교차해 서서 허리를 구부려 지면과 평행하도록 한다. 이 자세에서는 뒷다리가 땅겨온다. 팔은 늘어뜨린 자세에서 다리를 반대쪽으로 교차한다.

② 대퇴사두근(허벅지 앞쪽 근육) 스트레칭

벽을 마주 보고 선 채로 왼손을 벽에 댄다. 오른쪽 발을 뒤로 들어 올려 오른손으로 발목을 잡아 올린다. 발을 뒤로 뺄수록 스트레칭은 더 잘 된다.

(3) 넘어지지 않기

노인의 경우 넘어져서 무릎을 다치는 경우가 많다. 골다공증이 있으면 허리뼈, 팔목, 대퇴골이 골절될 가능성이 높기 때문에 넘어지지 않도록 조심해야 한다. 특히 가정에서는 쉽게 넘어질 수 있기 때문에 평소 미끄러지지 않도록 다음과 같은 사항을 주의해야 한다.

- 밤에 희미한 야간등을 켜놓는다.
- 실내바닥 재료는 미끄럽지 않은 것을 선택한다.
- 거실의 카펫의 가장자리를 고정한다.
- 전기선이 전화선을 정리한다.
- 앉거나 일어날 때 잘 미끄러지는 회전의자는 사용하지 않는다.
- 사다리나 계단을 오르내릴 때는 아수 조심한다.
- 전화벨이 울려도 절대 조급해하지 말고 느긋하게 움직인다.
- 목욕탕 매트도 미끄러지지 않는 것으로 바꾼다.
- 지팡이는 인생의 훈장이니 지팡이 짚는 것을 부끄러워하지 않는다.

제5장

인지 걷기운동

1. 걸음이 건강을 지켜준다

걷기운동으로 다리와 관절을 튼튼하게 함으로써 골다공증을 예방하고 건강을 유지할 수 있다. 하루 30~40분 정도 천천히 걸으면 관절 주위 근력이 강화되며 관절이 안정화되고 충격흡수가 잘되어 퇴행성관절염도 예방할 수 있다. 걷기는 다양한 체력과 능력 수준이나 환경(실내, 실외)에 쉽게 맞출 수 있으며, 특히 세대 간을 비롯해 사회적인 상호작용을 촉진하는 운동이다.

걷기는 다리의 대근육을 사용하고 오랜 시간 동안 유지할 수 있으며, 리듬이 있는 지속적인 활동들을 선택하는 데는 가장 훌륭한 활동이다. 적은 노력에 비해 유산소성과 지구력에 효과를 주며 상체와 하체 모두의 대근육을 운동시킴으로써 치매예방에 효과적이다(장경태 외, 2006). 허약하고 비활동적인 생활을 주로 하는 노인들의 경우는 하루 3~5분씩 3회에서 시작하여 10분씩 3회로 늘려가는 방법이 바람직하다.

1) 걷기

(1) 바르게 걷는 방법

하루 30분 이상 걷는 것이 치매예방에 아주 좋다. 등산도 좋은 운동이지만 낙상 등의 위험이 따를 수 있으니 집과 주변에서 걸으면서 몸을 자주 움직여야 한다. 아래의 그림처럼 걸으면 몸의 다른 부위에 무리를 주지 않으면서, 꾸준히 하면 근력도 키우고 뇌활성화에도 효과적이다.

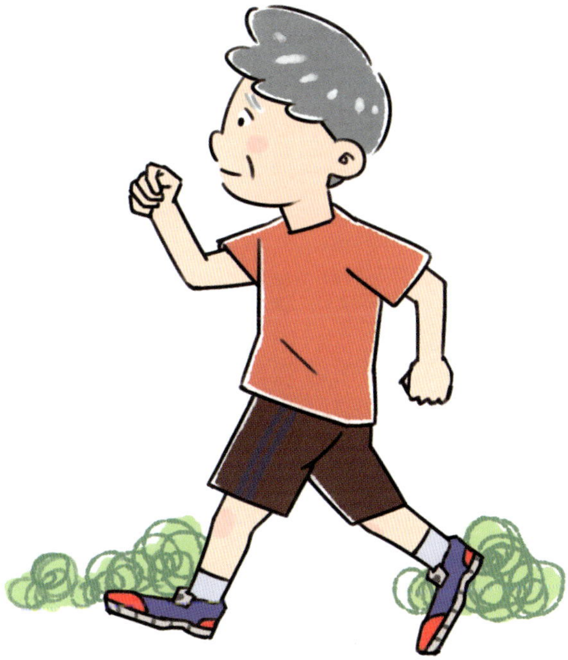

시속 6.4km에서 8km의 속도로 빠르게 걷는데, 오른발 또는 왼발이 앞으로 나가 있는 상태에서는 허리가 틀어지지 않도록 한다. 양팔은 앞뒤로 번갈아 힘차게 흔든다.

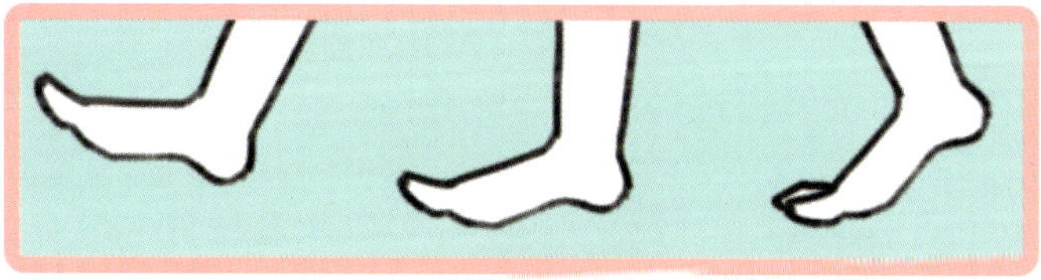

뒤꿈치 → 발바닥 → 발가락

발딛기 순서

출처: 한창환(2011), 걸음이 날 살리다, 고양: 서현사.

(2) 걷기의 효과

걸음을 걸으면 근육이 증가하고 전체 근육의 30%를 차지하는 허벅지 근육을 강화시킨다. 계단을 오를 때 허벅지 근육으로 분산되어 관절염 예방에도 효과가 있다. 또한 심장과 폐 기능을 강화시켜주는 효과도 있다. 사람에 따라 심장이 약한 사람은 너무 무리가 가지 않도록 주의해야 한다.

걷기는 다리 근력을 키울 뿐만 아니라 몸의 균형을 유지시켜준다. 그리고 혈액의 흐름이 원활해지므로 뇌를 활성화시키고 치매를 예방할 수도 있다. 이러한 걷기운동은 지하철 계단을 오르내린다든지 가볍게 산책을 한다든지 일상생활에서 누구나 쉽게 할 수 있는 장점을 가지고 있다.

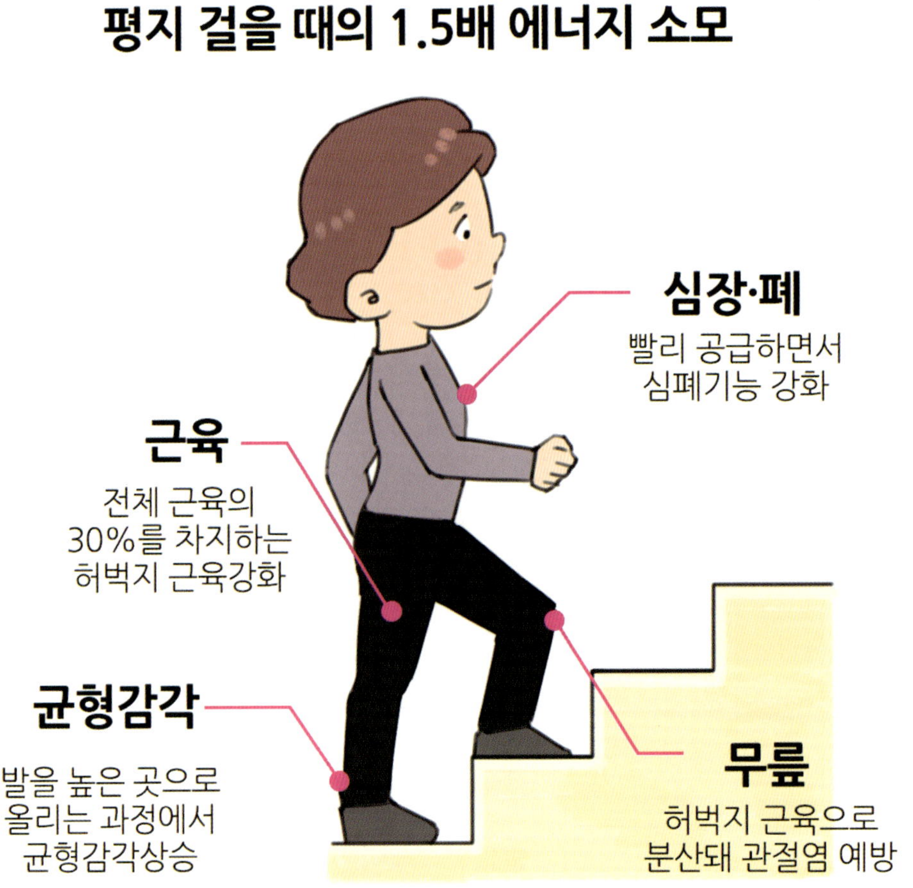

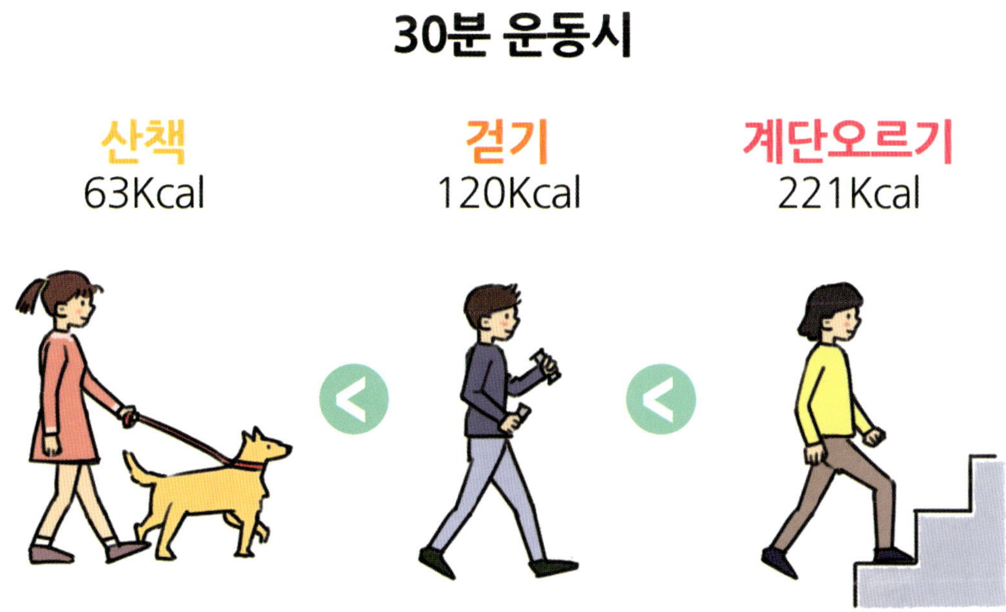

30분 걷기운동을 하면 산책은 63kcal, 평지 걷기는 120kcal, 계단 오르기는 221kcal 정도가 소모된다.

2) 계단 오르내리기

지하철이나 공공시설에는 편리하게도 에스컬레이터가 설치되어 있어 특별히 걸을 일이 없다보니 우리 몸의 근력이 약해지고 있다. 물론 헬스클럽 등에서 체계적인 운동이나 근력운동, 요가 등을 익힐 수도 있지만 일상생활에서 쉽게 할 수 있는 운동 중에 하나가 계단 오르내리기이다. 그런데 계단 오르내리기도 잘못된 자세로 하면 몸에 무리가 간다. 계단을 오를 때 상체는 바로 세우고 발 앞부분만 딛도록 하며 계단을 오르면 엉덩이와 허리 강화에 도움을 준다.

3) 걷기운동 바로 알기

1. 하루 세 번 출근길, 점심시간, 퇴근길을 걷자.

2. 8분 이상 계단을 이용한다.

3. 근력강화, 수명연장, 칼로리 소모 등 몸에 변화가 일어난다.

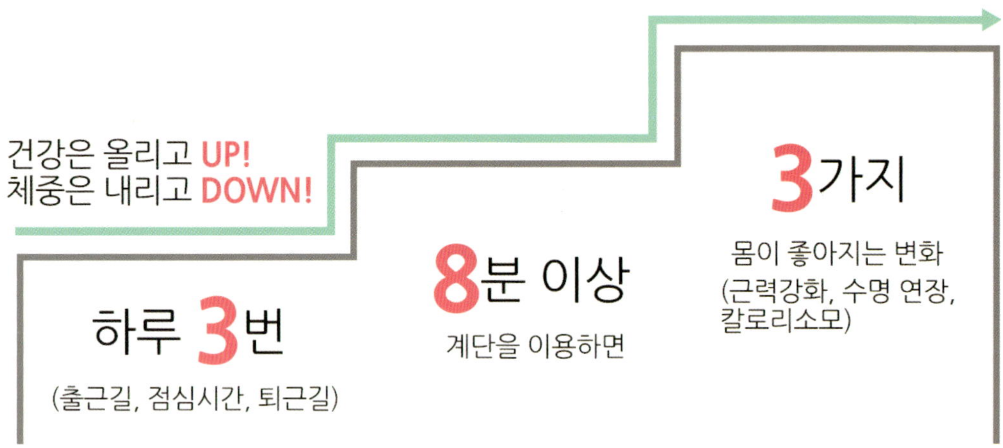

2. 인지 걷기운동법

1) 인지 걷기운동

인지 걷기운동은 음악을 듣는 음악치료와 사고영역을 자극하는 발의 원스텝과 투스텝 등 여러 스텝을 응용하는 운동이다. 팔과 다리를 움직이고 다음 순서를 생각하는 인지기능과 기억력 향상에 도움을 준다. 음악을 들으며 하는 전신을 활용하는 신체활동으로 측두엽 기능 향상과 인지기능 영역의 뇌를 활성화시켜준다.

(1) 인지 걷기운동의 효과

유산소운동으로 근력, 조정력, 협응력, 균형성 등의 신체적 능력을 길러주고 줄을 맞춰서 움직이는 활동은 협동성, 사회성 등을 향상시켜줌으로써 더불어 살아갈 수 있는 건강한 생활태도를 갖게 한다. 신체를 골고루 사용할 수 있는 운동이며 척추를 바로 세워 올바른 자세 유지에 도움을 줄 수 있다. 땀을 흘리므로 땀샘이 고루 열려 몸 안의 독소를 배출해 피부 건강에도 도움이 된다. 그리고 칼로리가 소모되어 다이어트 효과가 있으며 건강한 자신의 모습으로 자아 존중감을 향상시킨다.

(2) 걷기운동지도사 유의사항

걷기운동법을 지도할 때 불편한 대상자가 없는지 주의 깊게 살펴본다.

치매예방에 도움을 주는 걷기운동을 음악과 함께하면 호르몬과 뇌의 활동이 활발해져 치매와 건망증에도 도움을 준다. 걸을 때 팔도 함께 움직여야 효과적이다. 음악은 누구나 알 수 있는 노래를 선곡하고 가능하면 4박자 음악이 좋다. 간단하고 외우기 좋은 동작으로 선택한다.

준비운동과 정리운동은 반드시 한다. 충분한 상체와 하체의 스트레칭을 한 후 시작하고 스트레칭 후 반드시 숨 고르기 스트레칭을 마무리하고 시작한다.

예시) 숨고르기 운동으로 두 팔을 하늘 높이 올렸다 내리기 3번

양팔을 뒤로 갔다 앞쪽으로 모으기 3번

2) 걷기운동 실기지도

(1) 준비운동

1. 앞으로 4번 전진 뒤로 4번 후진
2. 오른발부터 옆으로 4번 걷기/왼쪽도 4번 걷기 2번 반복
3. 오른쪽으로 가서 왼발 옆에 붙이고 왼쪽으로 가서 오른발 옆에 붙이고 2박자씩
4. 제자리 어깨 내리고 가볍게 손을 옆으로 흔든다.

 * 힙에 힘주며 걷기 8박자

(2) 활동 1

1. 찍고 들고 찍고 들고 제자리
2. 옆으로 한 칸 가서 들고 3번 찍고 들기
3. 찍고 들고 찍고 들고 제자리
4. 옆으로 두 칸 가서 들고 셋 넷

(3) 활동 2

1. 앞으로 왼발 오른발 한 발씩 전진하여 온몸으로 트위스트
2. 전진은 사이드로 앞 한 칸, 옆으로 두 칸 다시 반복
3. 갈까 말까 무릎 들고 박수

*오른쪽 방향 옆으로 몸을 움직여 정면을 보며 반복한다.
계속 한 칸씩 옮기며 동서남북 원위치로 돌아온다.

(4) 활동 3

1. 앞으로 걷기(오른발-왼발-오른발), 왼발 옆으로 포인트
   뒤로 걷기(오른발-왼발-오른발), 오른발 옆으로 포인트
2. 오른발 비켜 앞으로 스텝 왼발 오른발 옆에 터치 박수

왼발 뒤로 제자리 스텝 오른발 왼발 옆에 터치 박수

오른발 비켜 뒤로 스텝, 왼발 오른발 옆으로 터치

3. 오른발 왼발 오른발 왼발(오른쪽 왼쪽)

4. 제자리 4박자

*사방 돌기도 할 수 있다.

(5) 활동 4

1. 앞으로 4번 전진, 뒤로 4번 2회 반복

2. K 스텝 1회

3. 다이아몬드 스텝 방향 바꿔

4. 제자리 무릎운동

(6) 활동 5

1. 오른발 왼발 앞에 놓고 왼발 옆 4 스텝 전진

2. 오른발 왼발 앞에 놓고 왼발 옆 4 스텝 후진

3. 다이아몬드 스텝 방향 바꿔

4. 오른발 옆으로 2번 털기 왼발 옆으로 2번 털기

(7) 활동 6

1. 앞으로 전진 4회, 뒤로 4회 2번 반복

2. 옆으로 2번씩 오른발 왼발

3. 옆으로 1번씩 빠르게 2번

4. 방향 바꿔 무릎 스치기

3. 발로 박수치기

진행방법

1. 신발을 벗고 의자에 앉는다.
2. 진행자가 몇 번 박수를 치라고 하고 다 같이 발로 박수를 친다.
3. 박수를 치면서 하나, 둘, 셋, 넷 하고 번호를 붙인다.
4. 말수에 따라 박수를 친다.
   (안녕하세요 – 짝짝짝짝짝, 오늘도 – 짝짝짝, 건강하게 – 짝짝짝짝, 치매예방 – 짝짝짝짝).
5. 발바닥과 발바닥, 발바닥과 반대편 발등, 발바닥과 반대편 무릎 부위 등으로 변화시켜 가면서 진행한다.

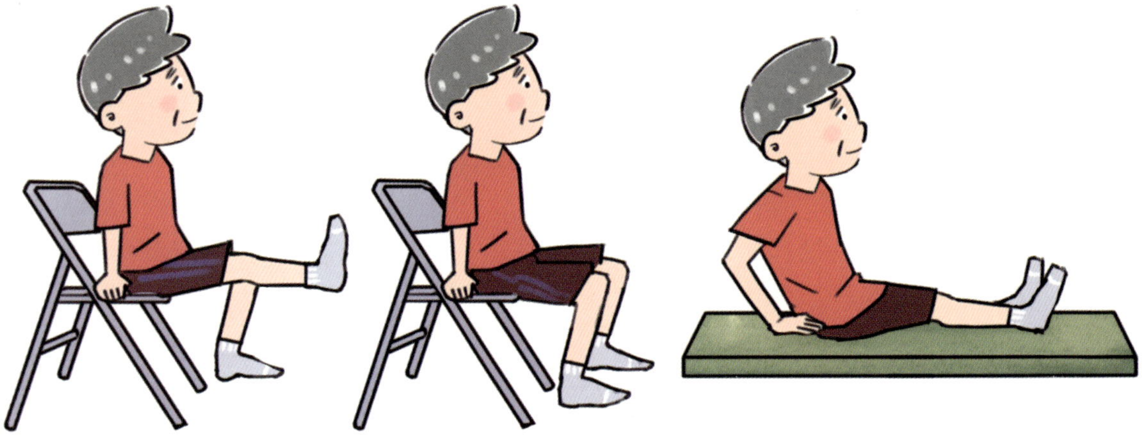

제6장
음악과 노래코칭

1. 음악치료

1) 음악

음악이란 음(音)을 재료로 하여 사람의 생각이나 감정을 표현하는 예술이다. 모든 소리가 음악이라 볼 수 없으며, 듣는 사람에 의해 결정되는데 한 개인의 결정이 아니라 문화를 공유하는 집단에 의해 결정된다. 사람이 살아가는 동안 문화적 환경의 일부이며 한 개인의 감정과 집단의 다양한 감정을 표현할 수 있다.

이렇게 음악은 우리의 희로애락(喜怒哀樂)의 마음을 표현하는 하나의 매체이다. 음악은 즐거움의 원천이며 마음과 마음의 벽을 무너뜨리는 힘을 가지고도 있다. 이는 음악이 인간의 마음과 신체, 정신을 조화롭게 하여 건강하게 하는 데 커다란 역할을 하기 때문이다.

2) 음악치료의 정의

미국 음악치료학회에서는 정신적 · 신체적 건강을 복원하고 유지 및 향상시키기 위한 치료적 목적으로 음악을 사용하는 과정이라고 정의한다. 음악치료는 하나의 정신치료이다. 창조적인 음악활동을 통해 건강한 정신과 풍요로운 삶을 갖도록 하기 때문이다.

음악치료는 정신적 · 인지적 · 사회적 장애를 가진 사람들에게 음악과 음악활동을 통해 발달과 치유를 이끌어낸다. 음악치료 활동에서 노래는 치료 대상자의 정신과 육체에 의식을 불러일으키며, 악기연주는 그에게 시각과 청각 같은 감각적 자극을 제공한다. 그리고 즉흥연주는 치료대상자의 다양한 감정적 표현과 자아의식의 형성을 유도한다(김종환 · 박정미, 음악치료의 이해와 활용).

3) 음악치료의 목적

몸과 마음이 건강하지 않은 대상자를 건강한 삶을 살아갈 수 있게 치유하는 것이 음악치료의 목적이다. 음악의 여러 기능과 특성들을 정신 및 육체의 질병치료와 예방을 위한 매개체 및 도구로서 활용하는 것이다. 대상자에게 다양한 음악과 음악체험을 통해 정신적 문제행동들도 치료한다. 그리고 내면적 문제의 감정 상태에 쉽게 접근해 사회적 변화에 긍정적으로 적응할 수 있도록 사회성을 향상시킨다. 또한 긍정적 사고를 향상시켜 행복한 감정을 이끌어내기도 한다.

4) 음악치료의 효과

소크라테스는 "머리 없는 눈, 신체 없는 머리를 치료할 수 없는 것처럼 정신이 없는 육체는 치료할 수 없다."고 했고, 플라톤은 "음악을 통하여 인간의 정신은 감각의 지배로부터 벗어날 수 있다."고 말했다. 인간의 육체와 정신의 조화와 균형을 이루는 데는 그 무엇보다도 음악이 중요하다는 말이다.

고대 아스클레오피스는 "환자치료에는 말과 대화 그리고 음악이면 된다."라며 음악을 치료 의술의 하나로 사용했다. 그리고 제1, 2차 세계대전 당시 해군 군악대에 근무했던 반 데 왈(Willem Van de Wall)은 정신병원과 교도소 내 음악치료 프로그램을 개발하여 오늘날의 음악치료가 태동하는 데 중요한 역할을 했다. 제2차 세계대전에서 귀향하는 군인의 사기를 증진시키기 위하여 사용되었고, 여가기술, 사회화, 신체적 · 감정적 기능의 재활에도 사용되었다.

우리의 신체활동이 건강에 도움을 주는 것처럼 정신적 건강을 유지하는 데 음악활동 역시 중요하다. 그러므로 음악치료의 치료과정을 통하여 환자 스스로가 질병을 스스로 치유하고 극복할 수 있도록 하는 것이다. 그리고 음악이 가지고 있는 다양한 음악적 표현과 음악적 조화는 놀이를 통해 감정을 발달시킬 수도 있다.

5) 음악의 3요소

음악에서 리듬은 길고 짧은 음과 세고 약한 음의 순차적 결합을 말한다. 리듬과 음높이가 결합되면 멜로디(가락, 선율)가 되고, 음이 동시에 표현되면 하모니(화성)가 된다. 리듬, 멜로디, 하모니를 음악의 3요소라 한다. 그러나 하모니가 없는 음악도 있어서 음악을 이루는 기본요소는 리듬과 멜로디(가락)를 말한다. 리듬과 멜로디를 가지면 음악이 되는 것이다. 음악의 3요소를 다시 정리를 하면 대부분 선율 또는 가락(melody), 화음 또는 화성(harmony), 리듬(rhythm)이라고 할 수 있다.

음악은 무의미한 음의 나열이 아니라 일정한 규칙에 따라서 음을 배열한 것이다. 소리(음)를 통하여 사람의 생각과 느낌을 전달하는 시간적 예술이다.

(1) 리듬

음의 길이와 셈 · 여림을 나타내는 말로서 음과 리듬은 불가분의 관계이다. 음은 음악에도 있지만 대자연 속에도 있다. 자연의 질서 속에서 발생하며 별들의 움직임이나 밤과 낮 등에도 있다. 일정하게 반복되는 박자 위에 길고 짧은 음을 늘어놓은 것이 리듬이다. 리듬은 음의 높고 낮음에 관계없이 음의 길이에 변화를 주어 길이가 다른 각각의 음들을 연속적으로 진행하는 것이다.

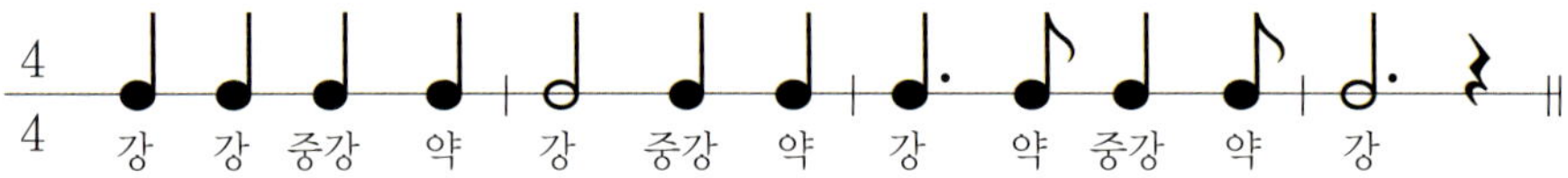

(2) 가락 또는 선율

음의 높이의 변화로 리듬이라는 규칙에 의해 배열된다. 다시 말하면 가락은 높고 낮은 음을 질서 있게 연결한 것이다. 음높이가 올라가면 긴장과 에너지를 경험하게 되고, 내려가면 긴장이 완화된다. 전문용어로는 스케일이라고 한다.

음은 12음이며 이를 활용하여 작곡을 하는 것이 음악이다. 따라서 가락 악기의 연주나 사람이 부르는 노래는 가락이라고 할 수 있다. 그러나 입으로 아무렇게나 내는 소리나 연주하는 악기 소리를 가락이라고 할 수 없다. 음악적인 법칙에 따라 연주되어야 하며 우리의 귀에 기분 좋게 들려오는 '고른 음'이어야 가락이라고 할 수 있다. 악보는 리듬에 음의 높고 낮음을 붙여 가락으로 만들어진 것이다.

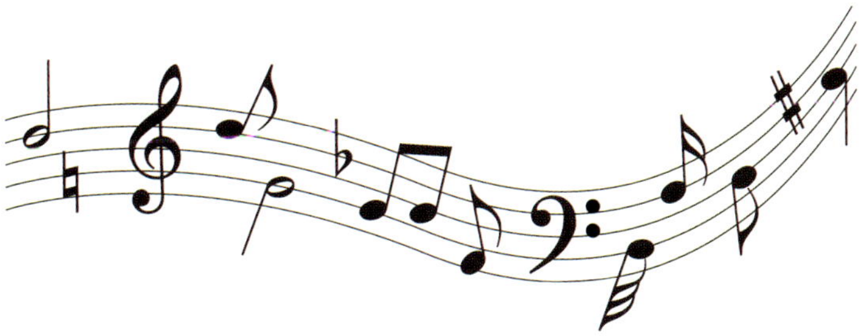

(3) 화성 또는 화음

화음은 두 개 이상의 음이 동시에 울려서 아름다운 소리를 내는 것이다. 음악은 선율과 화성에 따라 편안함과 긴장을 준다. 한 음만으로 이루이진 가락은 너무 단순해 지루하게 느껴질 수 있기 때문에 두 음 이상의 서로 다른 높이의 음을 동시에 울려 깊이 있는 음악을 이루게도 한다.

합창처럼 높은 가락과 낮은 가락이 동시에 어울려 연주되는 화음의 모임을 화성이라고 한다. 곧 화음은 두 음 이상이 동시에 울리는 것이고, 화성은 두 음 이상의 울림이 많이 연결된 것이다. 서양음악은 동양음악에 비하여 화성을 매우 중요하게 여겨 자주 사용한다. 독창할 때 피아노나 관현악 반주를 하면 가락에 잘 어울리는 화성으로 깊이 있고 아름다운 음악을 들을 수 있다.

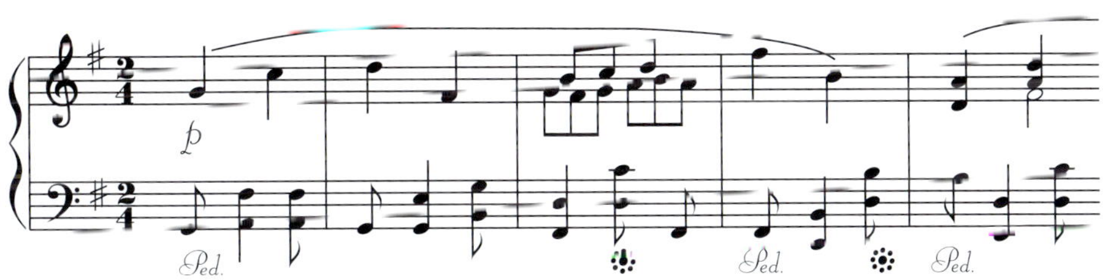

2. 노래치료

1) 노래

노래는 가사에 곡조를 붙여서 목소리로 나타낼 수 있게 만든 음악을 말한다. 다시 말하면 곡조와 말의 소리의 의미를 담고 있다.

노래가 우리의 기쁨과 슬픔을 이야기하며 깊은 내면의 비밀을 드러내 주고, 희망과 좌절, 불안과 승리의 순간들을 표현해준다(Breuscia, 1998). 그래서 노래는 우리의 삶 속에서 다양한 기능을 수행하며 치료적 자원으로의 역할을 가능하게 한다. 그리고 노래는 무의식 중에 흥얼거리는 멜로디가 의식 속에 잠재된 의도들을 표현하고 있다(Freud, 1910).

노래의 본질은 "노래는 인간 존재의 가장 깊은 내면으로부터 나오는 창조물이며 누구에게나 내재되어 있는 것으로 생활을 그대로 반영하는 것"(Robarts, 2003)이다. 이러한 인간의 본질을 반영하는 노래는 어렸을 때부터 우리가 많이 경험하는 것으로 언어와 매우 유사한 특징을 가지고 있다. 부모가 자녀를 달래거나 심리적으로 안정시키기 위해 자장가를 불러주는 것처럼 일상생활에서도 노래를 활용하여 의사소통을 했다. 그러므로 노래는 보이지 않는 감정을 표현하는 언어기능의 역할을 수행했다고 할 수 있다.

2) 노래심리치료

음악심리치료는 다양한 형태의 노래를 치료의 중요한 자원으로 활용하여 대상자의 삶의 질을 향상시킬 수 있도록 도움을 주는 것이다. 대상자가 노래를 통해 자신의 내적 갈등을 자연스럽게 드러내거나 표현하면 그 감정을 파악하여 다스릴 수 있도록 하는 과정 중심의 치료법이다.

다음은 치매예방을 위한 노래 부르기 기법을 정리하였다.

① 노래 부르기는 타인과 만남의 장을 제공하며 복잡한 인지적 과정이 필요 없는 방법 중 하나이다.

② 노래 부르기는 들숨과 날숨을 통하여 리듬감과 함께 호흡법으로 폐 기능을 향상시킬 수 있으며, 노인들에게 알맞은 전래민요와 민속음악, 대중가요는 연상 감정이나 장기기억들이 잘 통합되어 만족감과 자존감을 향상시킬 수 있다.

③ 노래가사를 통해 억압된 이슈들이 긍정적인 대상으로 외현화되기도 하고 내재된 부정적인 대상에 대한 감정을 극복한다. 그러므로 노래와 가사를 통해서 감상자의 부정적 감정을 수용하고 소통할 수 있는 계기를 제공한다고 볼 수 있다. 모든 인간이 무의식에 가지고 있는 욕구들이 노래가 가진 형식과 구성요소들을 통해 의식화되는 과정을 의미한다.

④ Rosebaum(1963)은 갑자기 특정 노래가 떠올려지거나 흥얼거려지는 것은 특별히 저항하던 심리적 이슈와 관련되어 있다고 했다. 또는 내재된 욕구가 음악을 통해 승화하려는 내적 충동이 있는 경우인데, 즉 노래라는 현실적이고 안전한 방법으로 표현이 시도되는 것이다. 어떤 이유도 없이 이전에 알았던 노래나 한번 들었던 노래가사가 떠올려지거나 무의식적으로 흥얼거릴 때는 분명 어떤 심리적인 의미가 내포되어 있는 것이다.

⑤ 노래인지치료는 가사를 중심으로 사고를 전환시켜주고 시각을 긍정적으로 교정해줌으로써 현재의 어려움을 극복하도록 한다. 노래가사는 대상자에게 상황에 대한 해결적 제안, 새로운 시각, 문제 규명의 기회를 준다. 이러한 인지적 접근은 대상자의 내적 갈등, 현실 세계와의 괴리감, 대인관계 문제, 사회적 소속감 같은 다양한 이슈들을 모두 다룰 수 있는 강점을 지닌다.

⑥ 노래는 현실에 대한 불안 또는 변화를 고민하는 대상자에게는 용기와 긍정적인 시각을 제시한다. 또한 그 과정을 수용하고 그 경험을 받아들이면서 긍정적 사고를 할 수 있는 대응적 힘을 길러준다.

3. 노래코칭 지도법

1) 노래 지도 시 곡 선택

우리는 노래를 통해 학습 분위기를 조성하고 긴장을 해소하며 참여의식을 향상시킬 수 있다. 노래를 통해 레크리에이션의 시작과 마무리를 할 수 있다.

① 노래 선곡은 자신이 좋아하는 곡보다는 대상자의 수준과 기호에 맞는 선택을 한다. 아무리 쉬운 곡일지라도 수업 시작 전 지도자가 완전히 숙지해야 한다.

② 노래의 흐름 전반을 통하여 프로그램이 지향하는 어떤 목표나 성과를 기대할 수 있는 쉬운 곡을 선택한다. 노래의 암시적 효과를 생각하여 선택하는네, 밝고 희망적이고, 적극적이며 건전한 노래를 선택한다.

③ 성인과 청소년 등 참가 대상자에 따라 곡을 선택한다.

④ 지도자가 아는 노래를 선곡하는 것도 잊지 말아야 한다.

2) 노래 부르기 수업 진행방법

① 몸에 힘을 빼는 연습을 한다. 몸을 완전하게 릴랙스시켜 노래한다. 특히 어깨와 목에 힘을 빼는 연습을 평소에 꾸준히 한다.

② 노래 부를 때 다음 마디를 미리 머릿속에 생각하여 준비하면 정확한 박자와 음정에 맞춰 노래를 부를 수 있다.

③ 반드시 복식호흡을 한다. 어린아이가 잠을 잘 때처럼 편안한 복식호흡이 되어야 한다. 그러면 음정도 좋아지고 복식호흡을 통해 소리가 불안하지 않고 길게 음을 가져갈 수 있으며, 불안하지 않게 고음을 낼 수도 있다.

④ 갖춘마디로 시작하는 곡이든 못갖춘마디로 시작을 하든 첫 박자 음이 정확하게 들어가야 한다. 그래야 다음 박자가 밀리지 않는다,

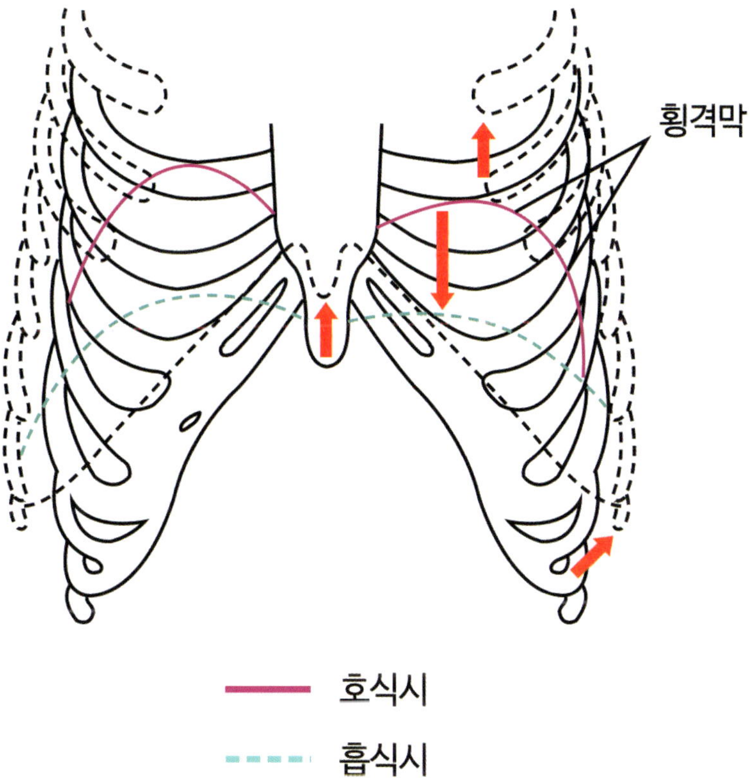

3) 연습방법

(1) 스트레칭

스트레칭은 노래를 시작하기 전에 온몸의 긴장을 풀어 자연스러운 호흡이 이뤄지도록 하는 데 목적이 있으며 연습방법은 다음과 같다.

① 양손을 잡아 깍지를 낀다

② 양 검지를 빼서 붙인다.

③ 양손을 앞으로 쭉 뻗어 하나부터 열까지 센다.

④ 양손을 하늘을 찌르듯이 쭉 뻗어 하나부터 열까지 센다.

⑤ 양손을 쭉 뻗은 상태에서 왼쪽으로 기울여 하나부터 열까지 센다

⑥ 오른쪽으로 기울여 하나부터 열까지 센다.

(2) 호흡방법 1

① 발을 어깨너비만큼 벌리고 왼발을 한 걸음 앞으로 내딛는다.

② 두 손을 양 옆구리에 올려놓는다.

③ 한숨 쉬는 상태를 연상하며 한 번에 입으로 숨을 마신다.

④ 하나부터 넷까지 속으로 세며 숨을 내뱉는다.

⑤ 하나부터 넷까지 속으로 세며 숨을 들이마신다.

⑥ 하나부터 넷까지 속으로 세며 숨을 내뱉는다.

(3) 호흡방법 2

① 한 번에 호흡하고 한 번에 내뱉는다(ffff)

② 한 번에 호흡하고 셋을 세며 내뱉는다(ff)

③ 한 번에 호흡하고 다섯을 세며 내뱉는다(f)

④ 한 번에 호흡하고 일곱을 세며 내뱉는다(mf)

⑤ 한 번에 호흡하고 열을 세며 내뱉는다(pppp)

4. 치매예방과 음악 노래치료

음악 노래치료는 질병의 치료 또는 건강의 유지와 증진이 목적이기 때문에 치매환자에게는 정신적 안정을 줄 수 있다. 따라서 잠재적 효과를 통해 치매환자를 돌볼 수 있는 하나의 효과적인 방법이라고 할 수 있다.

플라톤에 따르면 리듬은 육체가 아니라 마음에서 나온다고 했다. 리듬이란 발을 까닥거리는 동작이나 몸을 움직이는 춤으로 표현되기도 하지만 결국은 두뇌의 작용인 것이다. 사람의 생체리듬을 조절하는 부위도 뇌인 것이다. 그래서 심장병 때문에 맥박이 불규칙해도 노래는 잘 할 수 있으며, 팔다리가 마비되어도 박자는 잘 맞출 수 있다. 이런 이유로 음악과 노래를 활용하여 치매환자가 가지고 있는 여러 가지 내적인 심리적 부분을 해소하여 삶의 질을 향상시켜줄 수 있는 것이다.

5. 음악활용 인지도구 놀이체조

(1) 리본을 이용한 건강체조

① 양손에 리본을 잡고 머리 옆쪽으로 리본 끝을 잡고 크런치를 한다.

② 이때 팔의 힘보다는 복부에 힘으로 운동을 한다.

③ 호흡을 들여 마시고 내쉬면서 반복한다.

(2) 리본을 이용한 사이드 크런치

① 어깨너비 정도로 수건을 잡고 오른쪽 무릎 쪽으로 복부를 올린다.

② 다시 왼쪽 무릎 쪽으로 복부를 올린다.

③ 너무 크게 동작하기보다는 복부의 자극을 느끼면서 동작을 반복한다.

④ 복부 근력운동으로 반복 천천히 진행한다.

(3) 리본을 이용한 앉아서 상체 유연성 운동

① 어깨너비 정도로 수건을 잡는다.

② 앉은 상태에서 상체를 뒤쪽으로 약간 젖힌다.

③ 복근에 힘을 주며 오른쪽으로 왼쪽으로 상체를 좌우로 돌려준다.

(4) 리본을 이용해서 서서 상체 틀기

① 서 있는 상대에서 어깨너비 정도로 수건을 잡는다.

② 복근에 힘을 주고 오른쪽으로 왼쪽으로 상체를 돌린다.

③ 동작을 천천히 반복하며 좌우 옆구리 운동을 반복한다.

(5) 리본을 이용한 상체운동

① 목 뒤에 리본을 두른 상태에서 양손으로 잡는다.

② 좌우 다리 쪽으로 상체를 숙이면서 리본을 당겨준다.

③ 이때 허리는 바르게 앉은 자세에서 당겨준다.

④ 복부에 힘을 주면서 동작을 반복한다.

(6) 리본을 이용한 중심잡기

① 발끝에 리본을 걸친 상태에서 양손으로 잡는다.

② 다리를 약간 구부린 상태에서 버틴다.

③ 손에 힘을 많이 주기보다는 복근의 힘으로 버틸 수 있도록 한다.

④ 다리를 쭉 펴고 할 수 있는 사람은 다리를 쭉 펴고 동작을 하면 더 좋다.

⑤ 균형잡기 동작으로 하체근력도 키우면서 치매예방에도 도움이 된다.

6. 음악과 마라카스 악기를 활용한 융합놀이

준비물: 마라카스 악기(1인 두 개씩)

준비운동

1. 가슴 앞에서 작은 동작 위아래
2. 옆으로 열고 닫고
3. 사이드 위아래
4. 양팔 벌리고 가슴 앞
5. 신체 전체 활용한 운동

동작 1. 노래제목: 홍시

1. 생각이 난다 홍시가 열리면(가슴 앞에서, 작은 동작 위아래)
2. 울 엄마가 생각이 난다(머리 위에서 배아래)
3. 자장가 대신 젖가슴을 내~주던(옆으로 열고 닫고)
4. 울 엄마가 생각이 난다(옆으로 열고 닫고 크게)
5. 눈이~오면 눈 맞을세라(흔들면서 밑으로 내리고 올리고)
6. 비가 오면 비 젖을세라(옆으로 흔들면서 좌우)
7. 험한 세상 넘어질세라(왼쪽 위에서 악기박수 2번씩 치면서 z박수)
8. 사랑 땜에 울먹일세라(오른쪽 아래에서 악기박수 2번씩 치면서 z박수)
9. 그리워진다. 홍시가 열리면(가슴 앞 x하고 볼 옆에서 흔든다. 2번)
10. 울 엄마가 그리워진디(가슴 잎 x하고)
11. 눈에 넣어도 아프지도 않겠다던(왼쪽에서 아래 사선방향 오른쪽 왼쪽)
12. 울 엄마가 그리워진다(가슴 앞 x하고)

7. 음악과 스카프 오감놀이

준비물: 각양각색의 스카프(인원수에 맞게, 한사람에게 1개나 2개)

준비운동

1. 스카프를 색깔별로 나누어준다.
2. 스카프로 오색을 구분한다(빨강, 노랑, 파랑).
3. 스카프를 머리에 두건으로 써본다.
4. 스카프를 양손에 스트레칭도 한다.
5. 빨간색 일어나라, 파란색 일어나라.
6. 오른손으로 잡고 머리 위로 올려서 흔들어본다.
7. 스카프에 목에 리본 만들어본다.
8. 스카프로 주물러서 촉감을 느껴본다.
9. 스카프를 둥글게 만들어 던져본다.

동작 1. 노래제목: 아리랑, 진도아리랑, 아빠의 청춘 등을 활용한다.

1. 아리아리 쓰리쓰리 아라리요(2번 손목 감고 박수 왼쪽, 오른쪽)
2. 아리아리 고개로 넘어간다(박수 2번씩)
3. 정자는 구경자리(옆으로 으쓱으쓱)

8. 공을 이용한 도구체조

준비물: 공(손에 잡힐 만한 공으로 준비하고, 두 사람씩 파트너를 마주 본다)

준비운동

1. 공을 상대방과 주고받기
2. 양손 양쪽 옆쪽으로 열기
3. 양쪽 양어깨 터치
4. 허벅지 터치

동작 1. 노래제목: 작은별 & 아리랑

1. 1박자 오원
2. 2박자 주고받기
3. 3박자 아리랑
4. 4박자 작은별

동작 2.

1. 작은 원 큰 원
2. 위에서 아래로

* 공을 이용한 바른 자세

1. 의자 앉은 자리에서 등에 대고 앉는다.
2. 손끝에서 가슴 손끝 굴리기
3. 허리 한번 감고 가슴에 바닥에 그대로 민다.

9. 접시 이용한 도구체조

준비물: 플라스틱 접시를 양손에 1개씩 준비한다. 색깔별 시트지

준비운동

1. 동그랗게 오려서 접시 중앙에 붙인다.
2. 접시를 들고 반짝반짝 해본다(이때 팔을 높이 들게 유도한다.).
3. 접시 들고 양손 옆으로 접시를 들고 반짝반짝, 나비춤추기
4. 접시 들고 양손을 아래로 반짝반짝
5. 접시 들고 크게 원그리기(좌우), 무한대그리기

동작 1. 노래제목: 아빠의 청춘

1. 왼손 4번, 오른손 4번 흔든다. 양손 박수 8회
2. 접시 박수 2번, 가슴 열기 4번 반복
3. 왼쪽 4번 박수 4번, 오른쪽으로 4번 뿌린다.
4. 가슴에 1번 아래로 1번, 4번
5. 앞으로 나란히 4박자, 오른쪽도 동일
6. 왼손 위로 3번씩 오른쪽 3번 박수 8회
7. 양손 위로 4회, 박수 8번

노인에게 신체적 무리를 주는 동작보다는 가벼운 스트레칭 자세, 자세교정, 근력강화, 심폐기능강화 등의 신체 활동하는 데 소품을 이용해 음악에 맞추어 동작을 구성하면 그 효과를 배가할 수 있다.

10. 고무밴드를 이용한 앉은 체조

고무밴드를 이용한 스트레칭 및 자세교정과 근력운동에 효과가 있다.

준비물: 고무밴드 또는 세라밴드

동작 1. 노래제목: 진도 아리랑

1. 두 손으로 밴드를 잡고 어깨높이로 올린다.
2. 두 손을 앞쪽을 향해 갔다가 다시 가슴 쪽으로 당긴다.
3. 오른쪽으로 갔다 가슴으로 오고
4. 왼쪽으로 나갔다 다시 가슴으로 오고
5. 머리 위로 올리고 아래로 내리고
6. 천천히 2번씩 반복한다(숫자 10까지 세고 다음 동작으로).
7. 위의 동작을 2번 반복한다.
8. 그다음 빠른 박자로 반복한다.

* 주의사항: 고무밴드를 놓치면 다칠 염려가 있다.
어깨를 다칠 수 있으니 강약 조절을 해야 한다.
손에 잘 감아야 된다.

11. 유산소 및 근력운동(물병 이용)

준비물: 500mL 생수병, 대상자에 맞게 물의 양은 조절한다.

준비운동

주먹 쥐고 손목을 돌려준다(약 10번).

손가락 깍지 껴서 앞으로 쭈욱 밀어준다.

팔을 위로 내렸다 하기, 잼잼하기.

동작 1. 노래제목: 보릿고개

1. 양손에 500mL 물병을 손에 쥐고 박수치기, 왼쪽 2번, 오른쪽 2번.
2. 왼쪽 1번 오른쪽 1번씩 2회.
3. 가슴 쪽 앞에서 2회.
4. 어깨 높이로 왼쪽 2번 오른쪽 2번.
5. 만세 하고 2회.
6. 위 동작을 반복하며 4회로 늘린다.

12. 리듬막대를 활용한 악기

준비물: 리듬막대, 양손에 하나씩 준비한다.

준비운동

1. 주먹 쥐고 손목을 돌려준다(약 10번).
2. 손가락 깍지 껴서 앞으로 쭈욱 밀어준다.
3. 팔을 위로 내렸다 하기, 잼잼하기.

동작 1. 노래제목: 너나 나나

1. 막대를 양손에 잡고, Z 박수치기를 오른쪽부터 1번씩 한다(오른쪽, 왼쪽).
2. Z 박수 2회 반복한다.
3. 두 팔을 앞쪽 밖으로 나갔다가 다시 가슴으로 오게 한다(2회 반복).
4. 막대를 노래에 맞추어서 가슴 앞에서 막대를 부딪친다.

동작 2.

* 노래가사에 맞도록 의미부여를 하면서 스토리를 전달하는 동작을 만든다.

1. 막대를 X 모양으로 쳐준다.
   위와 같은 방법으로 X 박수치기를 해도 된다.
2. 상사는 왼쪽부터 하고 학습자는 오른쪽부터 할 수 있게 동작을 구성한다.
   웃음운동과 함께 하하 호호를 넣어서 동작을 한다.

13. 음악과 색을 활용한 융합 활동놀이

준비물: 스카프, 색종이, 다양한 도구

동작 1. 우리 모두 다 같이 색깔놀이 해보자.

1. 빨강, 파랑, 노랑은 어디 있나
2. 주황, 손 들어, 손 내려
3. 보라, 손 들어, 초록 일어나
4. 우리 모두 다 같이 색깔놀이 해보자

동작 2. 통통통 노래에 맞추어

1. 통통통통 4번 털보 영감님
2. 통통통통 4번 코주부 영감님
3. 통통통통 4번 안경 영감님
4. 통통통통 4번 손을 위로 팔랑팔랑
5. 손을 무릎에

동작 3. 통통통 노래에 맞추어 음 익히기

1. 도도도도 무릎
2. 레레레레 배꼽
3. 미미미미 가슴
4. 파파파파 어깨
5. 솔솔솔솔 머리
6. 팔랑팔랑 손을 무릎에

14. 음악과 뇌건강 유지를 위한 지압놀이

준비물: 없음

음악은 대상자가 다 알 수 있는 노래로 선곡한 후 미리 연습을 충분히 숙지하고 수업을 한다.

동작 1. 꽃받침놀이

1. 꽃받침놀이-양손을 턱에 손을 펴서 대고 나 이쁘지
2. 옆 사람을 향하여 '까꿍' 하며 웃는다.
3. 양손을 내 얼굴을 향하여 보면서

   '거울아 거울아 이 세상에서 누가 가장 예쁘니?'

   '바로 나' 엄지 척을 하고 나의 가슴 쪽을 향한다.
4. 3번과 같이

   '거울아 거울아 이 세상에서 누가 가장 예쁘니?'

   '바로 너' 짝꿍을 향해 두 손을 펴면서 한다.

각 부위별 1회에 15초에서 30초 눌러주기 및 두드리기

동작 2. 치매예방 머리 지압하기

1. 전두엽-이마 앞부분: 4회씩 손끝으로 두드린다.
2. 측두엽-머리 옆부분: 4회씩 손끝으로 두드린다.
3. 두정엽-머리 꼭대기: 4회씩 손끝으로 두드린다.
4. 후두엽-머리 뒤쪽 부분: 4회씩 손끝으로 두드린다.

어깨, 배, 무릎, 손뼉 순서대로 4회씩 노래가사에 맞추어 진행한다.

〈고향의 봄〉 노래에 맞춰서 치매예방 머리지압을 한다.

1. 나의 살던 고향은 꽃피는 산골
2. 복숭아꽃 살구꽃 아기진달래
3. 울긋불긋 꽃대궐 차리인 동네
4. 그 속에서 놀던 때가 그립습니다.
5. 꽃동네 새동네 나의 옛고향
6. 파란들 남쪽에서 바람이 불면
7. 냇가에 수양버들 춤추는 동네
8. 그 속에서 놀던 때가 그립습니다.

놀이 반복적 학습효과

1. 손가락을 이용하여 머리부터 시작하여
2. 전두엽, 측두엽, 두정엽, 후두엽
3. 이마, 눈썹, 눈꼬리, 볼, 윗잇몸,
4. 아랫잇몸, 입술 양끝, 양턱, 귀 ,
5. 앞목, 뒷목 부위 순서대로 두드림 마사지를 한다.

제7장

뇌힐링 레크리에이션

1. 테니스 공

주의집중력 향상과 운동능력을 향상시키고, 시공간적 지각 및 구성 능력에 도움을 준다. 그리고 동기부여, 일상생활 동작 훈련, 정서적 순화, 자신감 향상에도 도움을 준다.

준비물: 바구니, 테니스 공, 신문지 공

진행방법

1. 두 팀으로 나눈다.
2. 전방 1m 정도의 거리에 바구니 두 개를 놓는다.
3. 각 팀에서 한 명씩 나와 진행자의 신호와 함께 바구니 속으로 테니스공을 던진다.
4. 가장 많이 넣은 팀이 승리하게 된다.
5. 수행 정도에 따라 점차 7~8m까지 늘일 수 있다.

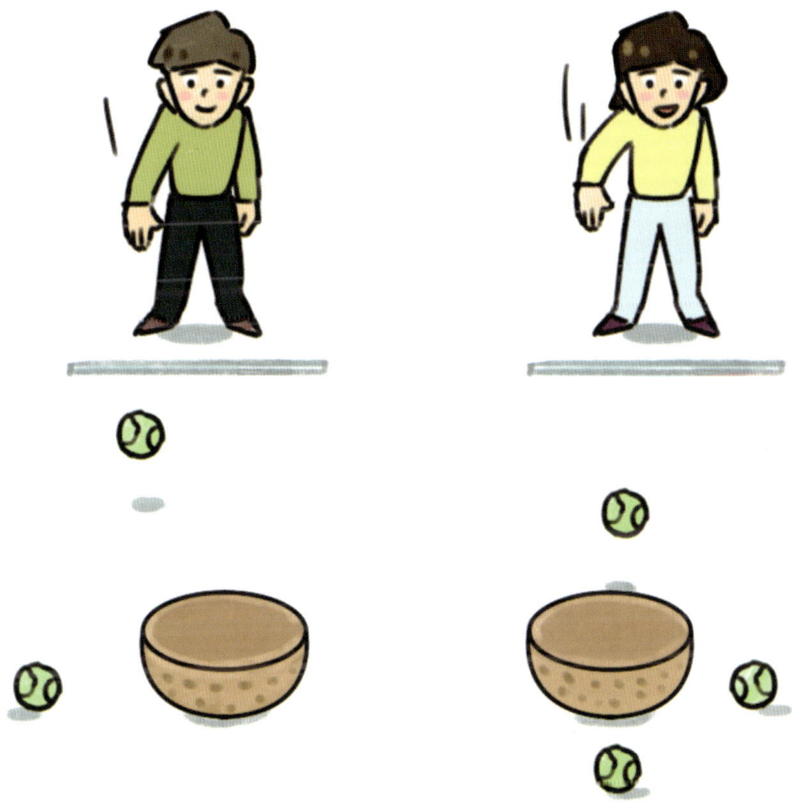

2. 볼링게임

각 팀에서 차례대로 나와 공을 굴리면서 만든 통을 쓰러뜨리는 게임이다.

준비물: 빈 생수병(500mL) 10개, 볼링공

볼링공을 직접 제작하는 방법과 미리 만들어서 가지고 가는 방법도 있다.

예) 500mL 생수병에 콩이나 모래를 담는다든지 약간의 무게를 견딜 수 있으면 된다.

진행방법

1. 두 팀으로 나눈다.
2. 볼링 통을 전방 2m의 거리에 양쪽 10개씩 2곳에 실제 볼링 핀처럼 세워놓는다.
3. 각 팀에서 각각 한 명씩 나와 동시에 볼을 굴리도록 한다.
4. 점수는 볼 1개 쓰러질 때 1점을 주고, 10개를 다 쓰러뜨리면 10점을 준다.

응용방법

예를 들면 생수병에 치매, 고혈압, 당뇨병, 관절염, 흡연, 음주, 뇌졸중, 우울증, 과식, 알츠하이머 등의 글씨를 적어 스티커로 붙이고 세워놓은 다음 공을 던지는 방법도 효과적이다. 참가자가 '치매야 물러가라'라고 외치면서 하면 더 효과적이다.

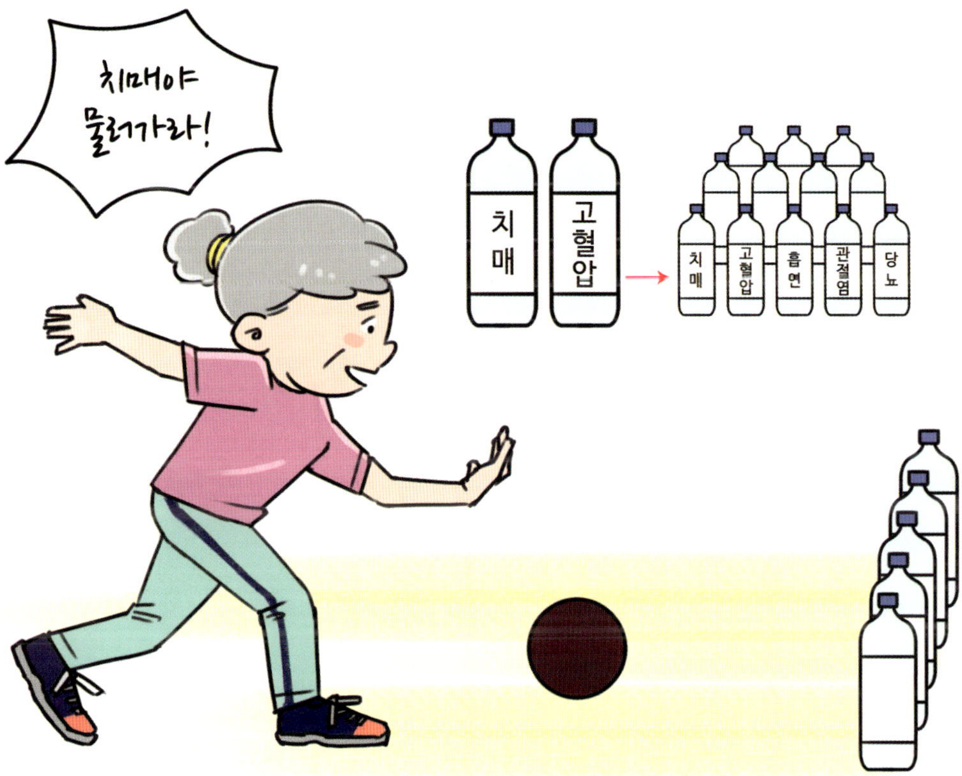
치매야
물러가라!
치매
고혈압
치매
고혈압
흡연
관절염
당뇨

3. 주사위 던지기

인지능력 및 운동능력 향상, 전두엽 관리기능 강화

준비물: 주사위

진행방법

1. 참가자에게 주사위를 보여주며 어떻게 생겼는지 물어보고 주사위의 점을 보여주며 하나, 둘, 셋, 넷, 다섯, 여섯 숫자를 세면서 알려준다.
2. 진행자가 주사위 던지기의 시범을 보여주고 큰 숫자가 이기는 것이라는 규칙을 정한다.
4. 두 팀으로 나눈다.
5. 각 팀에서 한 명씩 나와 주사위를 던진다.
6. 각자 던진 숫자를 크게 말하고 같은 팀끼리의 숫자를 합산한다.
7. 점수가 높은 팀이 이긴다.
8. 개인별 주사위에서 나온 숫자를 합산하여 상과 벌을 주는 것도 좋다.

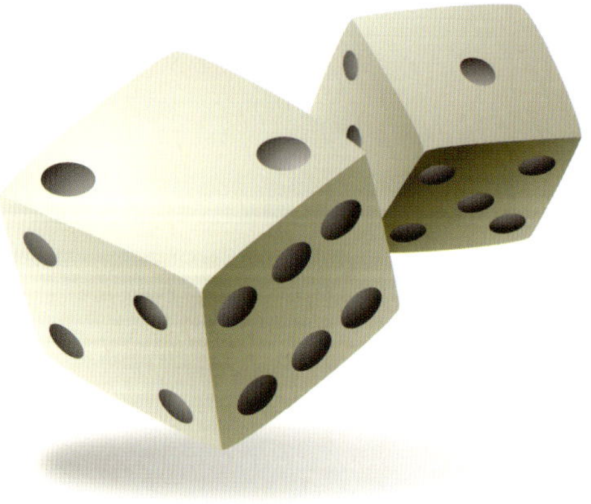

4. 신문지 모자 만들기

학습 및 기억능력 향상, 전두엽 관리기능 강화

준비물: 신문지

진행방법

1. 신문지를 나누어준다.
2. 신문지는 직사각형인데 이 신문지를 정사각형으로 만들어보라고 한다.
3. 정사각형 모양으로 잘라서 반으로 접는다.
4. 뒤집어서 각을 만들어 모자를 완성한다.
5. 완성한 모자를 머리에 써본다.
6. 예쁜 포장지로 이 과정을 다시 한번 해본다.
7. 신문지 글씨 찾기를 먼저 한 후 모자 만들기 게임을 할 수도 있다.

5. 눈 감고 자신의 신체 일부분을 가리키기

준비물: 없음

진행방법

1. 진행자가 이마, 허리, 목 등 지정하는 소리에 따라 자신의 신체를 손으로 가리킨다.
2. 어렵게 하려면 눈을 가리거나 두세 가지 신체 부위를 연속해서 지정한다.
3. 머리부터 발끝까지 하나하나 가리키며 신체활동 놀이를 한다.
   이마–어깨–목–가슴, 허리–목,
   목–어깨, 목–이마, 허리–이마, 허리–목–이마, 이마–허리–목–어깨 등
4. 노래에 맞추어서 하는 방법도 있다.
   "머리 어깨 무릎 팔" 4박자 음으로 되어 있는 유행가를 선택하거나 모두가 알고 있는 동요를 선택해도 된다.

6. 나도 명지휘자

왼손으로 4 박자 지휘한다.

준비물: 지휘봉

진행방법

1. 박자에 맞는 음악을 틀어놓고 오른손으로 3박자 지휘를 한다.
2. 왼손으로 3박자 지휘한다.
3. 양손으로 3박자 지휘한다.
4. 오른손으로 4박자 지휘한다.
5. 양손으로 4 박자 지휘한다.

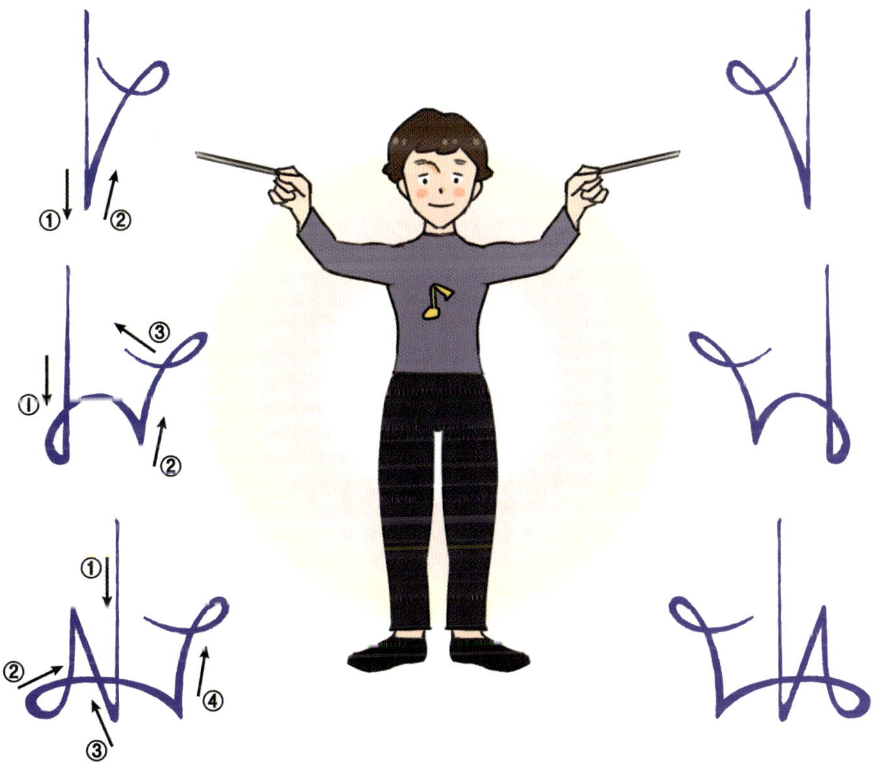

7. 종이로 하는 줄다리기

손가락 근육의 근력 향상으로 일상생활 능력을 향상시킨다.

준비물

신문지, A4 용지

진행방법

1. 신문지에 스트레스 각종 질병 등을 적고 찢으면서 "치매야 사라져라." 하며 스트레스를 푼다. 종이(A4 용지)를 두 팀으로 나누려면 두 개만 준비하거나 아니면 찢어진 신문지가 좀 큰 것을 선택하여 두 명씩 짝을 이뤄도 된다.
2. 두 명씩 나와 손가락 두 개로 종이를 잡아 줄다리기를 한다.
3. 종이를 놓거나 밀리면 진다.
4. 종이의 넓이를 좁게 하면 큰 힘을 주지 않아도 찢어져 무승부가 될 수 있다.

8. 윷놀이

준비물

윷, 윷판, 말

진행방법

1. 프로그램 시작을 알린다.
2. 오늘 날짜를 이야기한다.
3. 설날의 놀이에 대하여 이야기한다.
4. 여러 가지 놀이 중에서 윷놀이를 한다.
5. 윷놀이의 도－돼지, 개－개, 걸－양, 윷－소, 모－말의 유래를 가르쳐준다.
6. 윷놀이의 규칙을 가르쳐준다.
7. 팀을 나눈다.
8. 각 팀의 대표가 가위바위보로 먼저 할 순서를 정한다.
9. 돌아가면서 윷놀이를 한다.
10. 이긴 팀에게 선물을 주고 인사를 한 후 마친다.

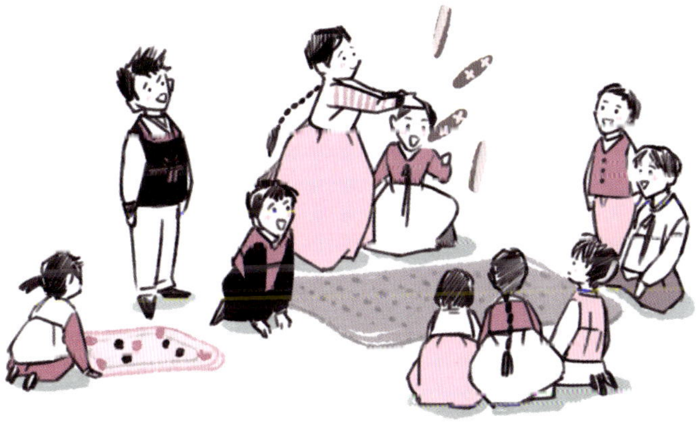

출처: 빈대욱 외(2018), 노인여가지도사, 고양: 서현사.

9. 사탕 던져 받기

넘어지는 사고를 조심한다.

준비물: 주걱, 바구니, 사탕

진행방법

1. 2m 거리에 두 명씩 짝을 지어 선다.
2. 주걱 위에 사탕을 놓고 앞에 있는 사람의 머리에 사탕을 던진다.
3. 사탕을 받아야 하는 사람은 몸을 움직여 모자 또는 바구니로 받는 게임이다.
4. 천천히 던져 올리면 받기가 쉽고 사탕 대신 떡을 사용해도 좋다.

응용방법

1. 사탕을 선택할 때 미리 비닐봉지에 두 개씩 싸서 질병(치매 등)을 적은 후 바구니에 던지는 방법도 있다.
2. 사탕과 바구니 또는 플라스틱 통 등을 준비하여 질병던지기 게임을 한다.

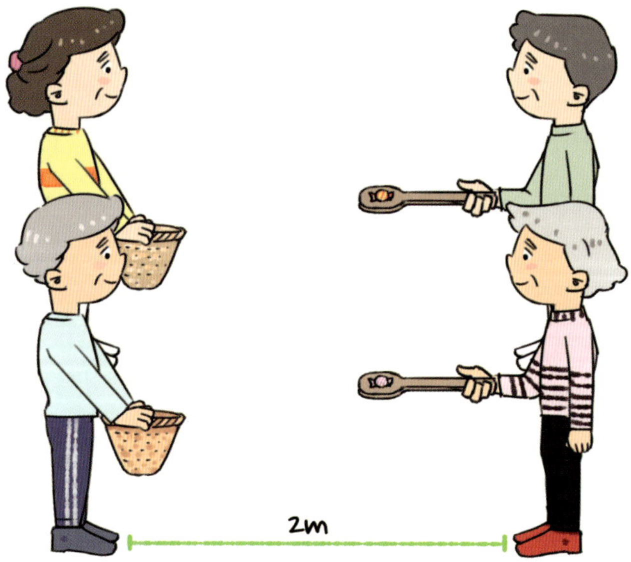

10. 퀴즈 동서남북

진행방법

1. O와 X표를 지면에 그려놓고 가운데에 경계선을 긋는다.
2. 여러 가지 OX 문제를 준비한 후 맞으면 O, 틀리면 X에 이동하게 한다.
3. 이때 틀린 답에 이동한 참여자는 탈락이다.
4. 퀴즈게임을 하면서 탈락자가 많이 생기면 전체 분위기와 상황을 판단하여 이들을 다시 살려주는데, 탈락자들은 진행자의 신호에 따라 "살려주세요." 하고 두 팔을 들고 2번 소리쳐야 한다.
5. 살려주는 일은 3~4회만 하고 최종의 승자를 뽑는다.

퀴즈

- 붕어는 눈을 뜨고 잔다. / 맞다.
- 진달래와 철쭉은 꽃이 먼저 핀다. / 맞다.
- 지렁이는 암수 따로 있다. / 틀리다.
- 청개구리는 배꼽이 있다. / 틀리다.
- 시인 푸시킨은 러시아 사람이다. / 맞다.
- 물에 절대로 들어가지 않는 하마가 있다. / 그렇다(꼬마 하마).
- 올챙이는 봄에 알을 낳는다. / 틀리다.
- 목련은 꽃이 먼저 핀다. / 맞다.
- 꿩과 닭을 함께 키우면 닭이 죽는다. / 틀리다(둘 다 살 수 있다).
- 야구의 1팀의 수는 6명이다. / 틀리다(9명이다).

11. 견우직녀 다리 건너기

신문지 위는 미끄러워 넘어지는 사고를 조심한다. 특히 실내 바닥에서 진행할 때 좀 더 주의를 한다.

진행방법

1. 두 팀으로 나눈다.
2. 출발점과 도착점을 표시한 후 각각의 팀에 신문지 5장씩 나눠준다.
3. 진행자의 "시작" 소리와 함께 출발점에서 신문지를 한 장씩 놓고 그 위를 밟아 도착점까지 먼저 도착하는 팀이 승리하는 게임이다.

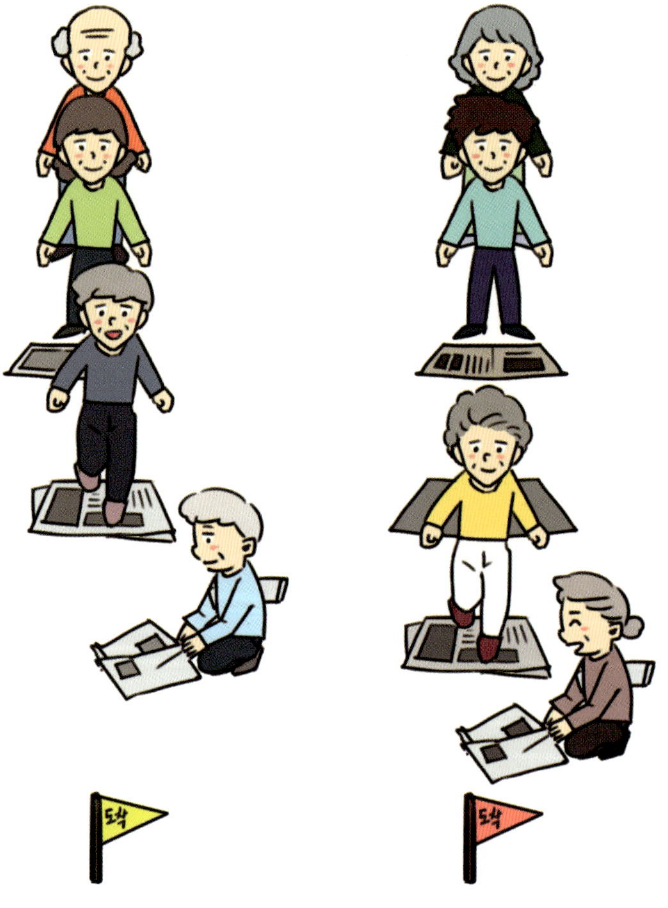

12. 제기차기

발로 제기를 차면서 주의집중력, 운동능력을 키우고 숫자를 세면서 기억력과 계산력도 키운다. 넘어지는 사고를 조심한다.

진행방법

1. 제기를 만들어본 후 게임을 해도 된다.
2. 개인경기 또는 팀별 게임을 진행한다.
3. 동네 어디서든지 쉽게 할 수 있는 활동으로 가장 많이 찬 사람이 이긴다.
4. 여러 방법으로 차는데, 발로 차는 것이 힘들면 손으로 제기를 치는 것도 있다.

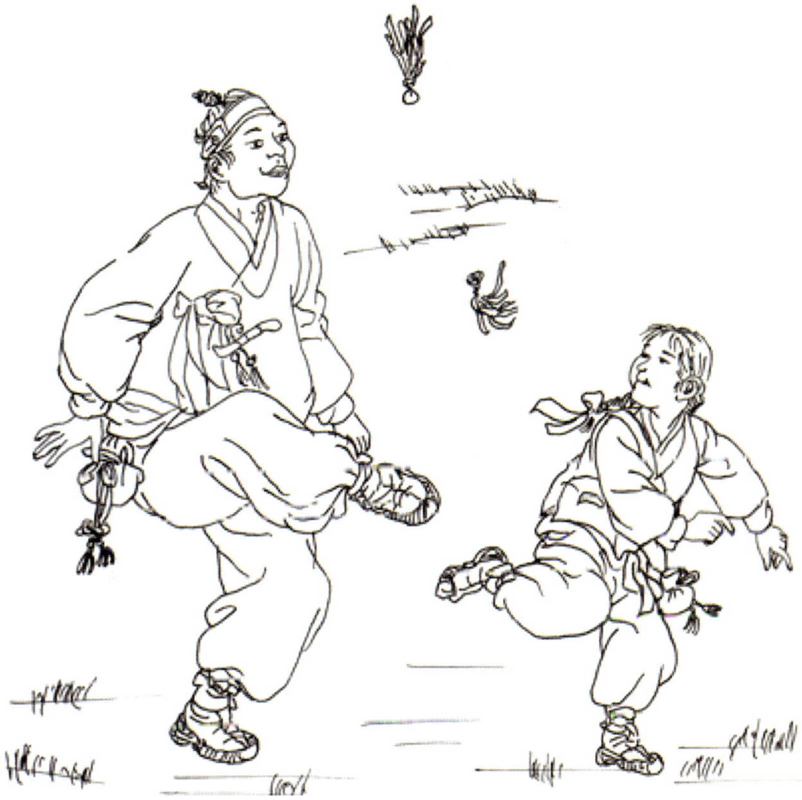

13. 풍선 꼬리 밟기

폐활량과 운동기능, 주의집중력 등에 도움을 준다. 넘어지는 사고를 조심한다.

준비물: 풍선

진행방법

1. 풍선을 불면 폐활량이 증가되어 심폐기능에 도움을 준다. 하지만 대상이 노인이라면 풍선을 불지 못하는 분들도 있다. 이때 진행자가 빠르게 도움을 주어 게임에 참여할 수 있도록 한다.
2. 풍선을 실에 달아 발목에 묶고 서로 터뜨리기를 하는 게임이다.
3. 최종적으로 자기 풍선을 터뜨리지 않고 남는 사람이 승자가 된다. 유연하게 연결하여 진행하면 된다.
4. 장소에 따라 풍선을 앉아 있는 상태에서 뒤로 넘기는 게임을 해도 된다.
5. 서로 풍선 터트리기를 한다.
6. 풍선을 들고 노래에 맞추어서 손체조 또는 양팔운동을 하면서 뇌를 활성화시킬 수 있는 놀이도 좋다.

14. 도리도리, 끄덕끄덕 목운동

진행방법

어떤 질문을 하면 "예" 또는 "아니오"라고 답하는 게임이다.

예시) 1

1. 진행자: "여러분은 돼지하고 친구이지요?"
   참여자: "아니오" 하며 고개를 좌우 옆으로 흔든다.
2. 진행자: "여러분은 치매하고 친구이지요?"
   참여자: "아니오" 하며 고개를 좌우 옆으로 흔든다.
3. 진행자: "여러분은 고혈압하고 친구이지요?"
   참여자: "아니오" 하며 고개를 좌우 옆으로 흔든다.
4. 진행자: "여러분은 당뇨하고 친구이지요?"
   참여자: "아니오" 하며 고개를 좌우 옆으로 흔든다.
5. 진행자: "여러분은 뇌졸중하고 친구이지요?"
   참여자: "아니오" 하며 고개를 좌우 옆으로 흔든다.

예시) 2

1. 진행자: "여러분은 운동하고 친구이지요?"
   참여자: "예" 하며 고개를 아래위로 끄덕인다.
2. 진행자: "여러분은 체조하고 친구이지요?"
   참여자: "예" 하며 고개를 아래위로 끄덕인다.
3. 진행자: "여러분은 음악하고 친구이지요?"
   참여자: "예" 하며 고개를 아래위로 끄덕인다.
4. 진행자: "여러분은 노래하고 친구이지요?"
   참여자: "예" 하며 고개를 아래위로 끄덕인다.
5. 진행자: "여러분은 건강하고 친구이지요?"
   참여자: "예" 하며 고개를 아래위로 끄덕인다.

15. 속담 제스처 릴레이

언어능력, 운동능력, 기억력 등을 향상시킨다.

준비물: 속담카드

진행방법

1. 한 팀씩 앞으로 나오게 하여 종대로 서게 한다.
2. 진행자는 속담카드를 맨 앞에 서 있는 참여자에게만 보여주고 이것을 본 첫 주자는 입으로는 말하지 않고 몸과 표정으로만 제스처를 하여 뒷사람에게 전달한다.
3. 이처럼 계속하여 맨 마지막 사람은 이 제스처가 뜻하는 속담을 진행자와 전체 참가자들에게 큰 소리로 말한다.

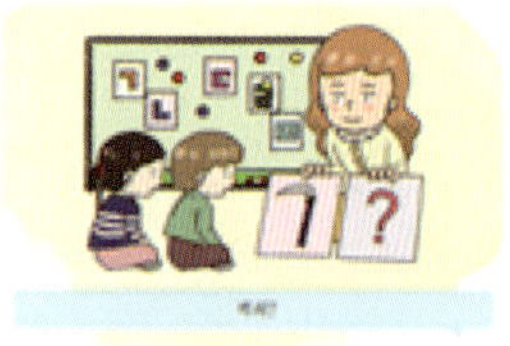	낫 놓고 기역자도 모른다.
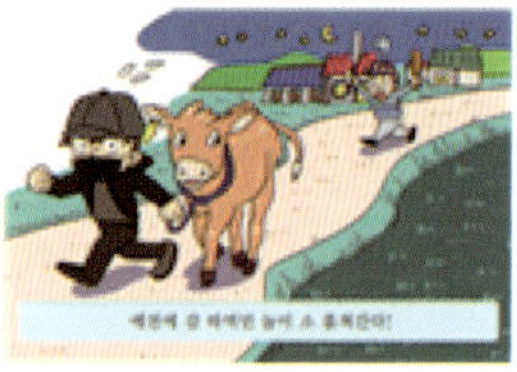	바늘 도둑이 소 도둑 된다.
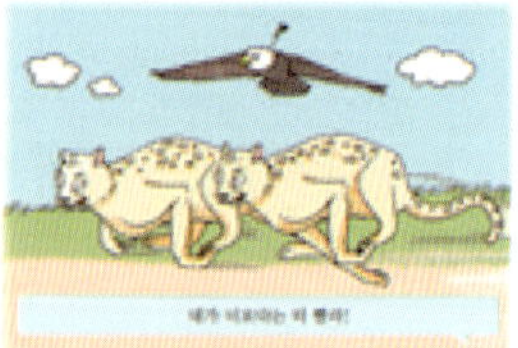	뛰는 놈 위에 나는 놈 있다.
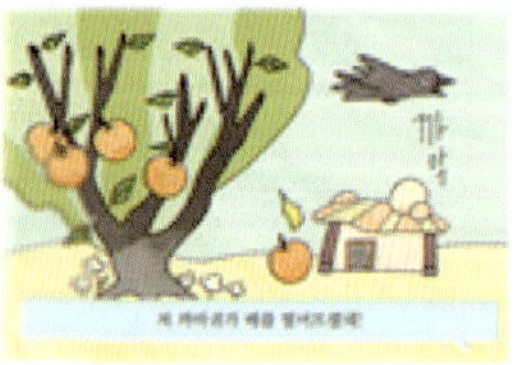	까마귀 날자 배 떨어진다.

출처: 한광일 · 장일상 · 임효림 · 박세인(2019). 속담카드. 고양: 서현사

16. 다함께 메아리

주의집중력, 언어능력, 기억력 등을 향상시킨다.

진행방법

1. 4명을 앞으로 나오게 하여 낱말을 한 자씩 알려주고 진행자의 신호와 함께 한 자씩 큰 소리로 동시에 말하도록 한다.
2. 예를 들어 '남행열차'라고 가정하면 4명이 동시에 "남", "행", "열", "차"라고 외치기 때문에 참가자들은 무슨 소리인지 모른다.
3. 낱말을 맞추는 참가자가 승리하는데 정답을 한 번의 기회로 맞출 수 없으니까 진행자는 여러 번 구령을 해준다.
4. 소리를 외치는 사람이 혀를 굴리면서 짧게 말하면 맞추기가 힘들 것이다.
5. 대상의 수준에 따라 여러 번 기회를 주거나 힌트를 먼저 주고 할 수도 있고, 동시에 이야기하는 사람의 수나 낱말을 쉽게 조정할 수 있다.
6. 노래제목 외에 다른 낱말도 가능하다.

   건강하다, 대한민국, 신혼여행, 행복하다, 감사하다, 우거짓국, 세종대왕, 운동하자, 치매 없다, 과수원길, 곰발바닥, 징검다리 등

17. 텔레파시

언어능력과 학습 및 기억 능력을 향상시키고 전두엽 기능을 활성화시킨다.

준비물: A4 용지, 볼펜

진행방법

1. 팀을 나누어 먼저 팀장을 선출한다.
2. 각 팀원들은 동그랗게 무릎을 맞대고 앉게 한다.
3. 팀장에게 종이와 볼펜을 나누어주고 종이를 8등분하여 접으라고 한다.
4. 팀원들에게 16절지 왼쪽 첫째 칸에 서로 협의하여 생선 이름 3가지를 기록하도록 한다.
5. 둘째 칸에는 산 이름 3가지, 셋째 칸에는 가장 좋아하는 노래 3곡, 넷째 칸에는 우리나라 여자 이름 중 가장 흔한 이름이나 촌스러운 이름 3가지, 가정집에 사는 해충이나 벌레 3종류 등을 기록하도록 한다.

좋아하는 생선 3가지	가보고 싶은 나라 3곳
좋아하는 산 3곳	좋아하는 꽃 3가지
가장 좋아하는 노래 3곡	21세기 최고의 상품 3가지
흔한 여자 이름 3가지	가정집에 사는 해충 3가지

6. 이때 각 팀원들이 주의할 점은 진행자나 다른 팀원들에게 들리지 않도록 떠들지 말고 기록해야 한다.
7. 기록이 다 끝나면 다시 한번 확인하게 한 다음 진행자는 각 팀원들에게 자기 팀이 기록한 24개의 이름을 1분 안에 암기하도록 한다. 암기가 끝났으면 진행자는 각 팀장을 통하여 기록한 용지를 다 회수한다.
8. 진행자가 맘대로 이름 1가지를 부르면 팀원 한사람이 순서대로 대답하며, 이때 자기 팀원들이 기록한 이름과 같을 경우 양팔을 들고 일어서며 최대한 소리를 지르도록 한다. 이때 소리는 "오! 예!"로 한다. 소리를 잘 지르는 팀은 보너스 점수를 주도록 하며, 반대로 소리가 작을 때는 점수를 깎도록 한다.
9. 여러 가지 이름을 사용해서 응용할 수 있다.

18. 범인 찾아 삼만리

주의집중력과 기억력 향상에 좋은 게임이다.

준비물: 없음

진행방법

1. 참가자 전원이 원으로 둥글게 앉는다.
2. 술래 한 사람을 정해 눈을 감게 하거나 실내이면 잠깐 밖에 나가 있으라고 한다.
3. 진행자는 임의의 한 사람을 정하여 어떤 행동을 하라고 한다.
   예를 들어, 머리를 긁적거린다, 왼쪽 다리를 떤다, 박수를 친다, 두 손으로 무릎을 친다 등이다.
4. 위와 같이 머리를 긁적거리면 나머지 참가자들은 그대로 따라 해야 한다.
5. 밖에 있던 술래가 들어오면 그 술래는 현재 똑같은 행동을 하고 있는 모든 참가자 중에 누가 이와 같은 행동을 조종하고 있는지를 찾아내야 하는 게임이다.
6. 이런 행동을 제공하고 있는 사람은 최소한 15초에 1회씩 술래가 눈치채지 못하게 하면서 다른 행동을 해야 되고 나머지 사람들은 바로 그 행동을 따라 해야 한다.
7. 술래는 이러한 행동의 원인자가 누구인지를 찾아내야 하며, 만약 찾아내면 바로 그 사람이 술래가 된다. 3분 안에 못 찾으면 진행자는 한 번씩 돌아가며 누구든지 술래를 시킨다.

제8장

푸드아트 테라피

노년기에 접어들수록 건강 유지를 위해서 운동보다 중요한 것이 음식이다. 몸에 건강한 음식을 본인의 식사량에 20% 정도 줄이는 소식이 필요하다. 미국 텍사스주립대학 노인학과 주임교수였던 유병팔 박사가 과학적으로 입증했다. 쥐를 대상으로 한 실험에서 먹이를 15%, 20%, 40% 줄였더니 먹이를 40%나 줄인 쥐의 수명이 가장 길었다. 이 실험에서 소식이야말로 건강을 증진하고 수명을 연장시키는 것으로 나타났으며, 소식의 양은 보통 식사의 40%를 줄였을 때 가장 효과적이라는 결과가 나왔다. 유병팔 박사 이후에도 건강 유지의 비결을 찾기 위한 많은 연구들이 이루어졌는데, 그 결과는 소식이 단연 으뜸이고 운동과 영양 등의 순으로 나타났다.

출처: 김진목(2016), 약이 필요없다, 고양: 서현사.

1. 지중해 식단

'지중해식 식사'는 건강을 유지하고 장수할 수 있는 식사법으로 알려져 있다. '지중해식'은 1959년 앤슬 키(Ancel Key)의 《잘 먹고 잘 사는 법과 지중해식 라이프 스타일 How to Eat Well and Stay Well, and the Mediterranean Way》에서 유래되었다. 앤슬 키는 식이요법, 물질대사, 건강 사이의 상관관계에 대한 연구로 '미스터 콜레스테롤(Mr. Cholesterol)'이라는 명성을 얻은 생리학자이다. 이 책에서는 온화한 기후에서 자라는 식재료와 올리브 오일을 충분히 섭취하는 것을 비중 있게 다루고 있다.

우리나라 전통적인 식사처럼 지중해식 식사는 그리스 크레타 섬 주민들의 시골식 식사법이다. 주로 채소와 과일 위주의 식사이며 요구르트, 생선 등의 동물성 식품을 약간 보충한다. 올리브 오일이 지방 섭취의 중심이며, 고기와 치즈 등은 양념 정도로만 사용된다. 올리브 오일을 듬뿍 곁들인 샐러드와 파스타를 즐겨 먹고 항상 과일로 식사를 끝내며 포도주 한두 잔을 식사와 함께 즐긴다. 현재의 지중해에서는 고기, 소스와 설탕이 주재료가 되고 있어 전통적인 식사와는 다르다.

지중해식 식단의 특징을 정리하면 다음과 같다.

1. 식단의 많은 부분은 식물성이어야 한다. 과일, 야채, 곡물(일반적으로 밥이나 파스타), 콩, 씨 종류 등으로 대부분의 식품은 날것이나 양념을 해서 섭취한다.
2. 다른 기름이나 지방 대신에 올리브 오일로 대체한다. 올리브 오일로 요리하면 건강뿐 아니라 미각적인 측면에서도 요리의 품격과 맛을 더 풍부하게 살려준다. 칼로리 섭취에서 지방에 의한 칼로리는 30%를 넘지 말아야 하고, 포화지방산에 의한 섭취는 8%를 넘지 말아야 한다.
3. 한 끼 식단에서 생선의 섭취량을 높이는 것이 바람직하며, 닭고기나 달걀 섭취량은 중간 또는 그 이하 정도로 한다.
4. 육류는 한 달에 몇 회 정도로만 제한한다. 와인을 마시는 것은 선택이지만, 만약 마신

다면 반드시 식사와 함께한다. 최대 2잔 정도가 좋다.

5. 전형적인 지중해산 재료를 이용한다. 케이퍼, 올리브, 신선한 허브 종류, 강판에 간 레몬, 오렌지 한 조각 등 신선한 식품을 이용한 양념이 소금을 넣는 것보다 건강에 좋을 뿐만 아니라 맛도 더 좋게 한다.
6. 여러 사람과 같이 식사한다. 지중해지방 사람들은 인생의 낙을 식사시간에서 찾을 만큼 식사시간이 갖는 의미가 각별하다. 가족이나 친구와 함께 보내는 최고의 시간을 의미한다. 식사시간은 여유롭게, 가족이나 친지와 함께, 즐거운 분위기에서 하는 것이 가장 바람직한 식사법이라고 생각한다.

〈지중해 식단〉 프랑스 국립건강의학연구소의 자료

불포화지방을 충분히 섭취하고 포화지방 섭취량이 적게 먹는다.

올리브, 카놀라오일, 생선, 씨앗, 너트류 등

레드와인 하루 2~3잔, 우유와 낙농 제품 소량 섭취

콩과 과일, 채소 섭취, 현미처럼 가공되지 않은 전곡

전식으로 검정 올리브 대여섯 개

본식은 스파게티, 치즈 · 너트 · 브로콜리가 든 신선한 샐러드

버터를 바르지 않은 두 조각의 빵과 와인

후식은 오렌지주스와 꿀로 향을 낸 딸기 한 컵 정도(총 열량이 1100㎉)

총열량 중 지방의 비율이 29%, 72%가 불포화지방이다.

올리브 오일의 특징

산화 방지 역할을 하는 비타민 E와 폴리페놀을 다량 함유

엑스트라 버진 올리브 오일을 사용할 경우 세포의 산화 방지와 유해 콜레스테롤 감량 '자유기(free radical)'라고 불리는 유해한 물질로부터 신체를 보호해주는 역할, 풍부한 비타민 E 성분은 혈액 순환강화와 혈전과 피로 성분이 쌓이지 않도록 조절, 호르몬 분비를 정상화시켜주며 근육을 강화해 노화를 방지하고 혈액의 응고를 막아준다.

우리 몸에 유익한 고밀도 콜레스테롤을 높여 저질 콜레스테롤이 혈관에 눌어붙는 것을 방지, 혈액의 점도는 낮춰주어 혈액 순환에 도움이 된다.

어떤 음식이든 지나친 섭취는 좋을 것이 없다. 장수식품이라는 올리브 오일도 과하게 섭취하는 것보다는 우리 몸에 필요한 만큼 섭취하는 것이 비결이다. 세계적인 장수촌 사람들의 건강 비결은 음식 그 자체뿐만 아니라 깨끗한 환경과 건강한 생활습관, 적당한 노동에서 비롯되었다는 것을 잊지 말아야 한다.

노화를 억제하는 지중해 식단

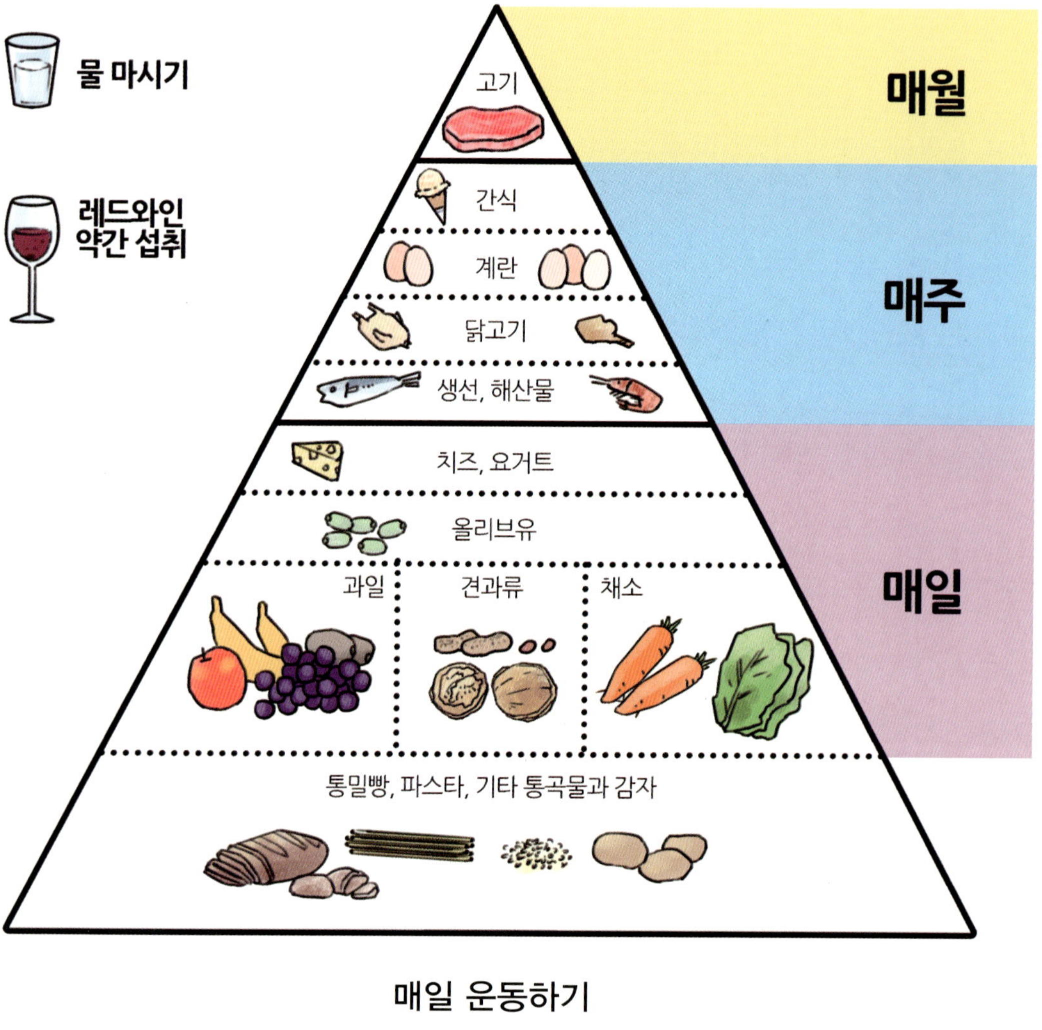

2. 유부초밥 만들기

동기부여, 손의 감각을 기르고 성취감, 정서적 순화, 자신감 향상에 효과가 있다.

준비물: 유부초밥 피, 양념된 밥, 일회용장갑, 접시

진행 방법

1. 오늘의 주제가 '유부초밥 만들기'라고 설명한다.
2. 손가락 손유희: 엄지가 검지와 마주치며 '안녕 오늘은 내가 소풍가는 날이야!'
   예시) 자기 이름을 부르며 '영희야 나 철순데 오늘은 내 생일이야!'
3. 엄지와 중지에게 '사랑해!' '고마워!' '당신을 만나 정말 행복했어!'
   예시) '오늘 내 생일인데 날짜는 2019년 1월 3일이야!'라고 이야기한다.
   '그래서 오늘은 유뷰초밥을 만들어서 축하파티를 하려고 해!'
4. 초밥 만드는 순서를 다시 한번 천천히 설명한다.
5. 준비한 양념한 밥과 유부, 일회용 장갑 등을 인원수에 맞게 나눈다.
6. 양념한 밥을 손으로 동그랗게 한다.
7. 유부 속에 동그랗게 만든 밥을 넣는다.
8. 유부초밥을 만들어 접시에 예쁘게 담는다.
   예시) 하트모양 그려보기
9. 자신이 만든 초밥을 먹어 보고 다른 사람들과 서로 나누어 먹어본다.

3. 샌드위치 만들기

칼과 접시를 사용하므로 사고가 발생하지 않게 조심하며 진행한다.

준비물: 식빵, 포도잼, 버터, 칼, 접시

진행방법

1. 네모에 대한 이야기와 네모 모양을 한 것은 주변에 어떤 것들이 있을까?
   예시) 텔레비전, 책상, 냉장고, 세탁기 등
2. 준비해간 재료를 보여주며 이름 맞추기를 한다.
3. 오늘 주제 '샌드위치 만들기'를 설명한다.
4. 각 재료를 나누어준다.
5. 식빵의 한쪽에는 포도잼을 바르고 다른 쪽의 식빵에는 버터를 바른다.
6. 두 빵 사이에 준비된 재료를 넣고 합친다.
6. 완성한 것을 4조각으로 자른다.
7. 자신이 만든 샌드위치를 먹어보고, 만든 샌드위치를 서로 나누어 먹어본다.

4. 김밥 만들기

준비물: 김, 밥, 김발, 도마, 양념 재료, 칼 접시

진행방법

1. 김밥을 만들어본 경험과 어떤 때 김밥을 먹는지 등에 관해 이야기한다.
2. 김밥에는 어떤 재료가 필요한지 이야기를 나눈다.
3. 준비한 재료에 대하여 이야기한다.
4. 준비해온 재료의 이름을 맞춘다.
5. 일회용 도마를 깔고 김발을 나누어준다.
6. 모든 재료는 테이블의 중앙에 둔다.
7. 각자 김 위에 밥을 골고루 편다.
8. 밥 위에 넣는 재료는 몇 가지인지 말해본다.
9. 재료를 5가지만 넣는다면 어떤 것을 넣을 건지 이야기해본다.
10. 김 위에 밥을 평평하게 편 후 재료를 얹은 후 김을 돌려 만다.
11. 도마와 칼을 나누어주고 김밥을 적당한 크기로 자른다.

    (칼을 사용하면 위험하기 때문에 진행자가 직접 김밥을 썰어주는 방법을 권한다.)

5. 즐거운 여름철 팥빙수 만들기

준비물: 빙수기, 얼음. 팥, 연유, 젤리, 떡, 초콜릿시럽, 딸기시럽, 우유, 칼, 접시

진행방법

1. 팥빙수는 어느 계절에 먹는지 이야기한다. 여름철 가장 더운 날은 언제인지 이야기해 본다.
   예시) 초복, 중복, 말복에 먹는 음식은 대체로 무엇인지 이야기한다.
2. 팥빙수 재료를 돌아가면서 말해본다.
3. 준비해온 팥빙수 재료를 보여주고 이름을 맞추어본다.
4. 팥빙수 기계로 얼음을 갈아서 각자의 그릇에 나누어준다.
5. 그릇의 얼음 위에 각자 준비한 재료(팥, 젤리, 떡, 초콜릿시럽, 딸기시럽, 우유)를 얹는다.
6. 완성된 팥빙수를 맛있게 먹는다.

6. 과일 샐러드 만들기

칼과 접시를 사용하므로 사고가 발생하지 않게 조심하며 진행한다.

준비물: 음악을 틀 수 있는 장비, 과일. 칼, 접시

진행방법

1. 시작음악(전래동요)을 틀어놓은 상태에서 참가자들을 모은다.
2. 각자 자기가 좋아하는 과일 소개를 한다.
3. 과일 샐러드에 들어가는 재료를 이야기한다.
4. 준비해온 재료의 이름 맞추기를 한다.
5. 도마와 칼을 나누어주고 분담을 해 과일을 깎고 자르도록 한다.
6. 다 자른 과일들을 마요네즈와 플레인 요구르트를 섞어서 버무린 다음 작은 접시에 나누어준다.
7. 다 함께 맛있게 먹는다.

7. 수박화채 만들기

학습 및 기억능력, 전두엽 관리 기능, 정서기능에 좋다. 칼과 접시를 사용하므로 사고가 발생하지 않게 조심하며 진행한다.

준비물: 수박, 과일, 밀키스, 화채그릇, 숟가락, 도마, 칼, 접시

진행 방법

1. 인사를 한다.
2. 오늘의 날짜를 물어본다.
3. 각각의 재료에 과일의 이름을 물어본다.
4. 테이블의 중앙에 모든 재료를 둔다.
5. 도마와 칼을 나누어준다(상황에 따라 진행자가 미리 준비하여 가는 것도 좋다.).
6. 각자 분담하여(참가자들의 기능을 고려하여 나누어준다.) 과일을 여러 모양으로 썬다. 수박은 숟가락으로 동그랗게 판다.
7. 각각의 재료가 섞일 때마다 다시 한번 이름을 가르쳐준다.
8. 각종 과일을 섞은 후 밀키스를 붓는다.
9. 수박화채가 완성되면 함께 나누어 먹는다.

8. 요리 박수와 과일 박수놀이

언어 및 언어 관련 능력, 운동 능력, 집중력 강화

준비물: 없음

진행방법

1. 진행자가 앞에서 “지글지글 짝짝 보글보글 짝짝 지글 짝 보글 짝 지글보글 짝짝”을 하며 제스처를 보여준다.
2. “지글” 할 때는 위로 손등이 보이게 주먹을 쥐고 “보글” 할 때는 아래로 손등이 보이게 주먹을 쥔다.
3. 익숙해지면 속도를 빨리 해도 재미있다.
4. 수박 박수는 손을 둥그렇게 그리면서 박수치기
5. 참외 박수는 양손을 둥글게 모으고 박수치기
6. 포도 박수는 손가락만 부딪치며 박수치기
7. 사과 박수는 주먹 쥐고 박수치기
8. 복숭아 박수는 좌우로 양손을 겹치고 주먹 모양처럼 만들어 박수치기

9. 국수를 이용한 마음읽기

준비물: 국수 또는 스파게티, 머메이드지, 과자(죠리퐁, 왕꿈틀이, 미쯔 등)

진행방법

오늘의 주제를 정한다.

예) 도형 만들기(세모, 네모), 내 가족, 보고 싶은 사람, 행복했던 순간의 나의 모습, 하고 싶은 것 등

1. 각자 머메이드지를 나누어준다.
2. 숫자세기: 국수를 몇 개인지 숫자를 세어본다.
3. 재료는 테이블 중앙에 두어도 좋고 개인별로 조금씩 나누어주어도 된다.
4. 머메이드지에 스파게티를 잘게 잘라서 사용하거나 과자를 이용하여 주제에 맞는 그림을 그리듯 표현한다.

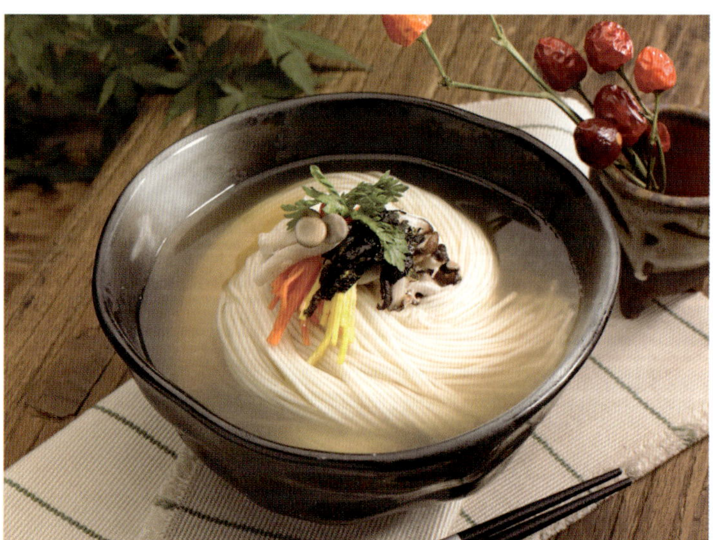

10. 맛있는 떡 맞추기

떡에 대한 이야기 스토리를 만들어보고 수업을 한다. 가래떡, 쑥떡, 콩떡, 팥떡 등 다양한 떡의 사계절 절기에 대한 이야기도 풀어본다.

준비물: A4 용지, 펜

진행방법

1. 각자 A4 용지를 나누어준다.
2. 빈칸에 종류별로 적어본다.
3. 양 팀으로 나누고 많이 적은 팀이 이기는 게임이다.
4. 자음으로 시작하는 떡의 종류를 적어본다.

ㄱ 가래떡	ㄴ	ㄷ	ㄹ
ㅁ	ㅂ	ㅅ	ㅇ
ㅈ	ㅊ	ㅋ	ㅌ
ㅍ	ㅎ		

떡 종류 예시

ㄱ: 가래떡, 감자떡, 꿀떡, 고구마떡, 골미떡, 고치떡, 구름떡, 경단, 기장떡

ㄴ: 녹두떡, 느티떡

ㄷ: 달떡, 단호박떡, 떡케이크

ㅁ: 무지개떡, 모시송편, 메밀총떡, 망개떡, 모듬백이

ㅂ: 바람떡, 백설기, 보리떡

ㅅ: 시루떡, 술떡, 송편, 쑥떡, 쑥버무리, 수수떡, 수리취떡

ㅇ: 오메기떡, 인절미, 약식, 오쟁이떡, 옥수수떡, 오그랑떡

ㅈ: 절편, 주걱떡, 조랭이떡, 조침떡

ㅊ: 치즈떡, 찹쌀떡

ㅋ: 콩떡

ㅍ: 팥떡

ㅎ: 호박떡, 화전

11. 도토리 숫자 놀이

도토리로 무슨 요리를 하는지, 도토리에 담긴 추억이나 가족의 즐거운 밥상머리 기억 등의 이야기를 들어보는 것도 좋다.

준비물: 도토리, 콩, 쟁반이나 둥근접시, 나무젓가락

진행방법

1. 두 팀으로 나누어도 되고 혼자서도 할 수 있다
2. 시간을 정하되 1분이나 2분 안에 상황에 따라 정한다.
3. 접시에 담기는 숫자를 세서 각자 담는다.
4. 서로 팀을 나누어서 콩이나 도토리를 옮긴다.
5. 도토리 쌓는다(500mL 생수병을 잘라서 사용해도 된다).
6. 좁은 곳에 쌓기가 처음에는 잘 되거나 잘 되지 않아 웃음꽃이 핀다.
7. 마친 후 모두 몇 개인지 숫자놀이를 병행한다.
8. 짝꿍의 숫자와 합친 수는 몇 개인지 등 여러 가지로 응용한다.

제3부
인지훈련편

제9장

뇌인지 미술치료

1. 자율신경과 치매예방

자율신경은 대뇌의 직접적인 영향을 받지 않아 자신의 의지와 상관없이 스스로 조절되는 신경계이지만, 때로는 대뇌와 연결되어 있는 간뇌를 통해 영향을 받기도 한다. 색을 선택하고 손을 사용하여 '색칠한다'는 행동에서 치매를 예방하는 효과도 기대할 수 있다. 나이가 들면 뇌세포의 숫자는 점점 감소하지만, 전신의 부위 중에서도 가장 복잡한 기능을 하는 손가락을 쓴다는 것은 뇌의 넓은 영역을 자극해서 뇌 전체를 활성화시킬 수 있다는 것이다. '다음은 무슨 색으로 색을 칠할까?' 생각하면서 뇌 기능을 향상시킨다. 경증 치매 어르신들도 스스로 색을 선정하고 색칠하는 행위에 적극적이고 즐거워한다.

1) 자율신경의 효과를 높이는 색칠방법

색칠을 하는 방법에는 정해진 규칙은 없지만 더 쾌적하게 자율신경의 기능을 높이고 치매예방을 위해서는 다음의 방법을 활용하면 좋다.

(1) 정성스럽게 천천히

색칠하기는 천천히 정성스럽게 하는 것을 권한다. 바쁜 일상생활에서 고작 10분이라도 차분하게 지낼 시간을 갖는다는 것은 호흡을 안정시키고 자율신경을 조절하는 데 중요하다.

(2) 색칠하기 좋은 재질

종이의 지질에 맞는 것을 먼저 선정할 필요가 있다. 다양한 색연필, 크레파스, 물감도 성분이 달라 종이의 지질과는 어울리지 않는 재질이 있다. 종이의 지질에 맞고 재질이 부드러워 색이 잘 나오는 것이 색칠하기 쉽다.

(3) 색칠하고 싶은 곳부터 시작

색칠은 어디부터 해야 한다는 규칙은 없다. 아랫부분이든, 오른쪽이든, 색칠하기 편한 곳부터 자유롭게 즐기면서 하는 것이 중요하다. 규칙에 얽매이지 않고 색칠한다.

(4) 바른자세

고개를 숙이면 기도가 막혀 호흡이 힘들고 머리가 무거워 자율신경이 흐트러질 수 있으므로 바른 자세를 유지하며 색칠한다.

(5) 쉬엄쉬엄

한 자세로 장시간 색칠하면 피의 흐름이 나빠지며 몸에 부분적인 마비 현상이 나타날 수 있다. 틈틈이 휴식을 취하고 가벼운 스트레칭으로 몸을 풀어주는 것이 좋다.

(6) 다양한 색깔 사용

색깔에는 여러 가지 치유효과가 있으므로 가능하면 다양한 색을 사용하는 것이 좋다. 의외의 배색으로 그 자극이 자율신경을 더 활성화시킬 수도 있다.

2) 예쁘게 색칠하는 기법

색칠놀이에 익숙해지면 다음의 기법으로 색칠해보면 작품의 완성도가 더 높아지고 색칠하기도 즐거워진다.

(1) 그러데이션

같은 색이라도 힘을 조절하면 짙음과 옅음(농담)이 생겨서 그림에 입체감이 생긴다. 여러 색이 섞일 때는 옅은 색을 쓰면서 서서히 다음 색으로 덧칠하면 자연스러운 분위기가 나온다.

(2) 겹쳐 색칠하기

색연필도 여러 색을 겹쳐서 칠하면 깊이 있는 표현을 할 수 있다. 테두리를 신경 쓰며 겹쳐 색칠하면 또 새로운 작품이 된다.

(3) 나누어서 색칠하기

같은 꽃의 꽃잎이라도 모두 같은 색을 쓰지 않는다. 오히려 다른 배색의 색칠만으로도 색다른 분위기가 생기므로 누구나 생각하는 색이 아닌 의외의 색도 칠해보자.

(4) 다른 도구를 사용해 색칠하기

가장 흔한 색칠도구라고 하면 색연필이지만 물감, 크레파스 등을 다른 도구와 조합시키면 질감의 폭이 넓어진다.

3) 색칠이 끝난 다음

색칠놀이는 색칠한 사람 개개인의 색 선택의 개성을 보이는 자신만의 작품이다. 완성된 후에는 그대로 두지 말고 여러 방법으로 즐겨본다.

잘라내어 액자에 담을 수도 있고, 색 위에 모자이크처럼 장식을 할 수도 있다. 친구의 작품과 비교해보기도 하고, 사진을 찍어서 블로그나 카페, 카카오톡 등 SNS에 올리는 것도 좋다. 이러한 방법으로 여러 가지 커뮤니케이션을 즐기는 것도 자율신경의 활성화에 많은 도움을 준다.

2. 색의 힘

색은 분위기 또는 마음 상태에 영향을 줄 뿐만 아니라 신체에도 직접적인 영향을 준다. 때문에 환자가 어떤 색을 선택하고 표현하는지를 통해 환자의 감정을 이해하고 분석하여 보다 나은 환경으로 유도하기도 한다. 치매환자에게서는 시각기능, 지능, 감정, 정신 등에서 자신의 한계를 최대치로 끌어올릴 수 있다.

치매환자를 위한 자활치료의 다섯 단계

1. 환경을 바꿔라.
2. 환자가 아직 의사소통이 가능함을 잊지 마라.
3. 환자에게 남아 있는 능력에 집중하라.
4. 환자의 세계에 살아라.
5. 환자의 삶을 풍요롭게 하라.

– 조앤 쾨니그 코스테
저서– 알츠하이머병 가족에게 다가가기

3. 치매환자를 위한 미술치료

미술은 자기 내면의 의식을 표현함으로써 자신이 원하는 감정을 재발견한다. 색은 마음 상태에 영향을 줄 뿐 아니라 신체 내부의 직접적 · 간접적 영향을 미친다. 자신이 어떤 색을 선택하고 표현하는지를 보고 내면의 갈등이나 감정을 나타낼 수 있다. 언어적 의미를 잃어갈 때 비언어적으로 접근하는 미술 색채심리는 내적 자아존중감을 향상시킨다.

미술치료는 내적 심상과 외적 행위의 통합적 표현이며 행위적 저항과 심리적 방어가 감소될 수 있다. 창조성과 유형의 대상을 얻을 수 있으며 자료의 영속성이 있어 회상할 수 있다. 미술적 표현을 통하여 자기 가치감을 재발견하도록 하여 우울을 감소시킬 수도 있다(Rubin).

비언적 대화법이라고 할 수 있는 미술치료는 색칠하는 동안 도와주면서 말을 건네며 관심을 가져줄 수 있는 도구이다. 음악을 들으면서 할 수도 있고 좌뇌와 우뇌를 활성화시킬 수 있는 인지활동 놀이이다.

4. 색채 사용에 따른 임상적 의미의 비교

우리는 어떤 것을 지각할 때는 정서적 감정이 동반된다. 일상적인 경험이나 체험에 의해 축적된 지식에서 연상된 이미지와 연결되어 정서적인 색의 의미를 부여하는데, 자신의 감정이 색채의 심리적 작용이 나타난다.

대뇌 전체의 작용으로 생기는 지각적 감정과 정서적 감정을 통합한 것을 색의 감정효과라고 하며 '색채심리'라고 한다. 개인적 정서와 감성에 따라 같은 색이 각각 다른 느낌으로 표현된다.

하워드와 도로시 선은 색채를 통해 성격을 분석하는 CRR 분석법을 개발했다. 빨강, 주황, 노랑, 초록, 파랑, 보라, 마젠타 등 여덟 가지 색 가운데서 세 가지 색을 골라서 해석을 한다. 첫째는 개인의 본질, 둘째는 무의식적 욕구, 셋째는 색의 목표를 의미한다.

선택한 색의 밝고 어두움을 보면서 긍정적 반응을 유도하여 기운을 북돋아 준다. 색의 균형을 맞추는 것이 필요하다.

색상	임상적 의미
빨간색	에너지가 넘친다. 열정적, 자극적, 원초적인 에너지, 단순함
주황색	경쾌함, 낙천적, 활기찬, 행복한 삶
노란색	밝음, 낙천적 사고, 활기찬 행동, 변화 희망, 싫증, 초조감, 불안, 질투, 이성적
초록색	조화로움, 균형, 안정, 부드러움, 온화함, 진지함, 조절능력 탁월
파란색	깊은 사고, 신뢰감, 내향적, 집중력, 평온함, 자기성찰
진청색	부드러움, 온화함, 진솔함, 평안함, 믿음직함, 충실함
보라색	신비로움, 명상적, 감정적, 자신감 부족, 위엄성, 지도력, 고상함
자주색	친절함, 이해심, 타인의 지지자, 협응력, 봉사자

5. 세 가지 도형 색칠하기

주의집중력, 언어 및 언어 관련 능력, 색깔, 도형에 대한 인식, 손의 운동기능을 향상시킨다.

준비물: 삼각형, 사각형, 원 모양의 칼집을 내놓은 마분지(뒷면에 흰 종이가 부착된 것), 색연필

진행방법

1. 박수게임으로 서로 인사한다. 나는 000, 그 이름 아름답구나. 한 분씩 돌아가며 자기 대답하기
2. 책상 위에 색깔별로 마분지를 놓는다.
3. 참여자가 원하는 색깔의 마분지를 가지게 한 후 선택한 색의 이름을 물어본다.
4. 마분지 중앙에 모양을 떼어내도록 한다.
5. 모양을 떼어낸 부분에 흰 종이의 ㅁ, △, ○가 나타난다.
6. 각자 무슨 모양인지 말하게 한다.
7. 마분지 뒤에 흰 종이를 대고 여러 색상으로 떼어낸 부분에 색칠을 한다.
8. 어떤 모양이 되었는지, 어떤 색상인지 다시 묻고 뒷면에 각자의 이름을 쓴다.
9. 박수를 치며 프로그램을 종료한다.

부연 설명

1. 참가자의 수준에 따라 여러 모양의 도형을 그리고 칼집을 내는 작업도 프로그램에 넣을 수 있다.
2. 자기가 좋아하는 색과 도형에다 색을 칠한 후 가위로 오리는 방법도 있다.

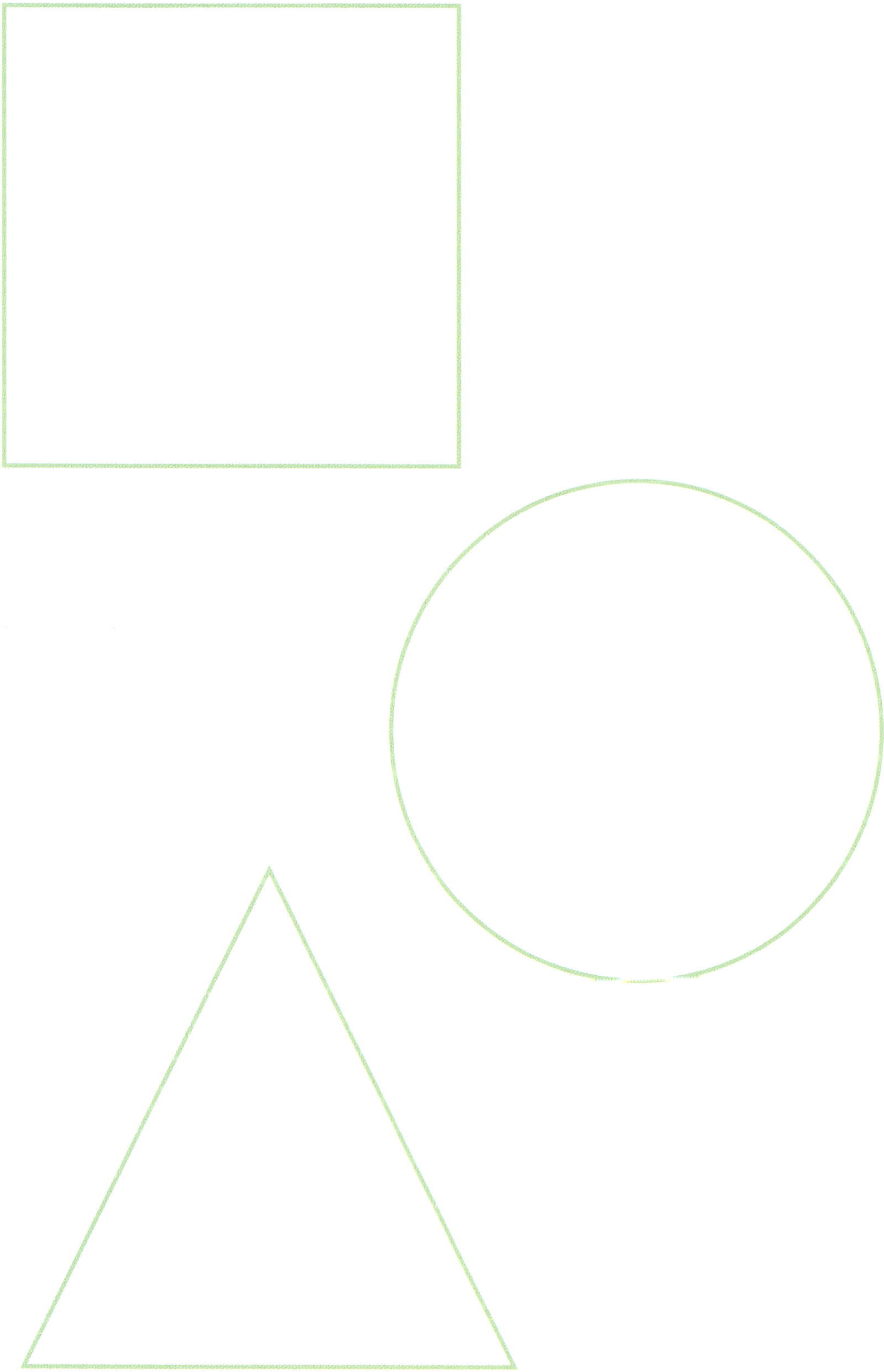

6. 눈감고 얼굴 그리기

학습 및 기억능력, 시공간적 지각 및 구성 능력, 전두엽 관리 기능

준비물: 얼굴이 그려진 용지, A4 용지, 펜

진행방법

1. 얼굴이 그려져 있는 종이를 나누어준다(남자와 여자 얼굴).
2. 얼굴 그림 안에 눈, 코, 입을 적당히 그린다.
3. 진행자가 완성된 남자(여자) 얼굴을 들고 참가자들에게 본인의 가족 중 누구와 가장 닮았는지 물어본다.
4. 눈을 감고 상대의 얼굴을 그리게 한다.
5. 상대의 얼굴을 잠깐 보게 한 후 눈을 감고 그려보게 한다.

7. 만다라 색칠하기

주의집중력, 시공간적 지각 및 구성능력, 전두엽 관리 기능
색깔, 도형에 대한 인식, 손의 운동기능을 향상시킨다.

준비물: 만다라가 그려진 용지, 색연필, 크레파스

진행방법

1. 조용한 분위기에서 진행하는 것이 좋다.
2. 자기가 좋아하는 바탕 그림이나 문양을 선택하도록 한다.
   능력에 따라 단순한 바탕 그림, 복잡한 바탕 그림을 선택할 수 있도록 한다.
3. 좋아하는 색깔을 골라 자신이 선택한 바탕 그림이나 문양에 채색을 한다.
4. 계속 색을 칠하게 하지 말고 가끔씩 어떤 색을 칠할 것인지 생각한 후 칠하게 한다.
5. 색칠하기가 끝나면 서로 모여서 다른 사람들은 어떤 색으로 칠했는지 등 자신들의 느낌을 교환한다.

출처: 김동연 외(2018), 치매예방 및 인지재활 프로그램 2판, 고양: 서현사

1) 만다라 색칠하기

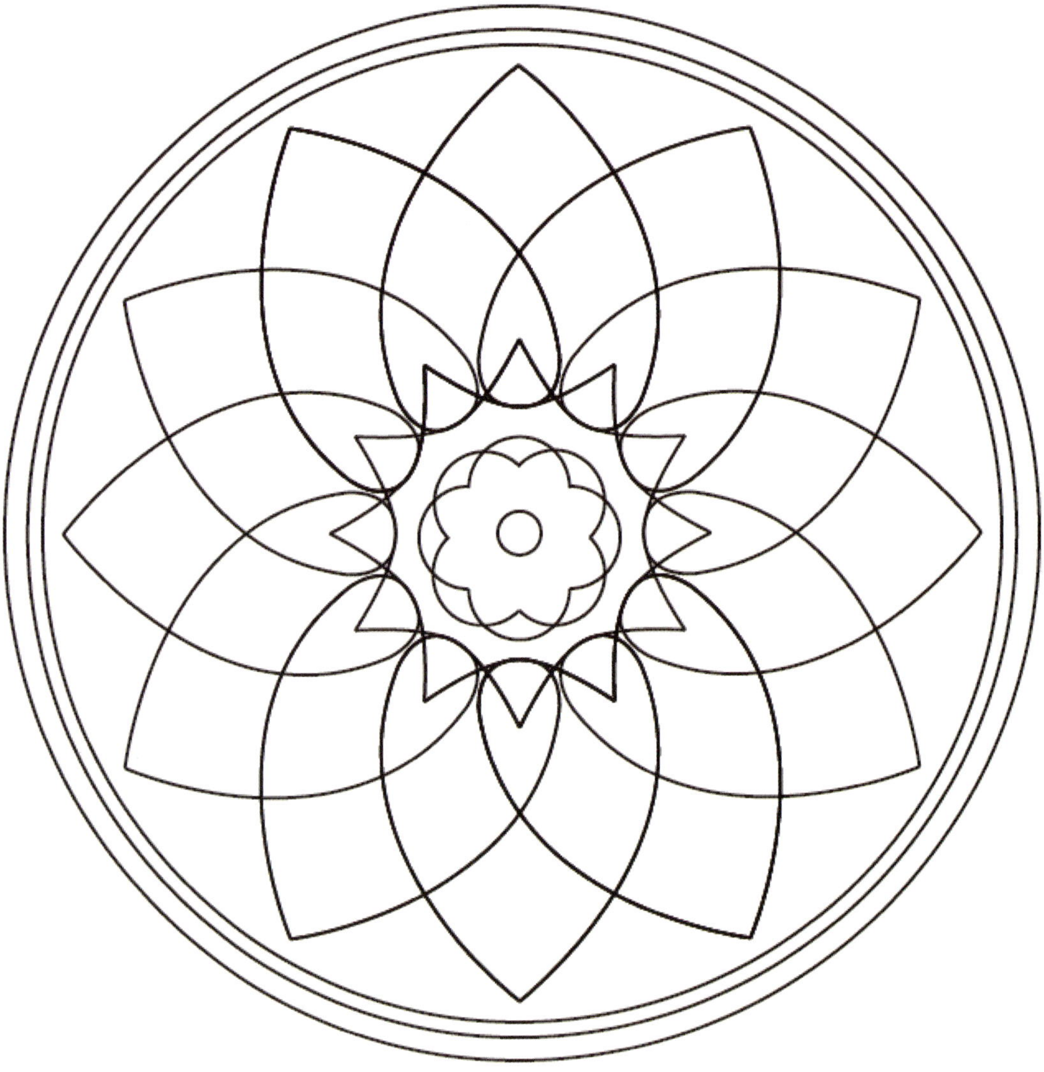

출처: 나윤채 외(2019), 현장활동가를 위한 만다라색칠하기, 고양: 서현사

2) 만다라 색칠하기

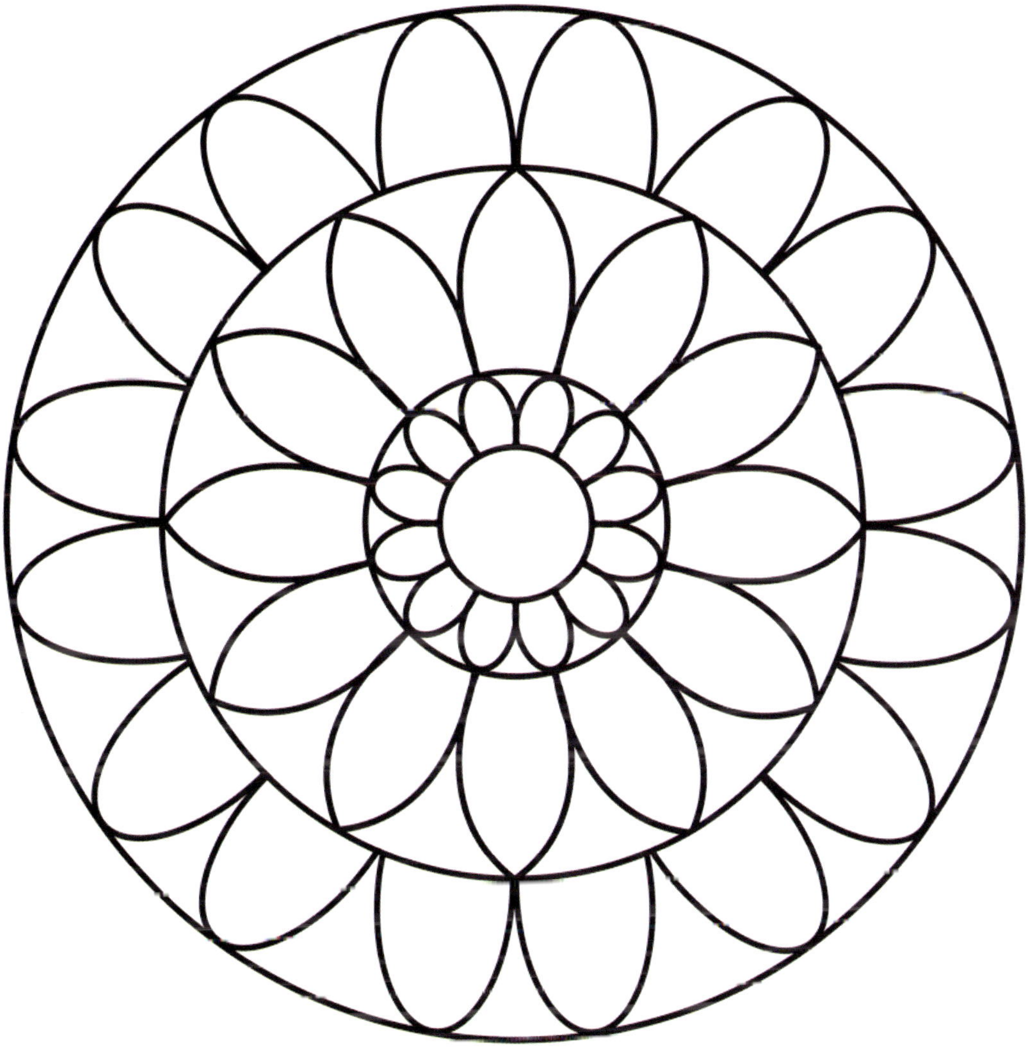

출처: 나윤채 외(2019). 현장활동가를 위한 만다라색칠하기. 고양: 서현사

3) 만다라 색칠하기

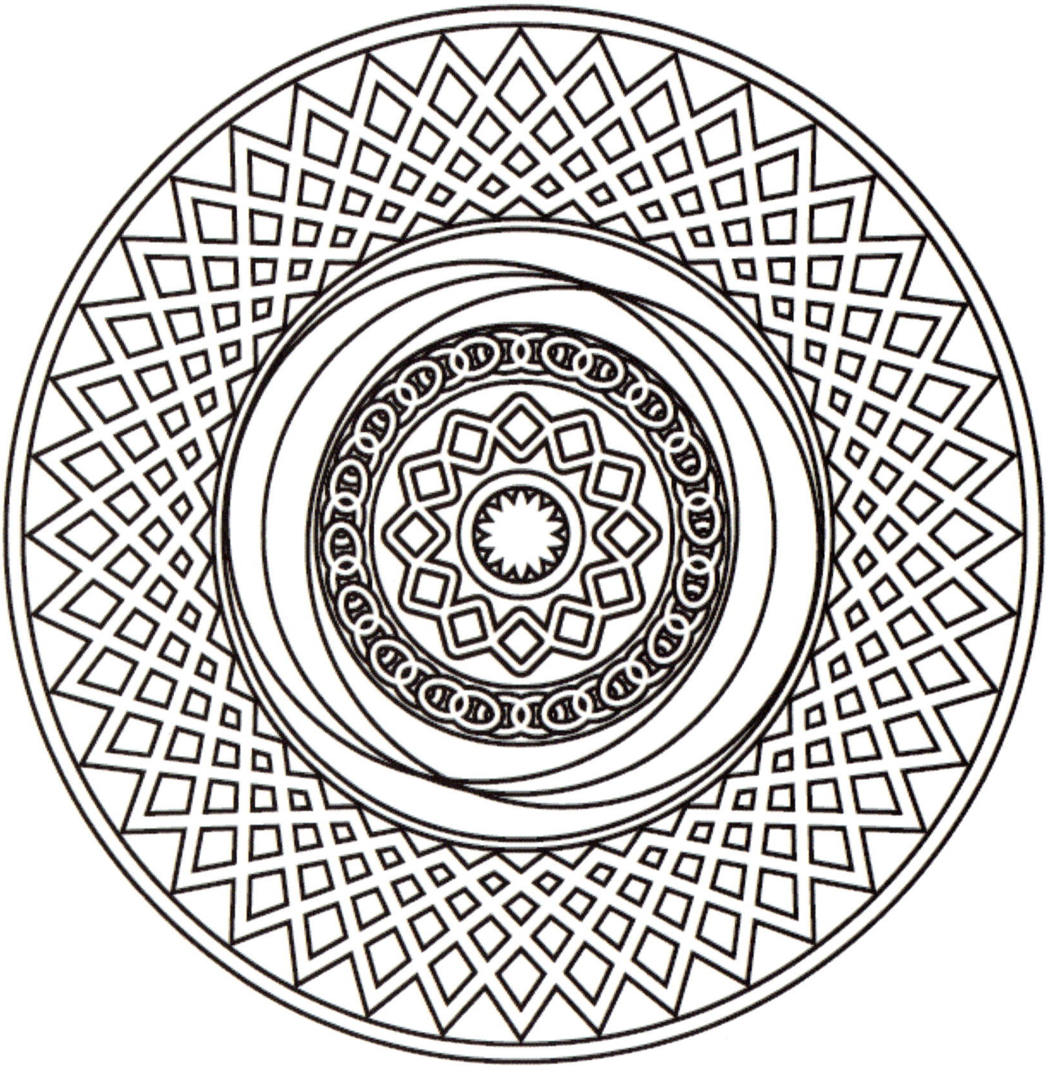

출처: 나윤채 외(2019), 현장활동가를 위한 만다라색칠하기, 고양: 서현사

4) 만다라 색칠하기

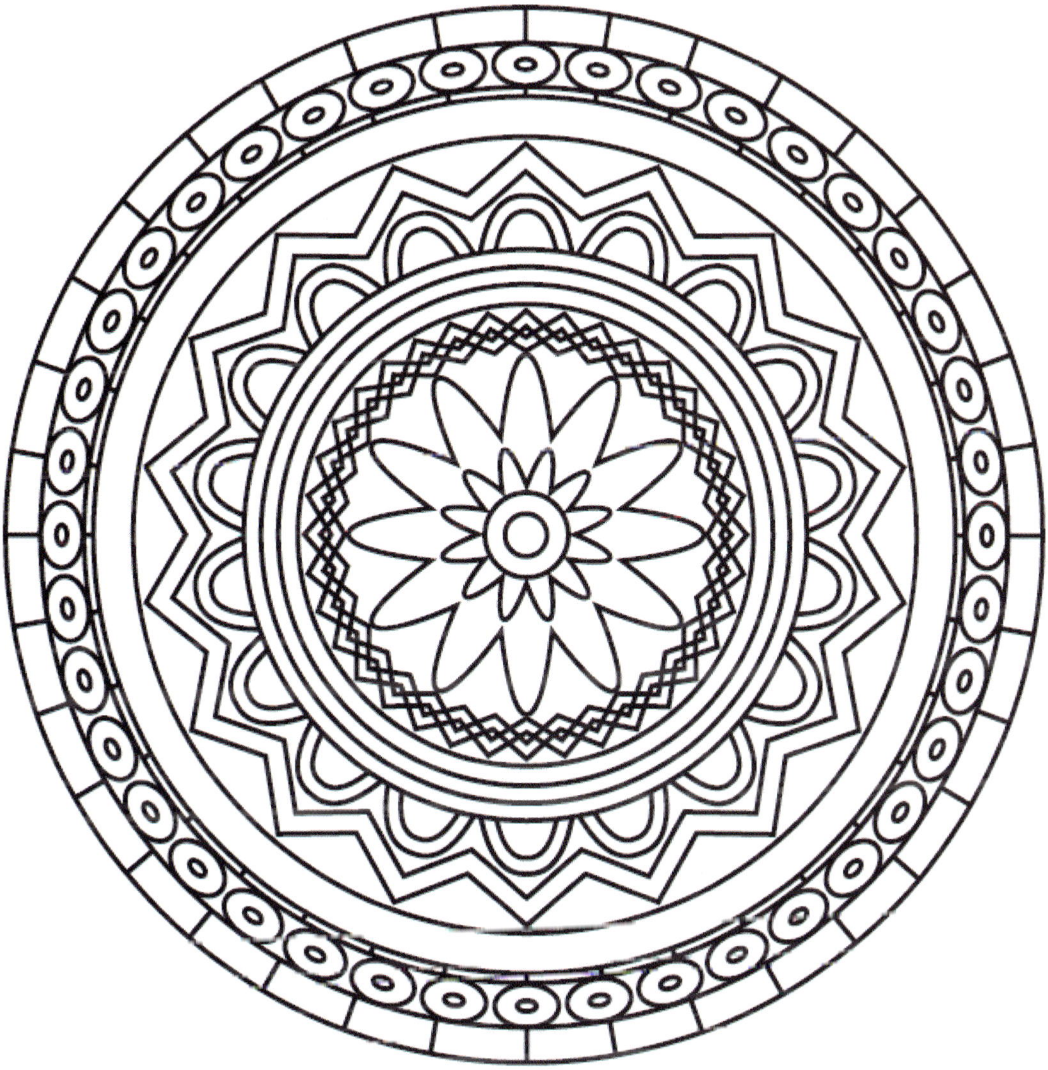

출처: 나윤채 외(2019), 현장활동가를 위한 만다라색칠하기, 고양: 서현사

8. 만다라 구성하여 그리기

주의집중력, 시공간적 지각 및 구성능력, 전두엽 관리 기능을 통해 정서안정, 긍정적 성격형성, 창의적 학습능력 배양이 가능하다.

진행방법

1. 먼저 호흡과 상상을 연습한다.
2. 자신의 마음에 드는 바탕 그림 또는 문양을 보고 주어진 질문에 맞춰 그리고 색을 칠한다.
3. 자신이 하고 싶은 욕구대로 색상을 선택하여 그리고 채색한다. 단, 미적인 가치는 크게 고려하지 않도록 한다.
4. 문양을 구성하여 색칠하기가 끝나면 작업 중의 느낌, 기분, 만든 이유 등에 대하여 서로 이야기한다.
5. 필요에 따라서 바탕 그림이나 다른 모양의 테두리를 먼저 그려주고 시작할 수도 있고 도움이 필요하면 가끔 도와주도록 한다.

지도상의 유의점

1. 만다라 색칠하기는 자신이 좋아하는 색으로 색을 칠하는 과정이라면 구성하여 그리기는 점선 따라 그리기, 빈 공간 대칭으로 채우기, 완성된 만다라에 모자이크하기 등 여러 가지가 있다.
2. 빈 공간에는 본인이 그리고 싶은 문양을 그릴 수 있다. 문양은 삼각형, 사각형, 원 등 다양한 도형을 응용할 수 있다.
3. 개인 활동과 집단 활동이 있고 대상의 수준에 따라 적당한 방법을 선택하고 다양한 재료를 활용하여 표현하도록 한다.

1) 만다라 점선 따라 그리기

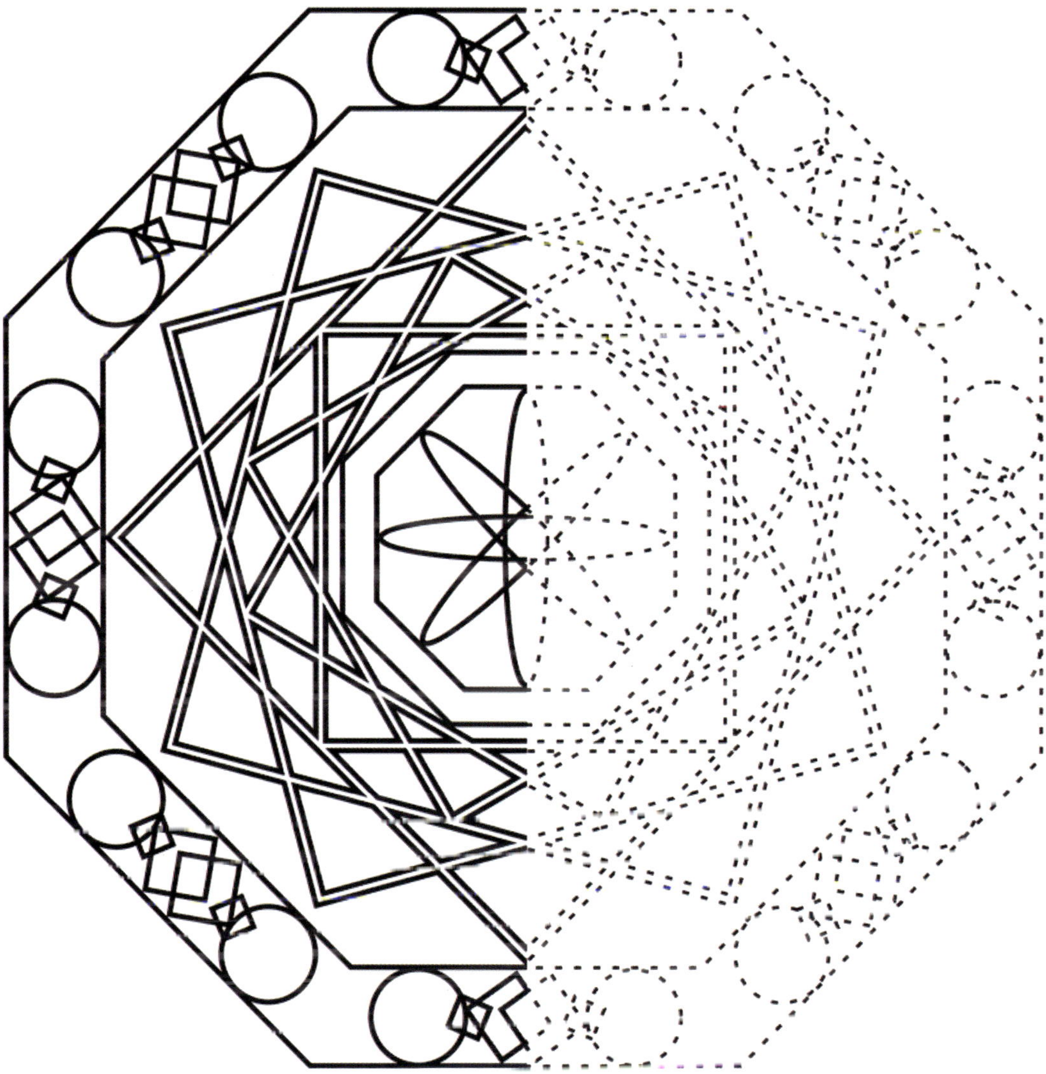

출처: 나윤채 외(2019), 현장활동가를 위한 만다라색칠하기, 고양: 서현사

2) 만다라 점선 따라 그리기

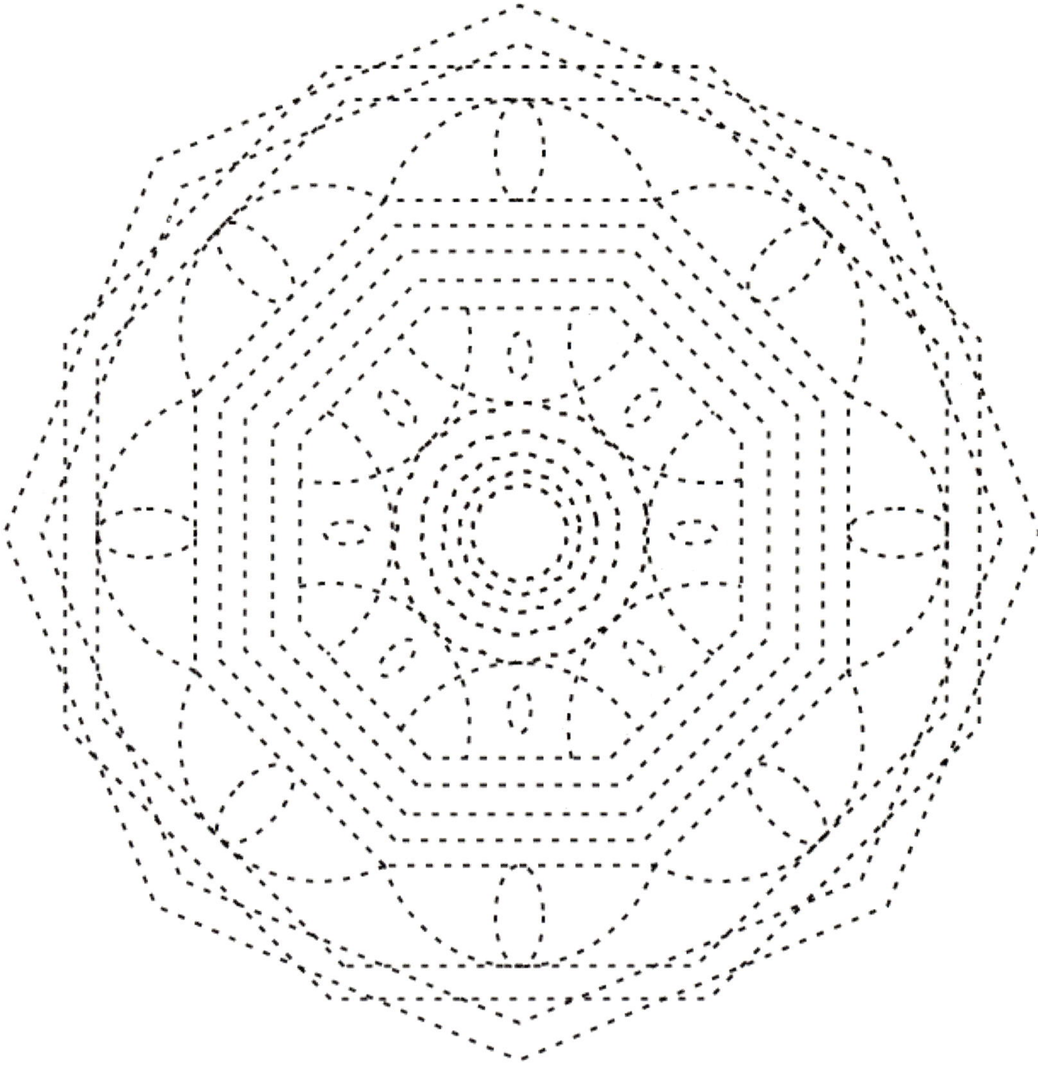

출처: 나윤채 외(2019), 현장활동가를 위한 만다라색칠하기, 고양: 서현사

3) 만다라 점선 따라 그리고 빈 공간 완성 후 색칠하기

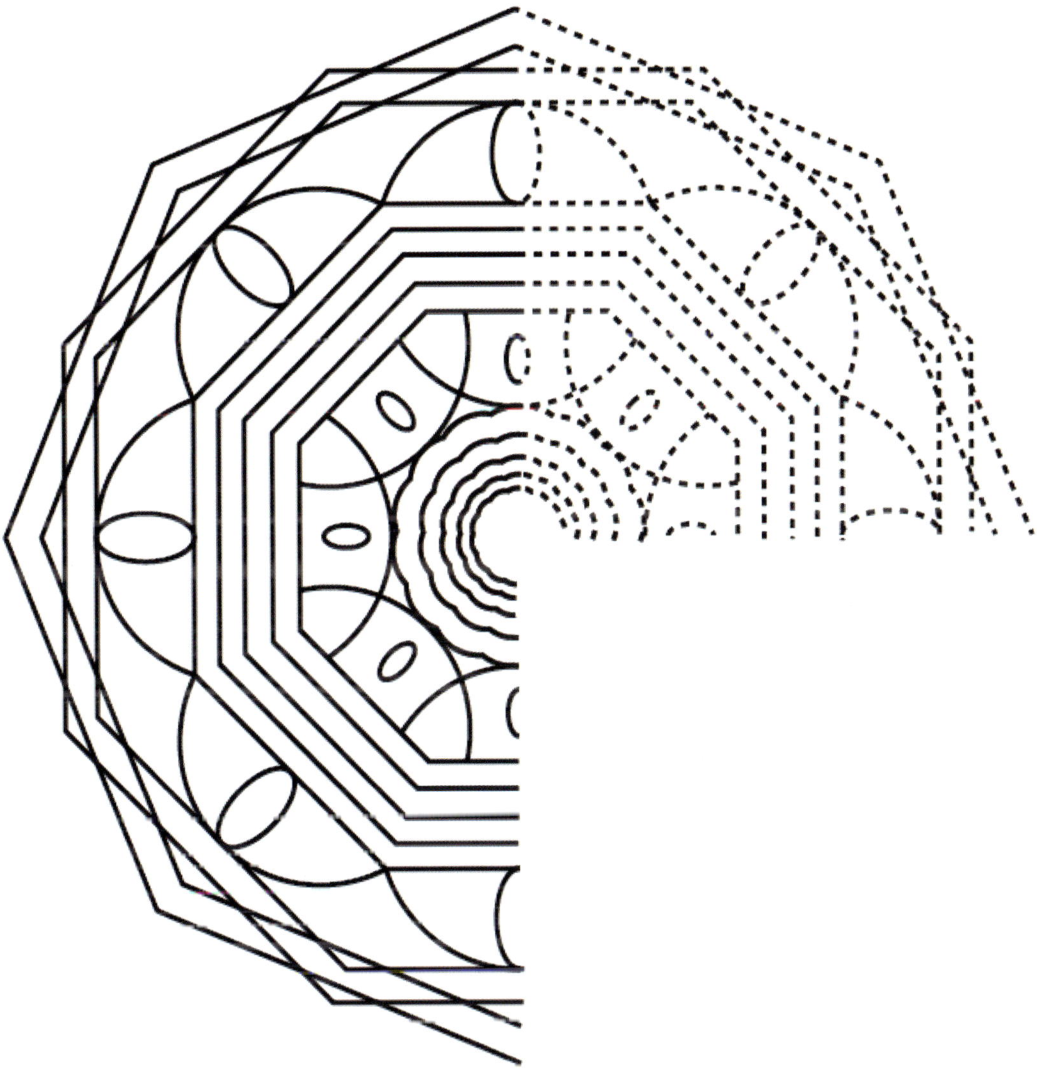

출처: 나윤채 외(2019), 현장활동가를 위한 만다라색칠하기, 고양: 서현사

4) 만다라 점선 따라 그리고 빈 공간 완성 후 색칠하기

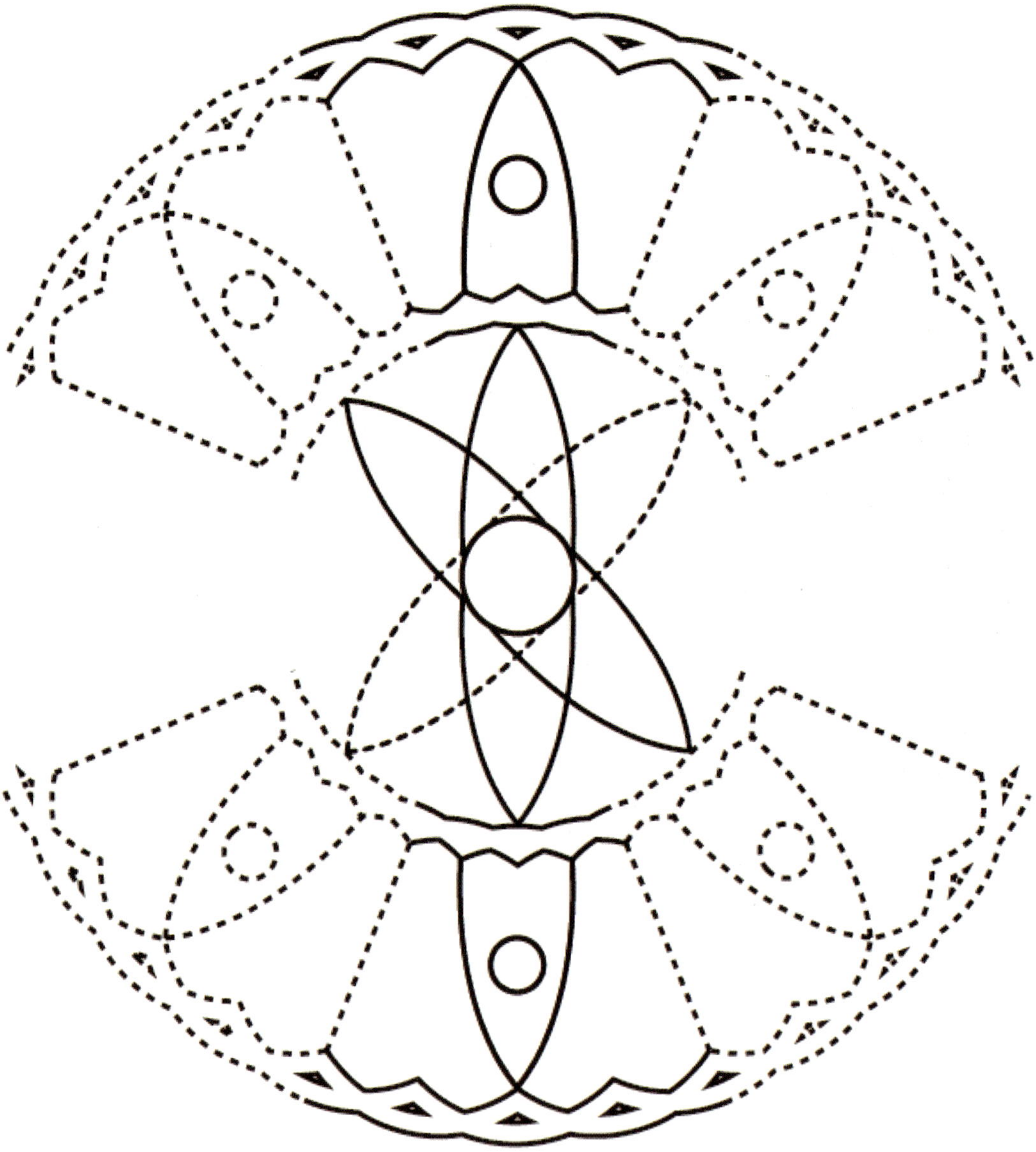

출처: 나윤채 외(2019), 현장활동가를 위한 만다라색칠하기, 고양: 서현사

5) 만다라 대칭이 되게 그리기

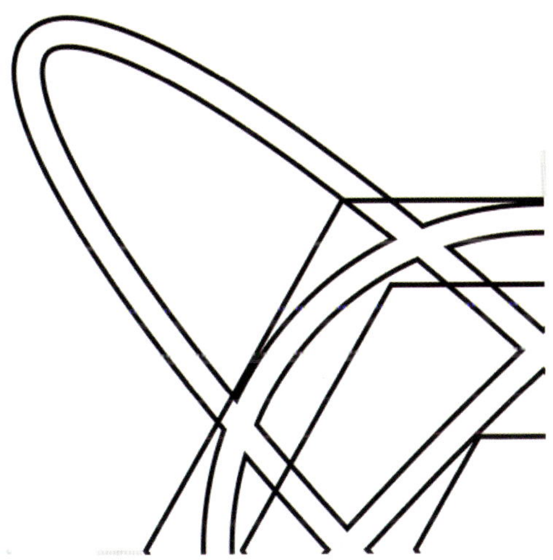

출처: 나윤채 외(2019), 현장활동가를 위한 만다라색칠하기, 고양: 서현사

정답 203쪽 만다라 대칭이 되게 그리기

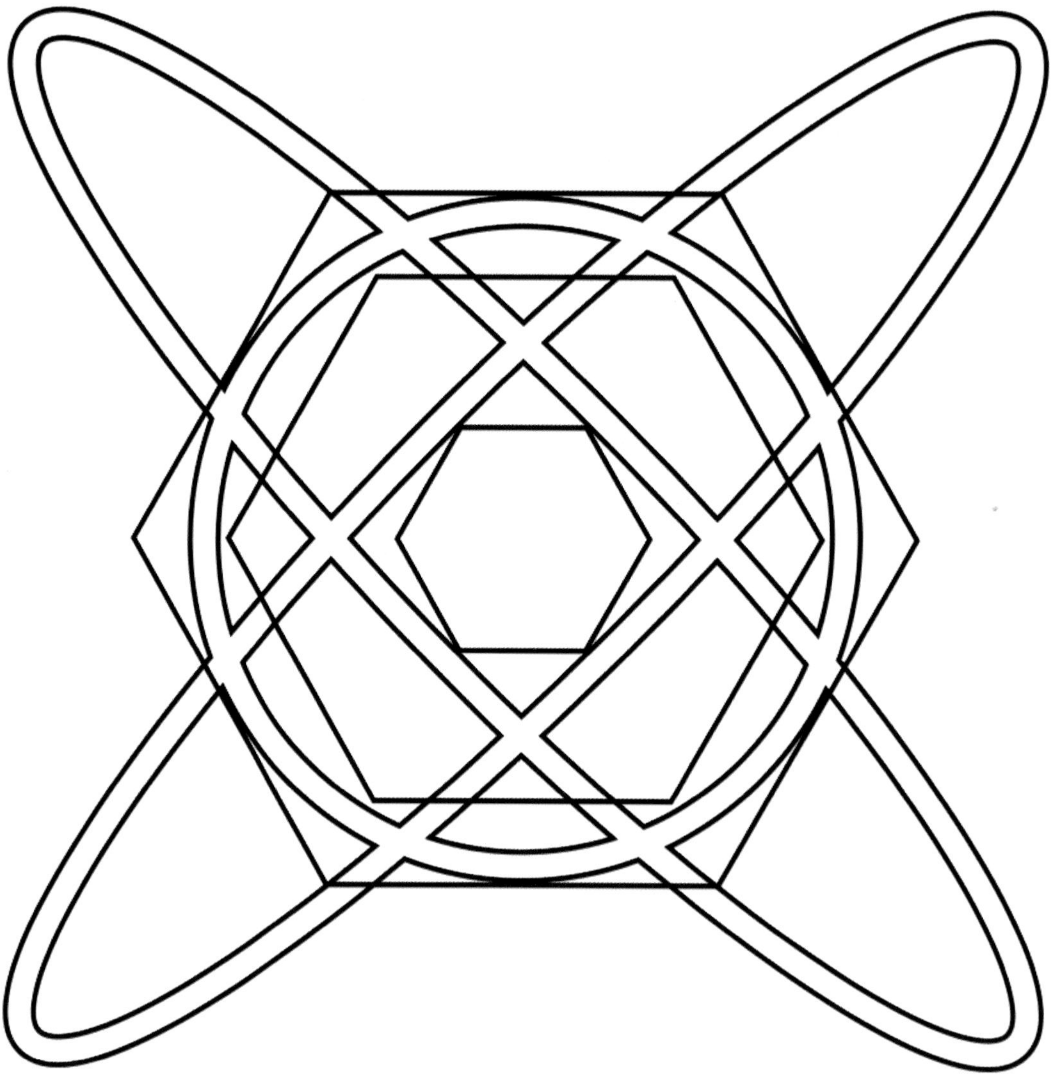

9. 숨은그림찾기

숨은그림찾기는 복잡하게 그려놓은 그림 속에 숨겨진 그림을 찾는 것이다. 3단계로 구성되어 있는데, 1단계는 경증 이상 치매노인들이, 2단계는 경증의 노인들이, 3단계는 초기 증상을 보이거나 정상적인 생활을 하는 노인들이 사용할 수 있는 난이도로 구성되어 있다.

우선 페이지 숫자를 알고 있는지에 대한 확인과정으로, 활동가가 페이지를 알려주면 그 페이지를 찾은 것을 확인할 수 있다. 어려워하는 분들은 활동가가 도와주면 된다.

그리고 먼지 숨은 그림을 찾고 사물의 이름을 발하지 못하게 한다. 못 찾고 어려워할 경우에는 그림의 절반 정도 구획을 정해주고 찾을 수 있도록 도와준다.

다 찾고 난 뒤에는 찾은 숫자를 확인시킨다. 숫자에 대한 뇌 활동이 되기 때문이다. 그리고 무엇을 찾았는지 기억을 되살리게 질문을 한다. 기억을 되살리는 훈련은 치매에 중요한 뇌 활동이다.

출처: 김태유, 윌리스 뇌과학연구소(2018), 숨은그림찾기, 고양: 서현사

1) 다음 그림에서 숨은 그림을 찾아보세요.

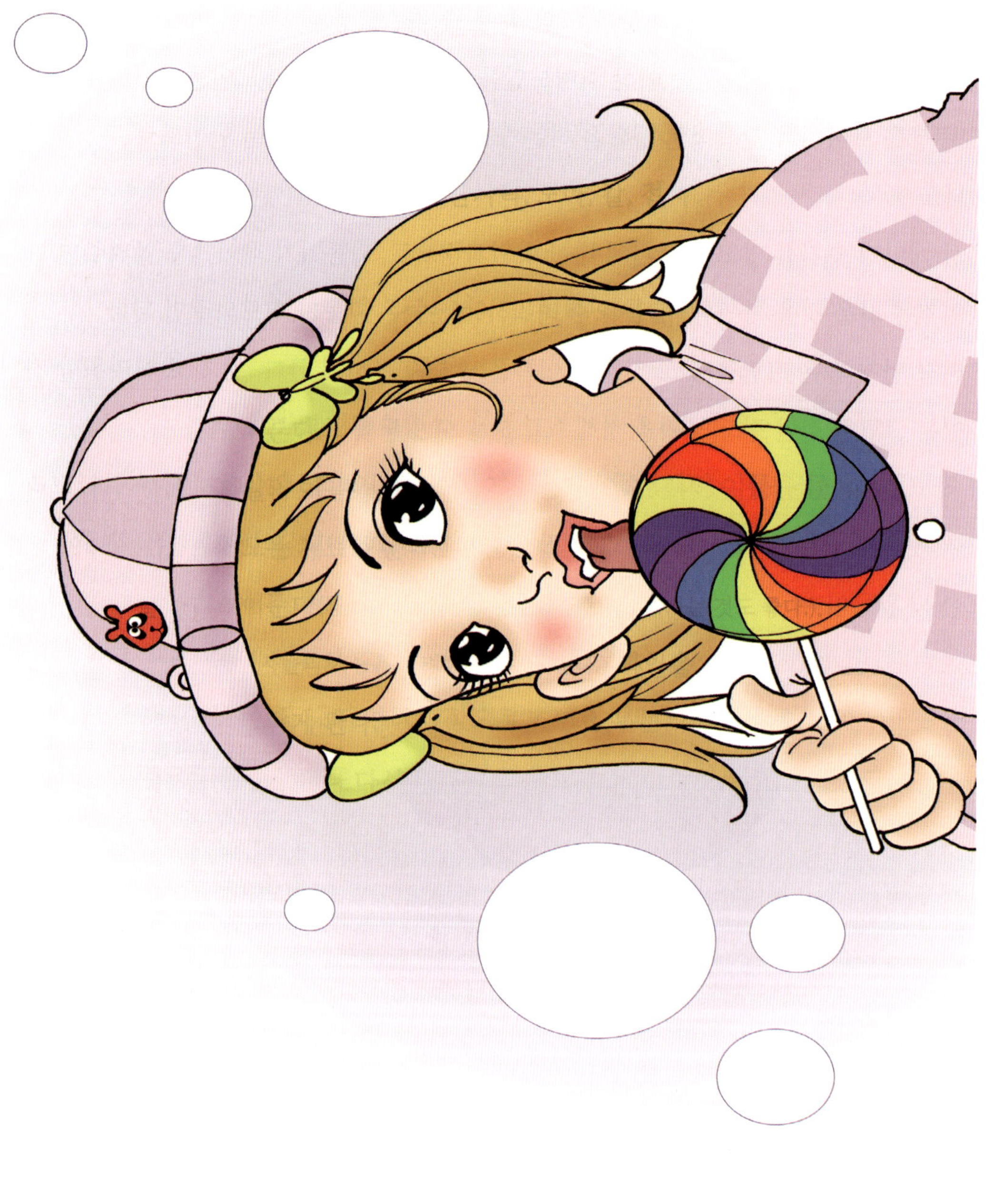

숨은 그림: 나비, 물고기, 참새, 컵

2) 다음 그림에서 숨은 그림을 찾아보세요.

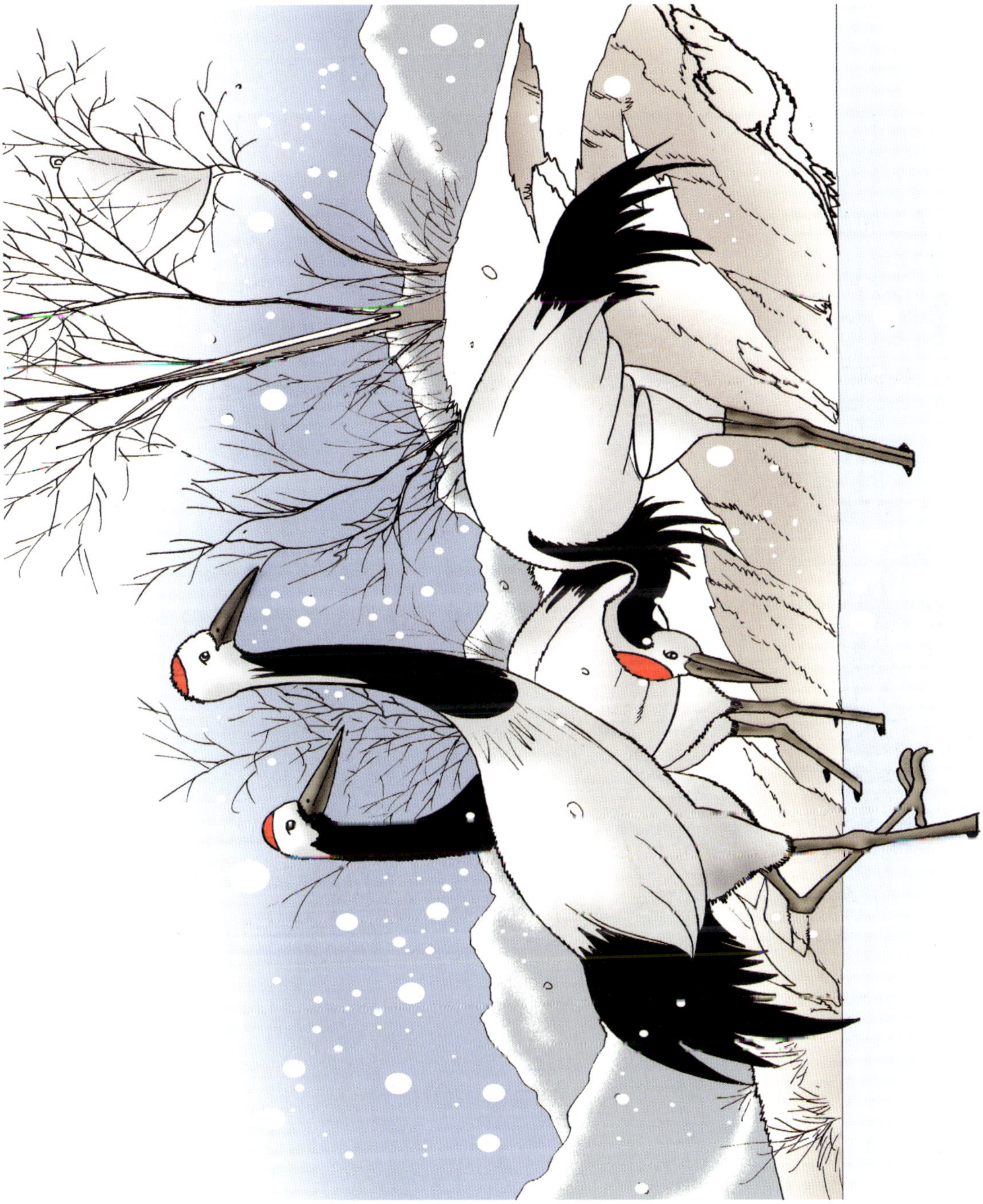

숨은 그림: 돌고래, 쥐, 물개, 깔때기, 종, 바늘

3) 다음 그림에서 숨은 그림을 찾아보세요.

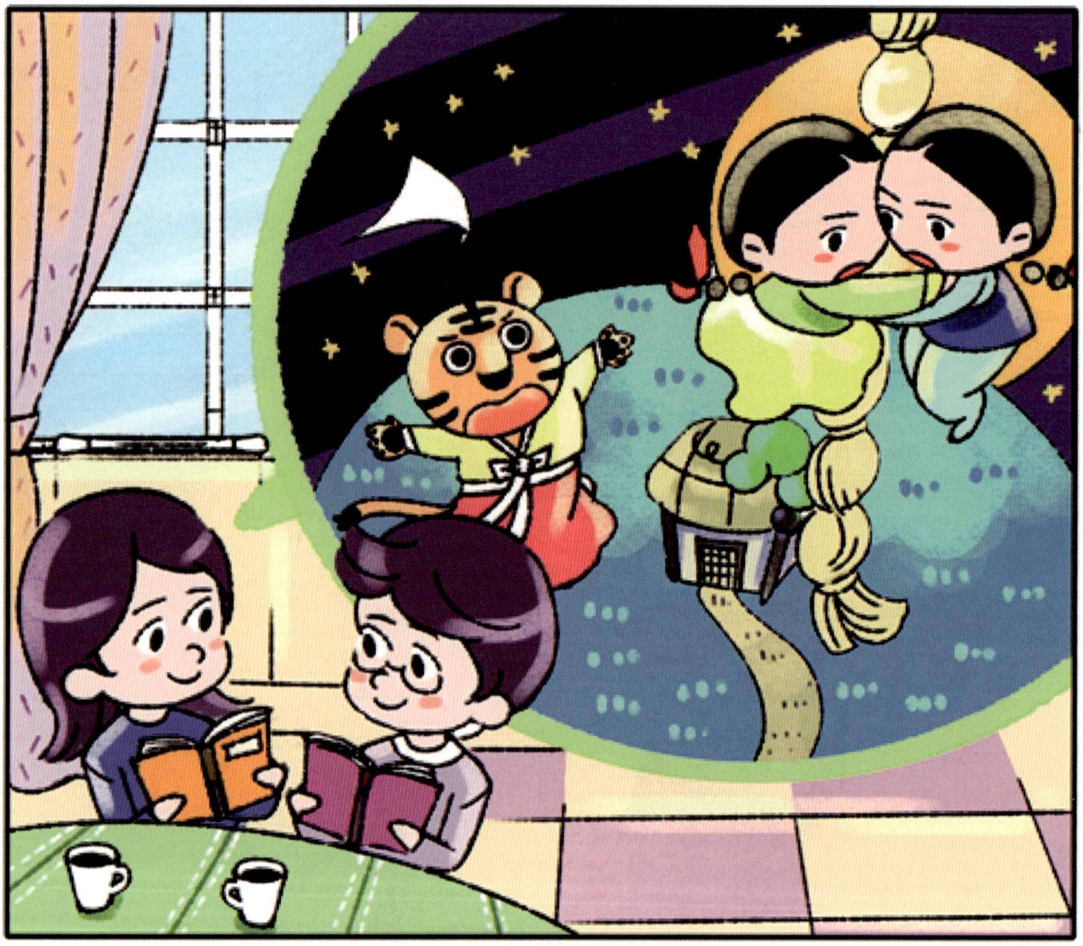

숨은 그림: 낫, 면봉, 사탕, 도자기, 못, 성냥

4) 다음 그림에서 숨은 그림을 찾아보세요.

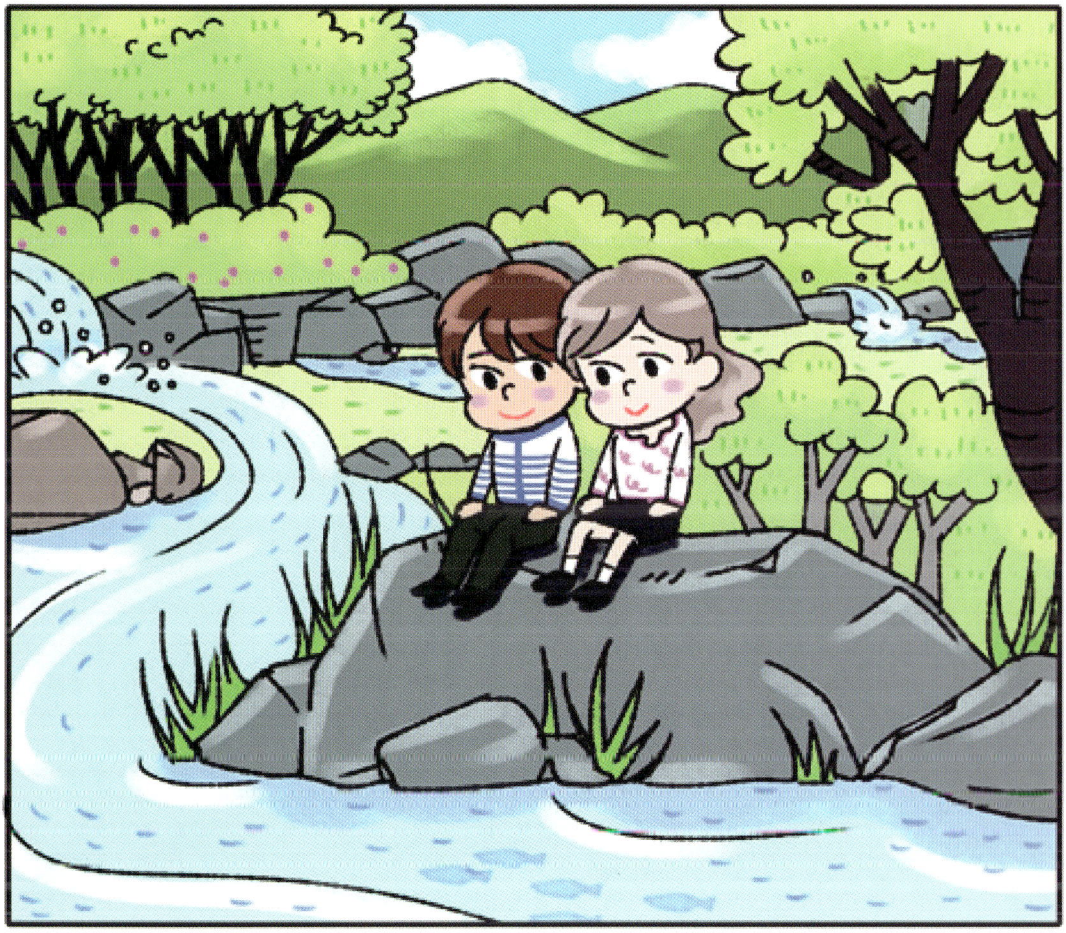

숨은 그림: 8분 음표, 갓, 깔대기, 수저, 아이스크림, 하트

5) 숨은 그림을 찾고 색을 칠해보세요.

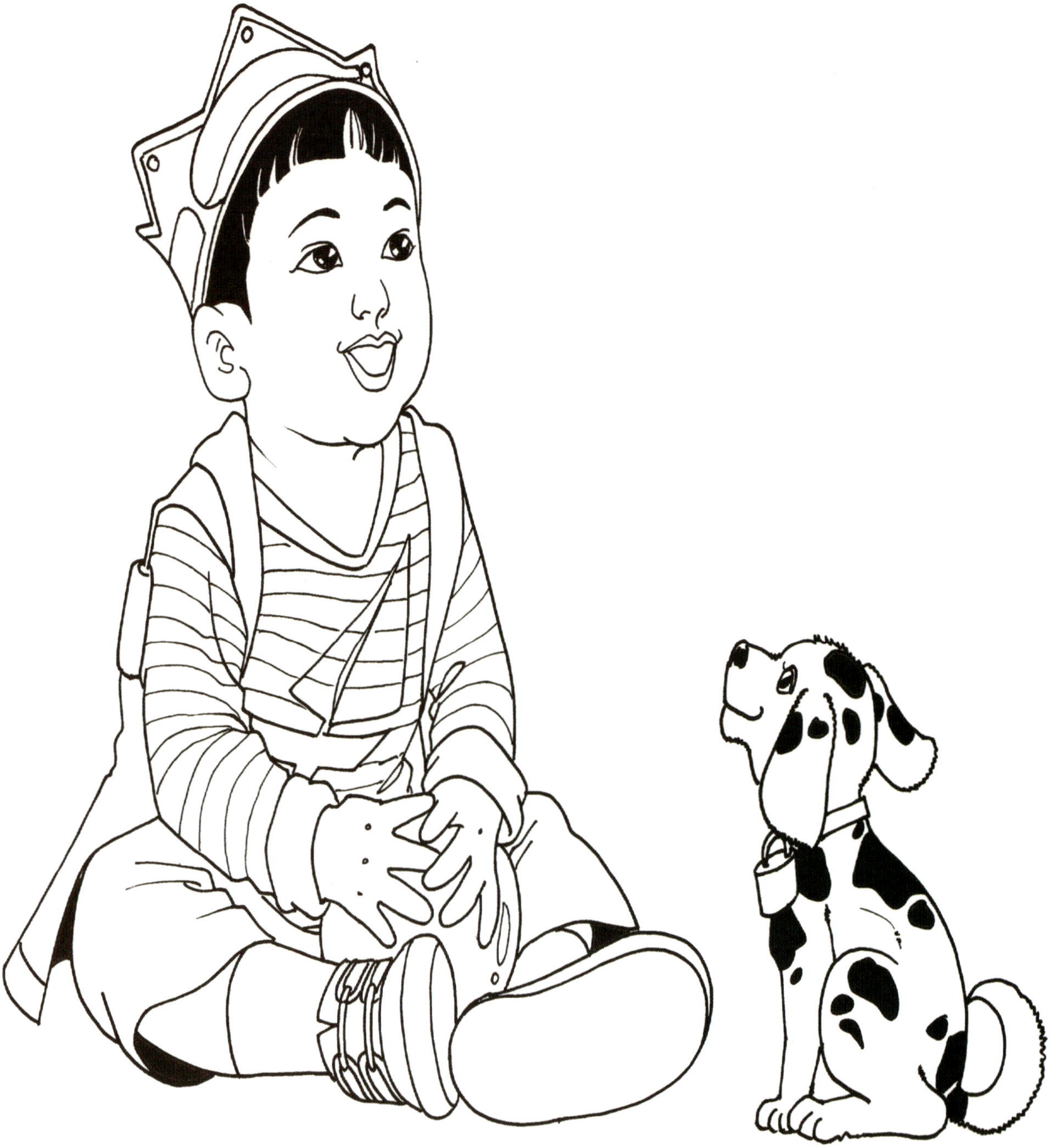

숨은 그림: 바나나, 요트, 자물쇠, 호미

10. 틀린그림찾기

틀린그림찾기는 두 개의 그림 속에서 그림의 다른 부분을 찾는 것이다. 레벨은 5단계로 구성되어 있고, 1단계부터 단계가 올라갈수록 그림이 복잡하고 그림에 대한 여러 가지 설명이 필요하다.

틀린그림찾기도 우선 페이지 숫자를 알고 있는지에 대한 확인과정으로, 활동가가 페이지 숫자를 알려주면 그 페이지를 찾는 것을 확인할 수 있다. 어려워하시는 분들은 활동가가 도와주면 된다.

먼저 그려진 그림의 이름을 말하게 한다. 그 그림에 대한 기억을 회상하는 것이 중요하다. 그림에 대한 세부적인 질문을 활동가가 준비하여 많은 이야기를 하면서 언어적인 기능을 향상시킬 수 있다. 틀린 부분을 찾는 데 어려워할 경우에는 그림의 절반 정도 구획을 정해주고 찾을 수 있게 도와준다.

다 찾고 난 뒤에는 찾은 숫자를 확인시킨다. 숫자에 대한 뇌 활동이 되기 때문이다. 사물에 대한 설명을 유도한 것을 다시 한번 질문하여 기억을 되살리게 한다. 이는 언어기능과 기억력 향상에 도움이 된다.

출처: 김태유, 윌리스 뇌과학연구소(2018), 틀린그림찾기, 고양: 서현사

1) 다음 그림에서 다른 부분을 찾아보세요.

아래 사물은 무엇에 사용하는 겁니까?

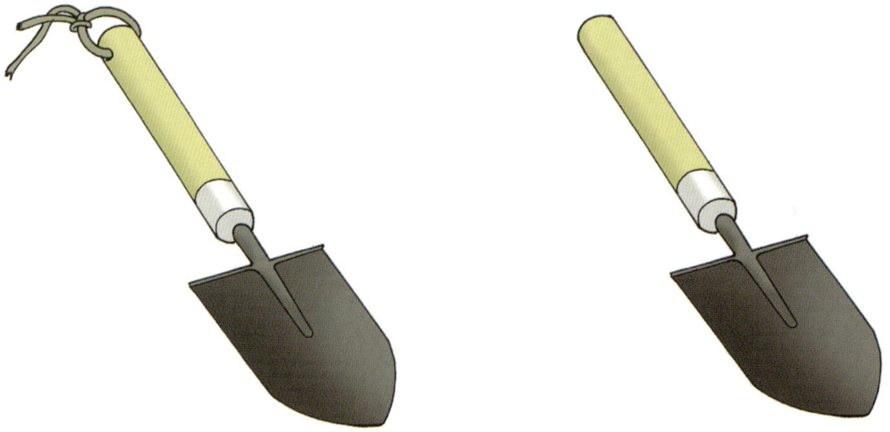

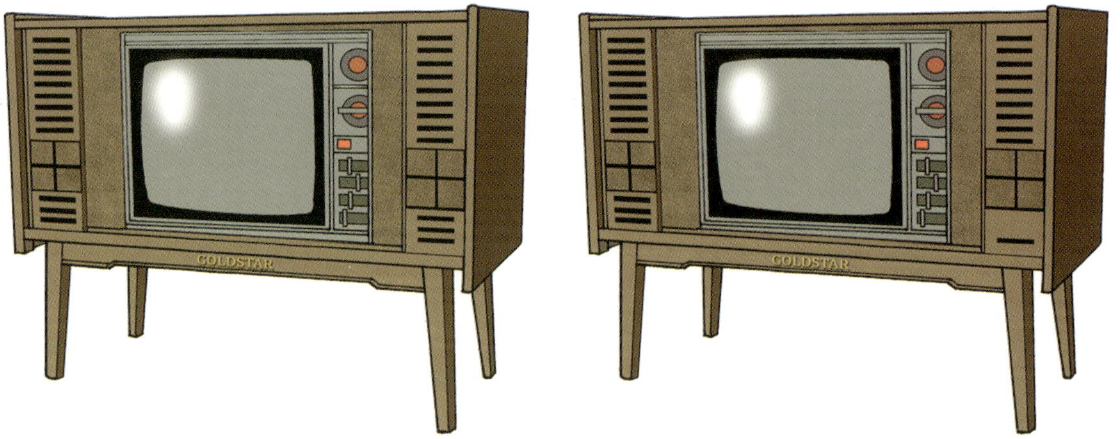

2) 다음 그림에서 다른 부분을 찾아보세요.

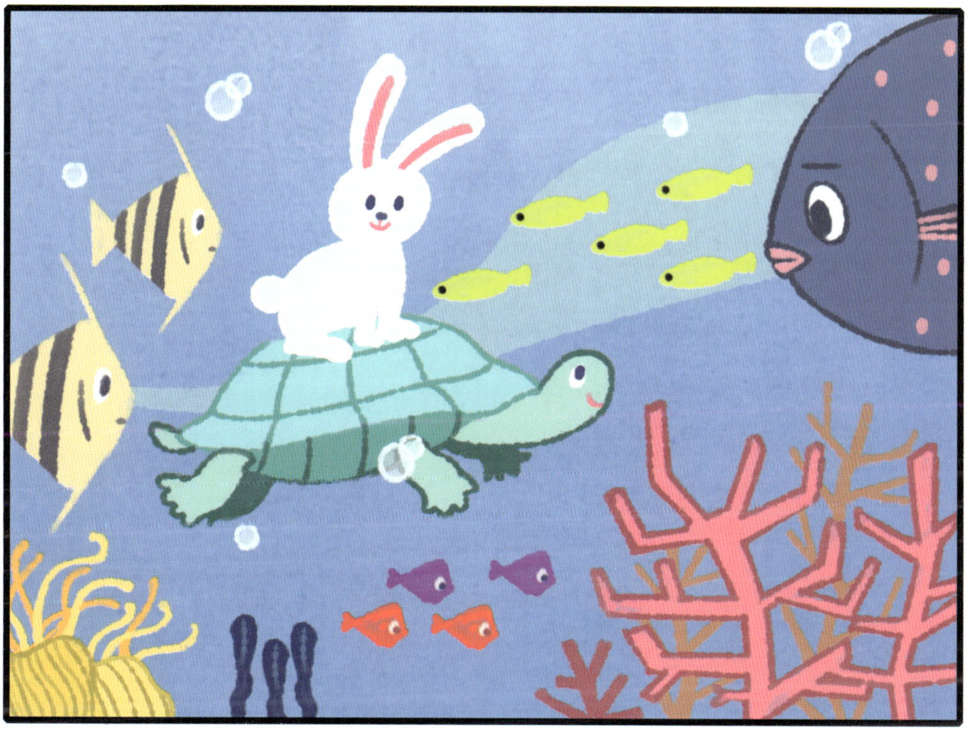

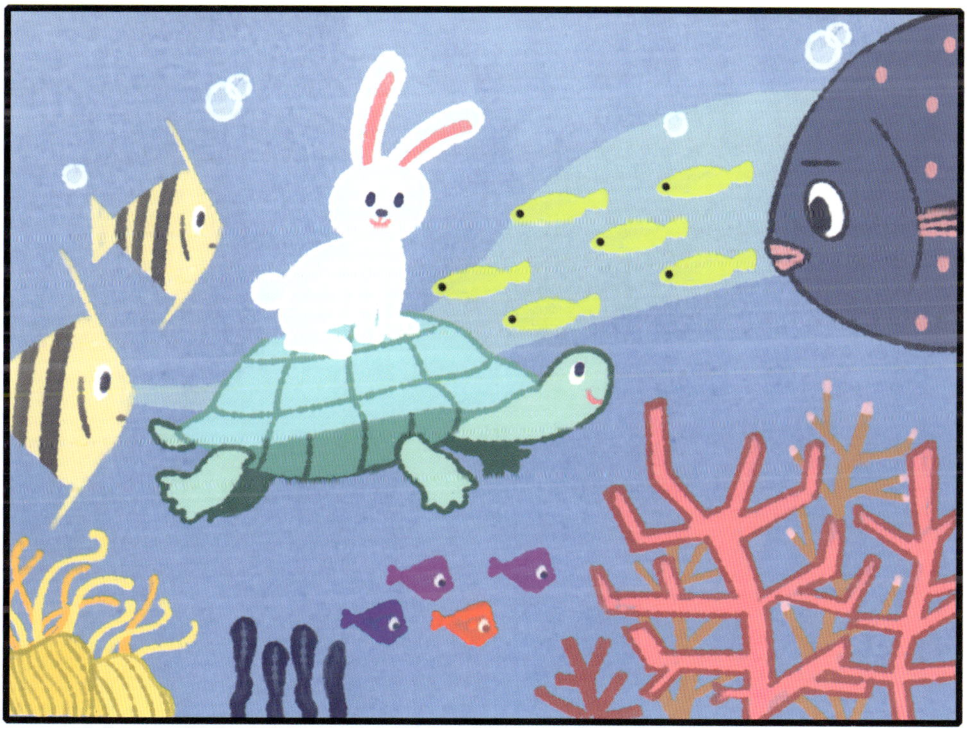

3) 다음 그림에서 다른 부분을 찾아보세요.

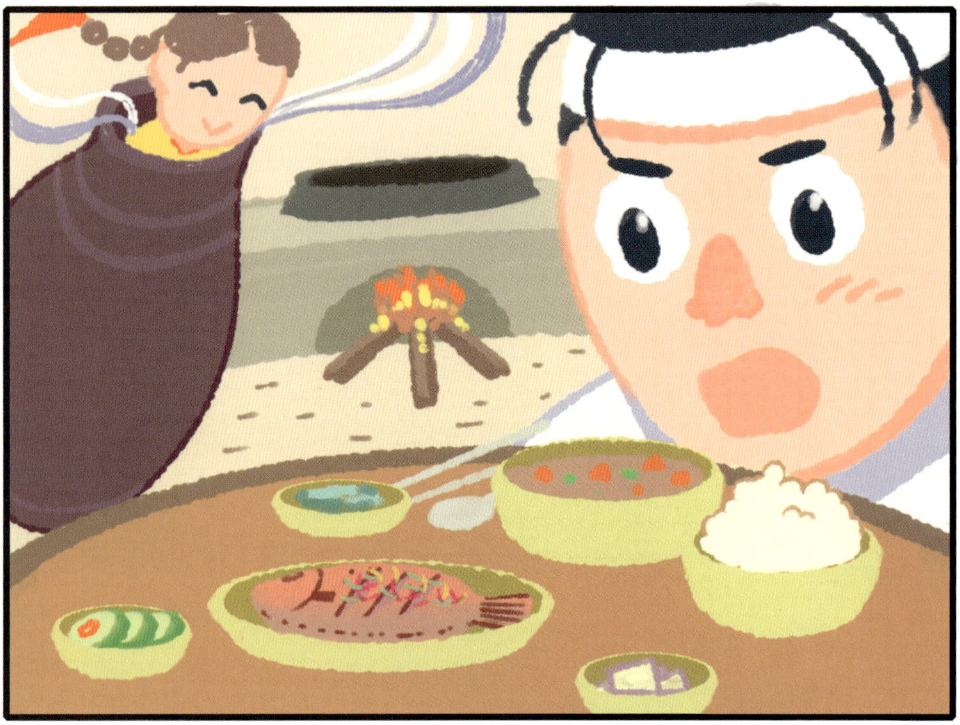

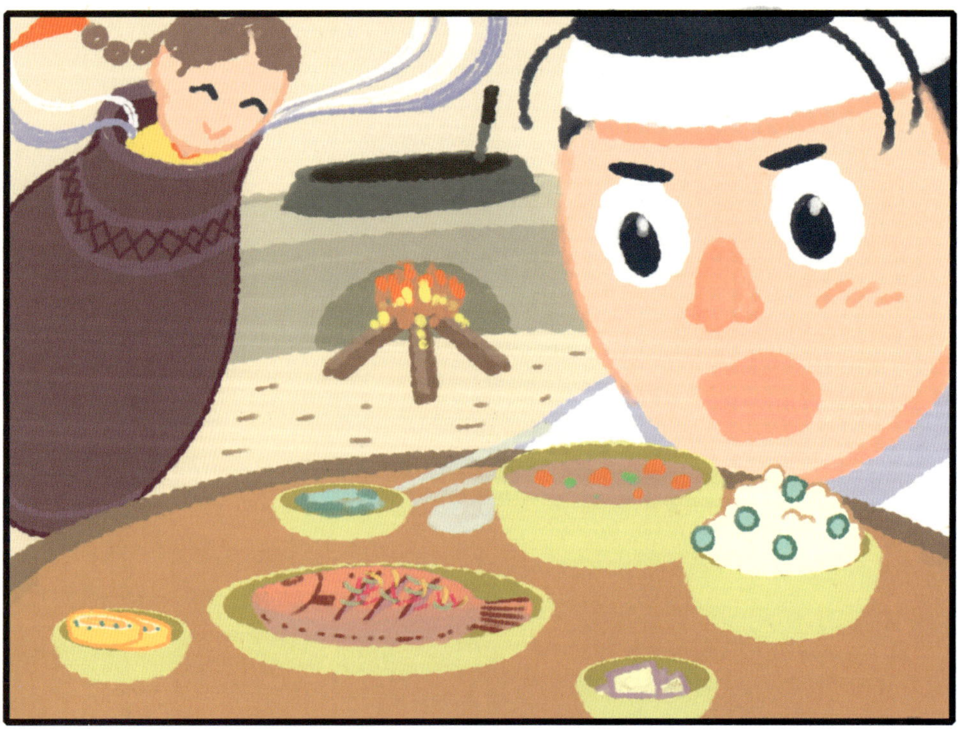

4) 다른 부분을 찾고 색을 칠해보세요.

아래 사물은 무엇에 사용하는 겁니까?

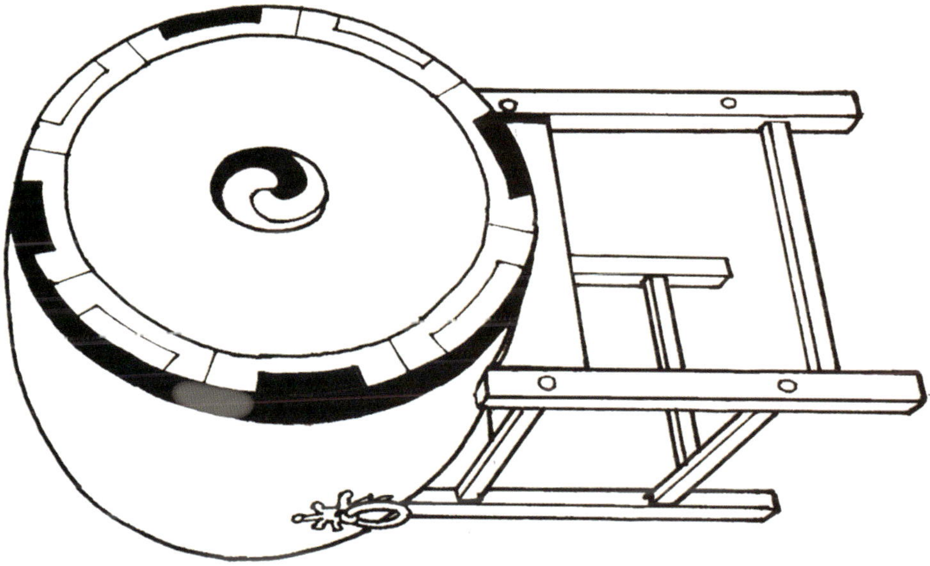

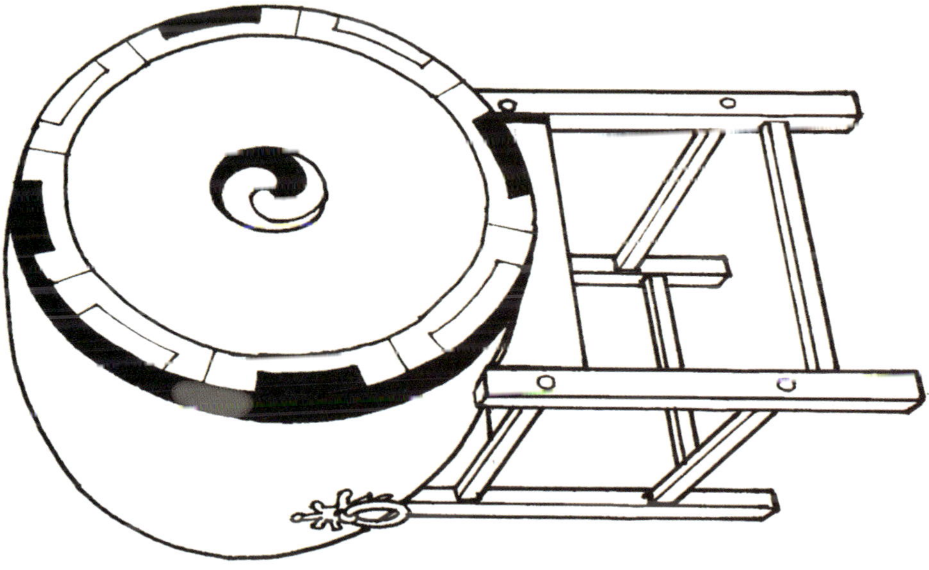

5) 다른 부분을 찾고 색을 칠해보세요.

아래 사물은 무엇에 사용하는 겁니까?

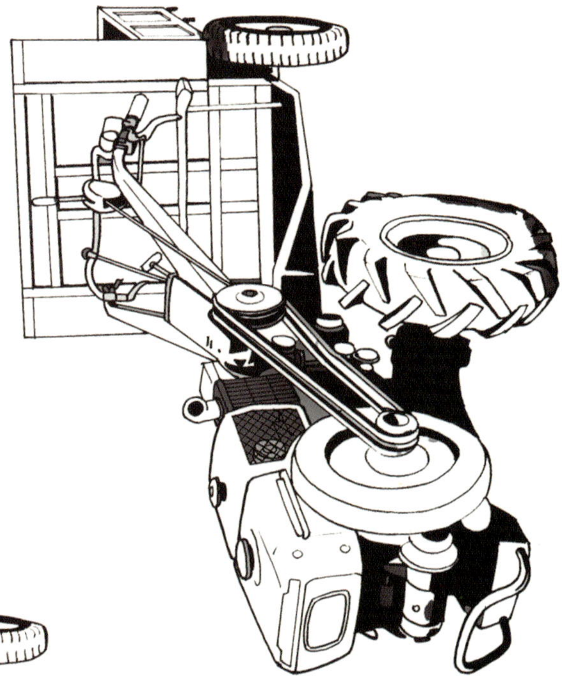

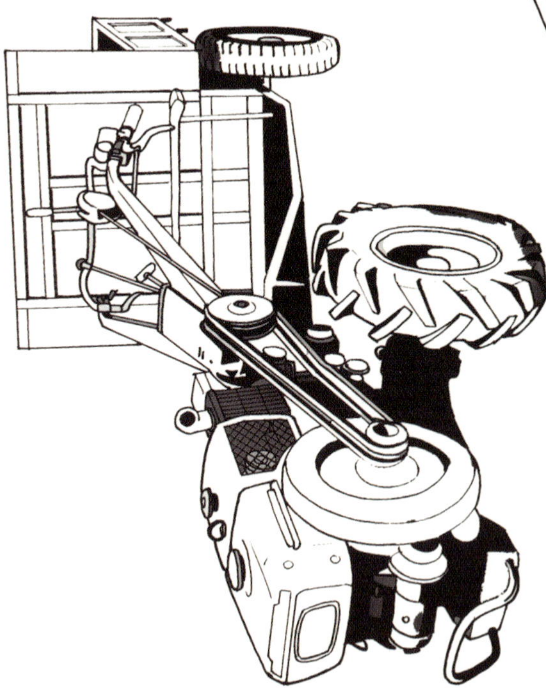

11. 미로찾기와 색칠하기

1) 다음 그림의 출발지에서 출구까지 선을 이어보세요.

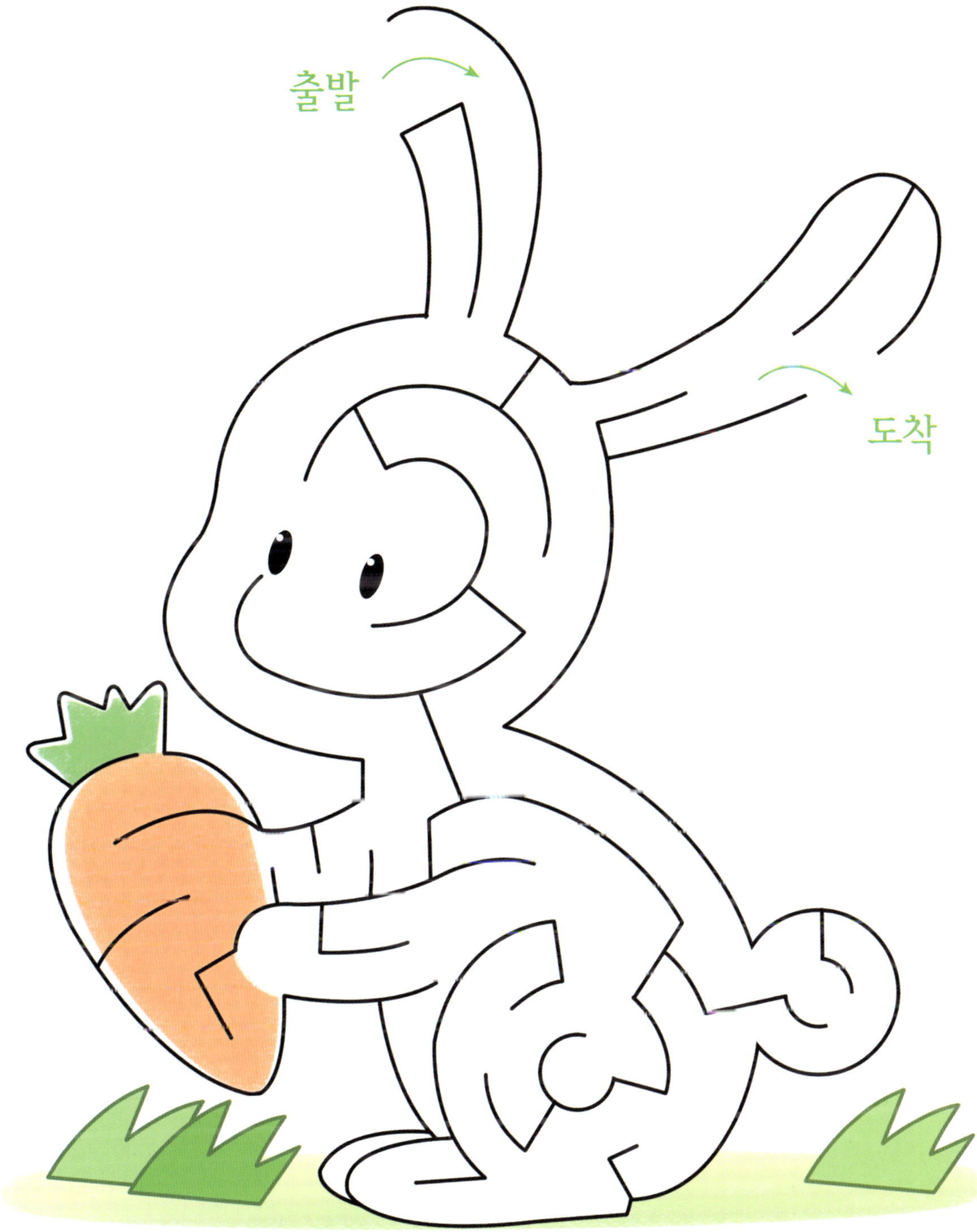

2) 다음 그림의 출발지에서 출구까지 선을 이어보세요.

출발

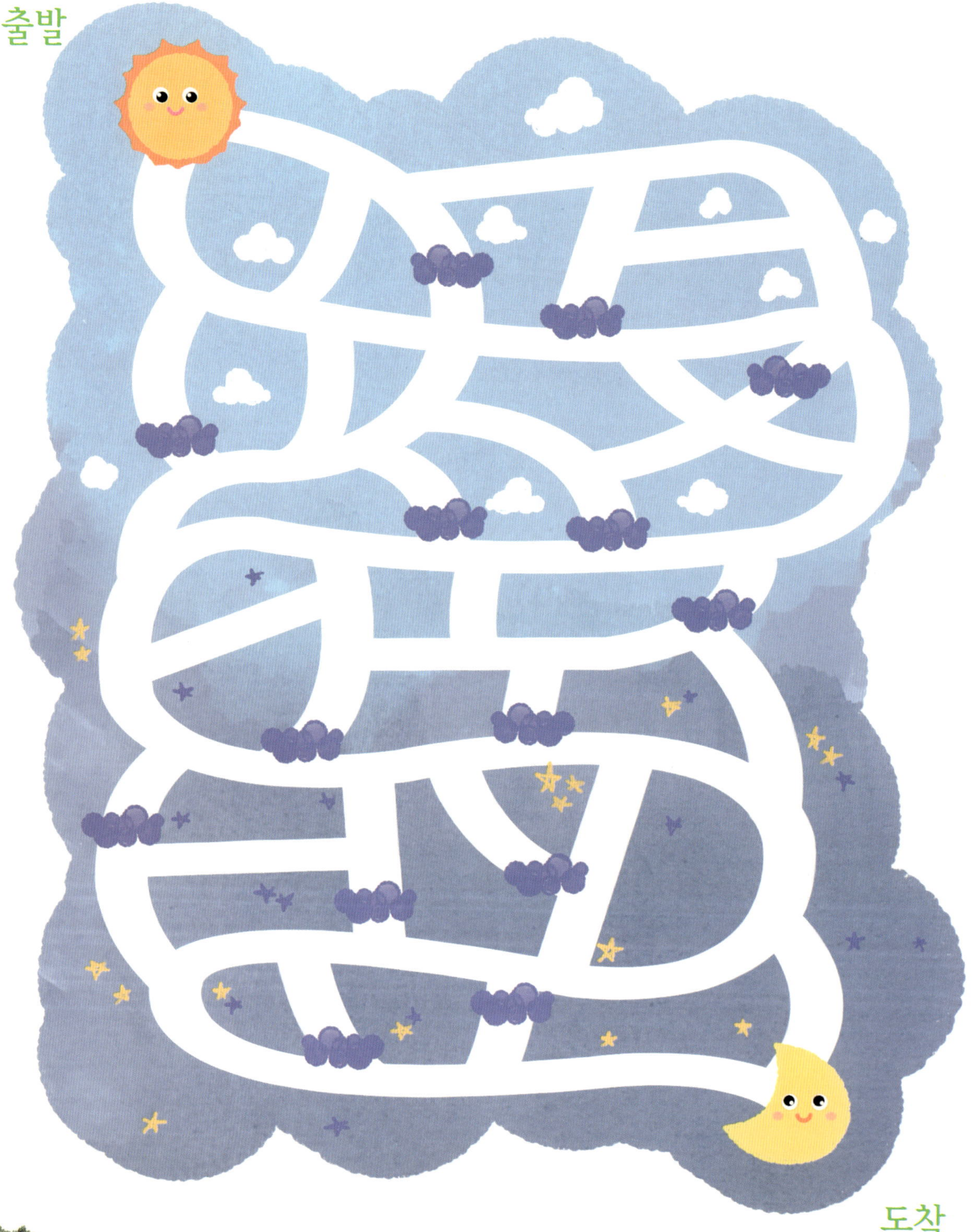

도착

3) 흥부와 놀부 미로찾기. 구름을 피해 길을 찾아보세요.

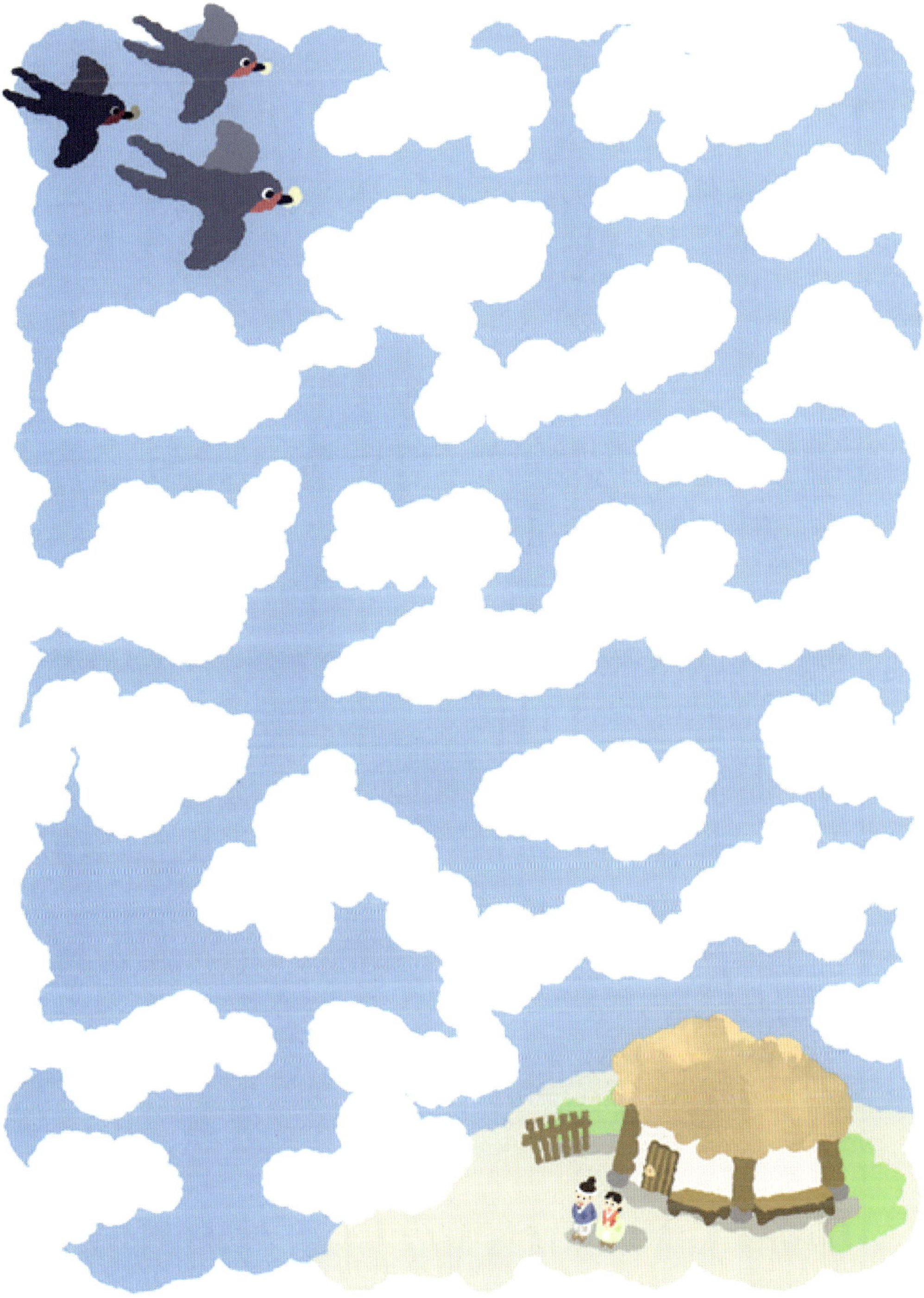

4) 흥부와 놀부 그림 색칠하기

1. 이 그림은 어떤 이야기 그림일까요?　그림에 나오는 동물과 식물들을 보고 생각해보세요.

2. 이야기의 어느 부분에 해당하는 것입니까?

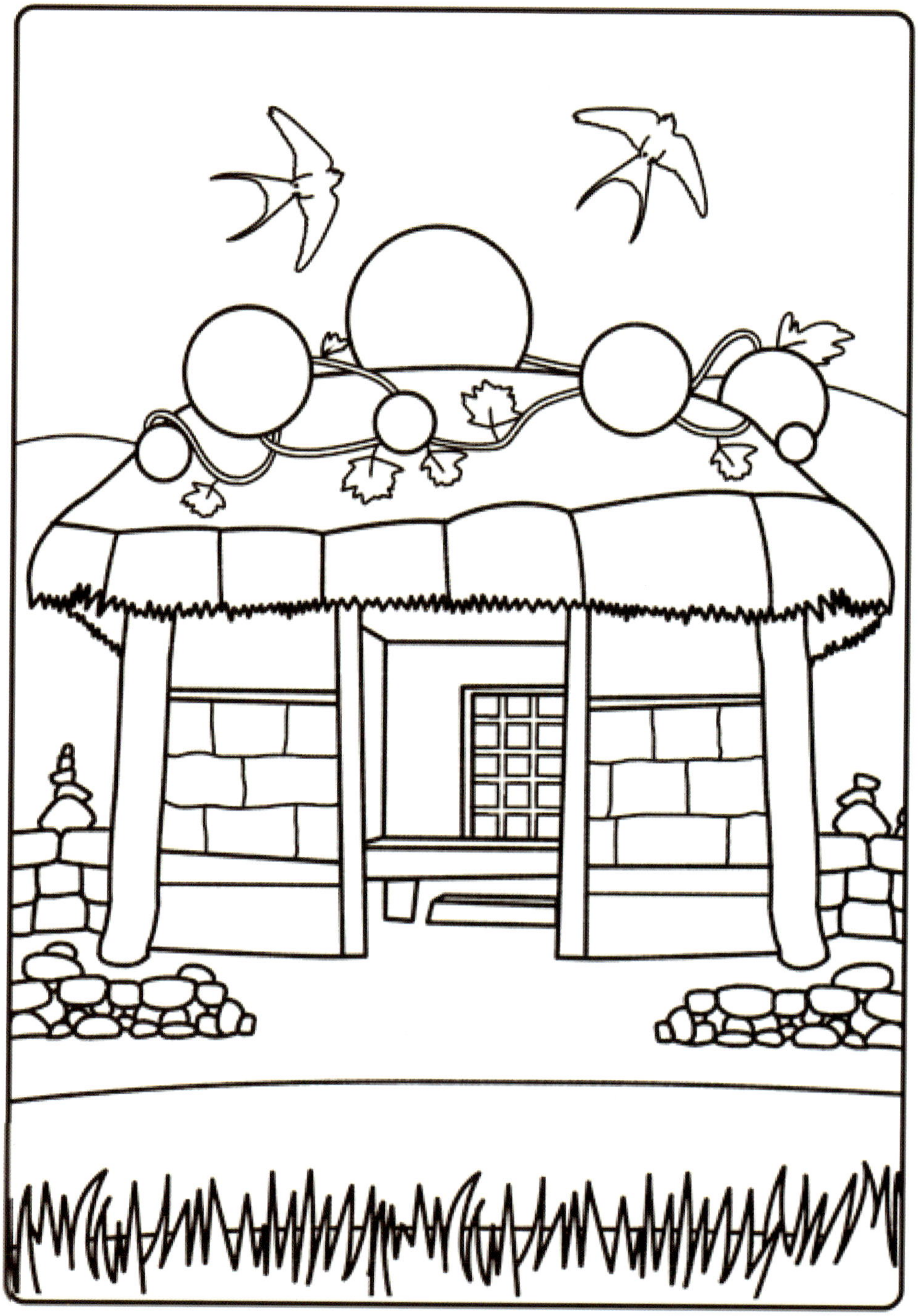

5) 흥부와 놀부 모자이크 꾸미기

1. 색종이를 잘게 잘라 그림에 붙여 모자이크를 해보세요.

2. 빈 공간에 그림을 추가로 그려도 됩니다.

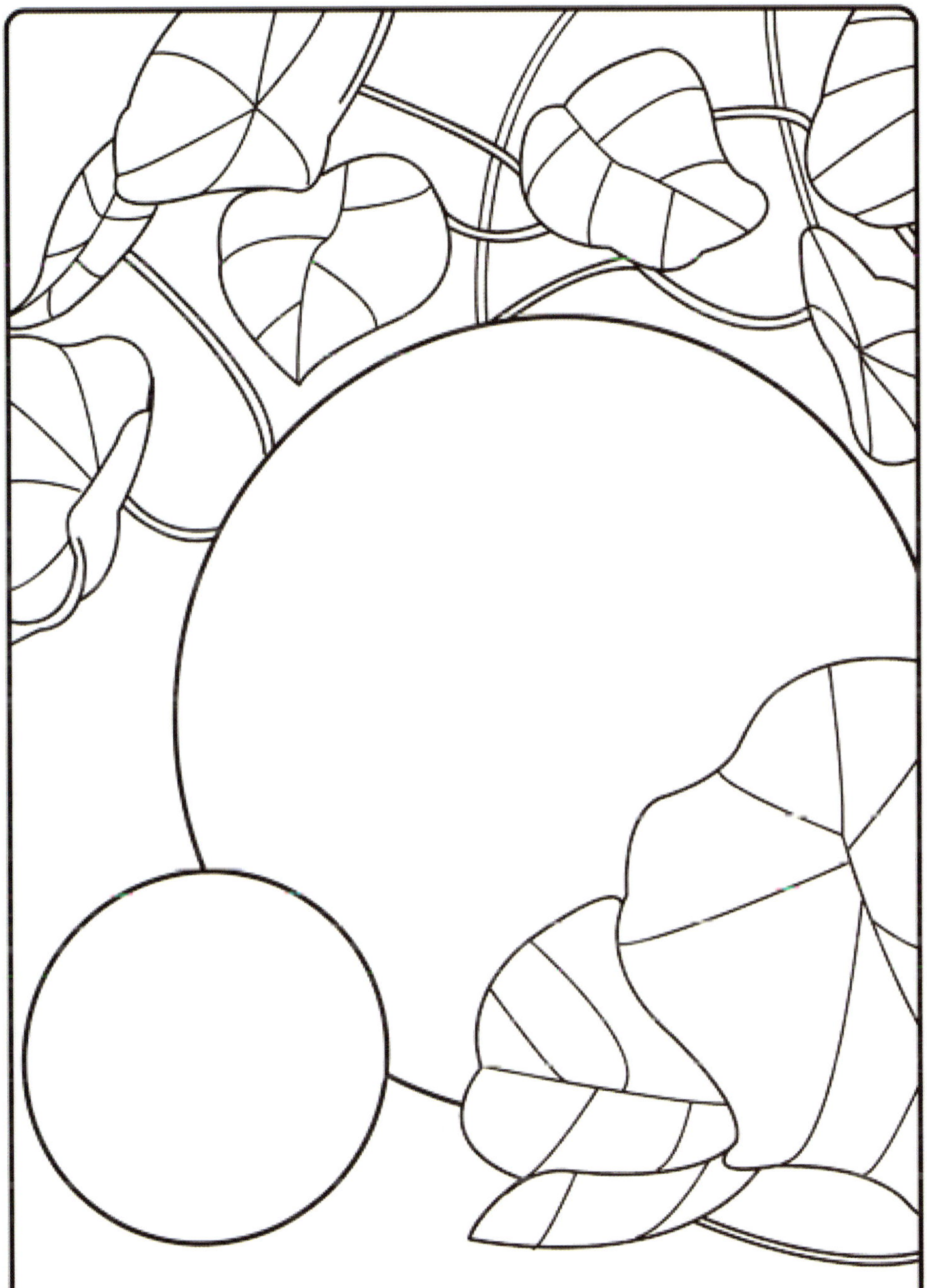

6) 호랑이 형님 미로찾기 길을 찾아보세요.

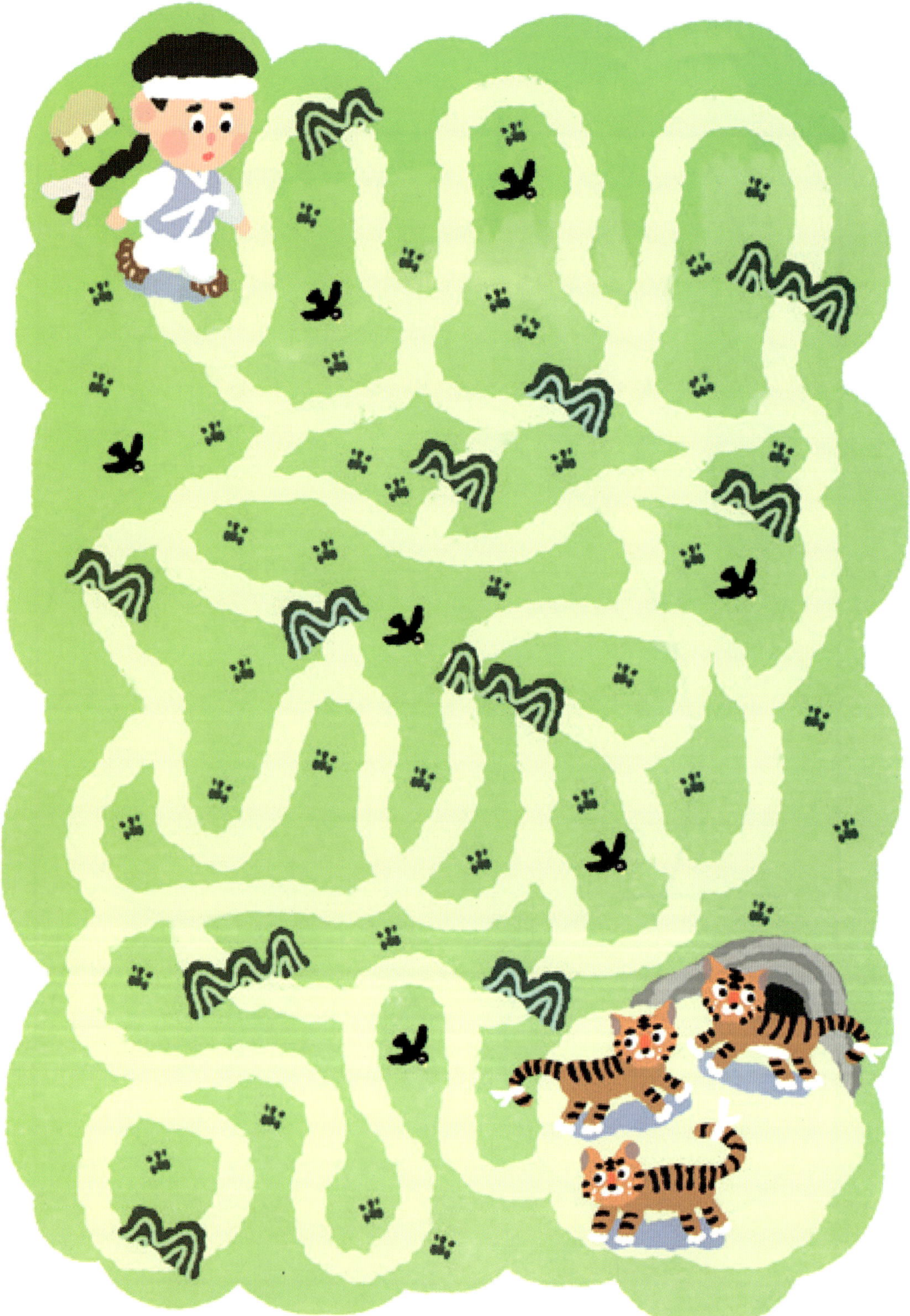

7) 호랑이 형님 그림 색칠하기

1. 이 그림은 어떤 이야기의 그림일까요?

   그림에 나오는 동물을 보고 생각해보세요.

2. 이야기의 어느 부분에 해당하는 것입니까?

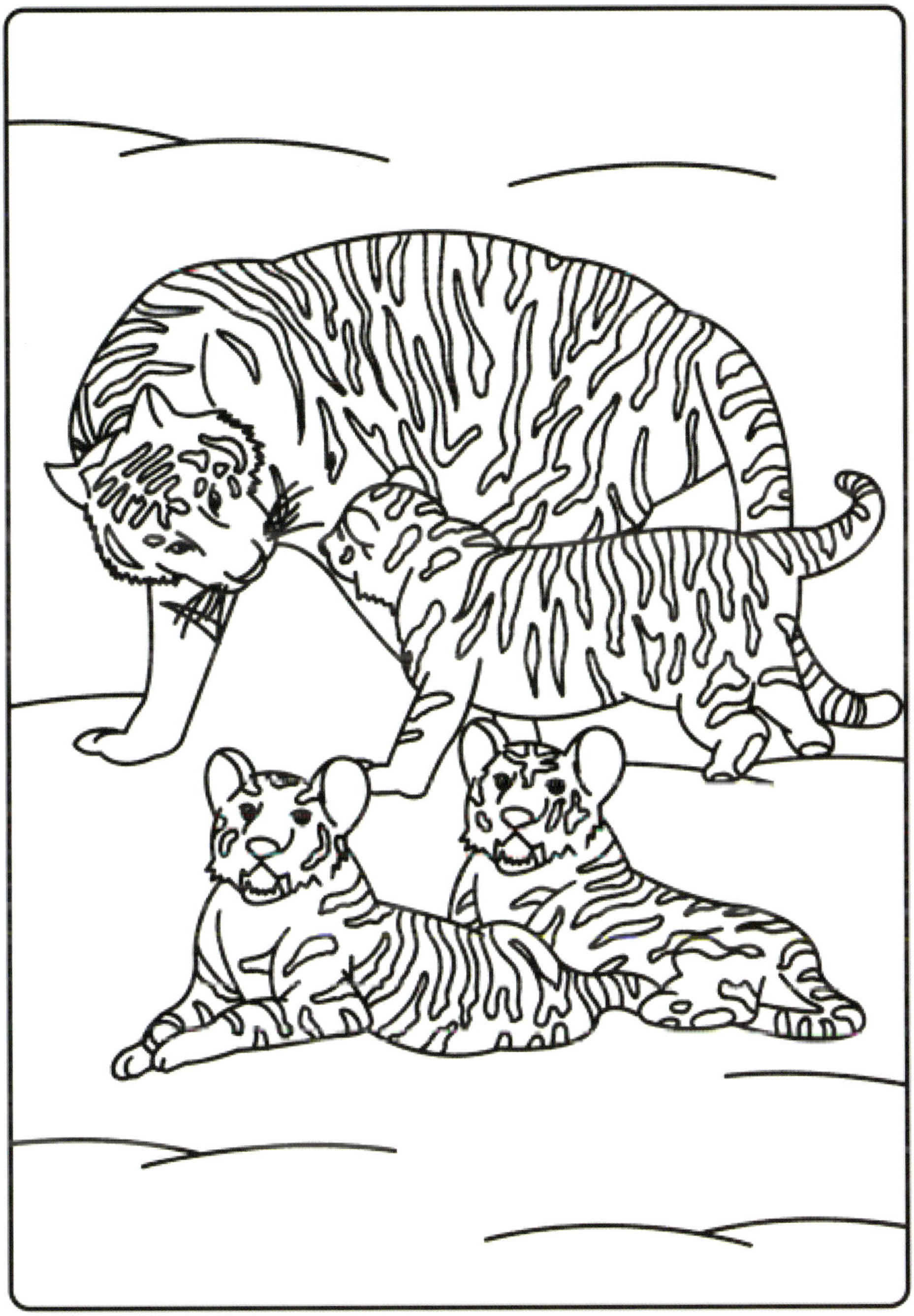

8) 호랑이 형님 모자이크 꾸미기

1. 색종이를 잘게 잘라 그림에 붙여 모자이크를 해보세요.

2. 빈 공간에 그림을 추가로 그려도 됩니다.

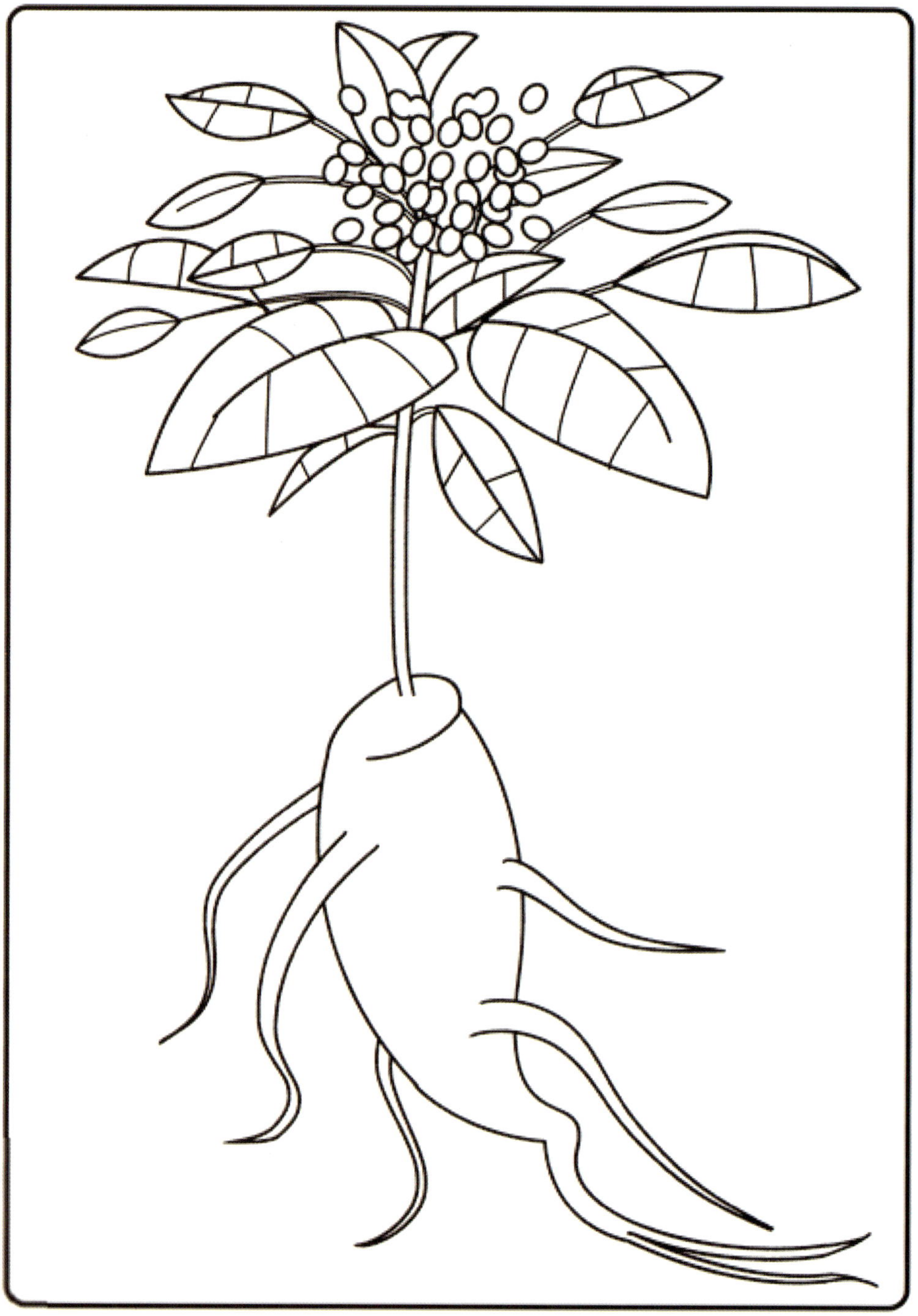

12. 화투색칠하기

화투색칠하기는 노인들 누구나 잘 알고 즐겼던 화투에 색을 칠하면서 손가락과 손목, 뇌를 사용하여 인지능력을 향상시킨다. 색을 구별하고 같은 색으로 표현을 하는 등 초기 치매환자들과 우울증 등을 겪고 있는 사람들에게 재미를 느끼게 한다. 이 프로그램은 노인요양원 등에서 단체로 사용할 수 있도록 구성된 것으로, 한두 명의 재가노인들도 지도사와 같이 진행할 수 있다.

색을 칠한 다음 색이름을 물어보고 답을 유도하는 등의 진행을 하고 가위로 그림을 오려보게 하는 것도 좋다. 그리고 가위로 그림을 오리는 것은 손가락과 손목의 힘을 반복적으로 이용함으로써 손목과 손가락의 힘을 키울 수 있다.

화투색칠하기는 다른 활동과는 달리 서로가 예전 이야기를 회상하며 대화의 장이 펼쳐지는 것이 특징이다. 추억을 회상할 수 있는 프로그램으로, 서로 많은 이야기 소재를 가지고 대화에 참여하기 때문에 대체로 화기애애한 분위기에서 진행된다. 그리고 처음에 다른 활동을 하지 않던 조용한 어른의 참여도도 높아지고, 어두운색으로 칠했던 그림의 색도 점점 밝은색으로 바뀜으로써 마음이 평정해지고 스트레스가 해소되어 표정도 밝아진다.

출처: 장일상, 임효림, 이수정, 조두이(2018). 현장활동가를 위한 화투색칠하기. 고양: 서현사.

1) 솔광

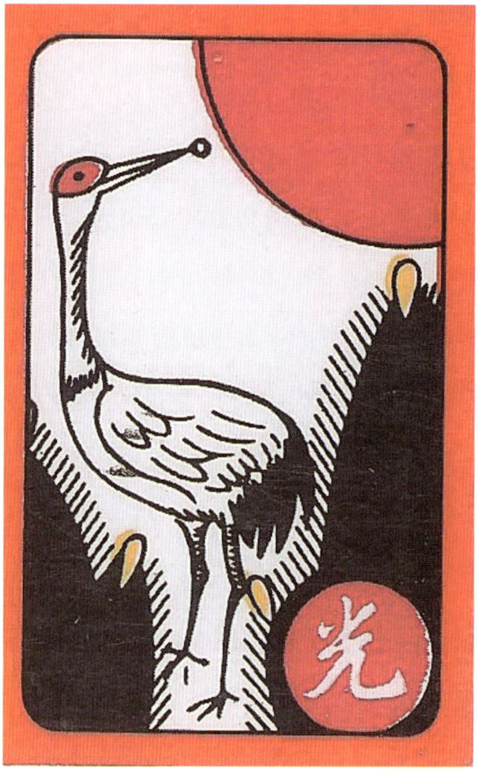

붉은 태양은 새해 떠오르는 태양을, 학은 무병장수와 가족 건강의 염원을 나타낸다. 즉 새해 복을 맞이하며 소나무처럼 번성하라는 뜻이 담겨 있으며, 가족의 복과 건강을 기원하는 마음이 담겨 있다.

소나무 잎은 각기병, 소화불량 또는 강장제로, 꽃은 이질에, 송진은 고약의 원료로 쓰인다. 사시사철 푸르름이 변하지 않는 소나무는 마음을 안정시켜주는 녹색과로 사람들에게 평화로움을 주는 나무이기도 하다.

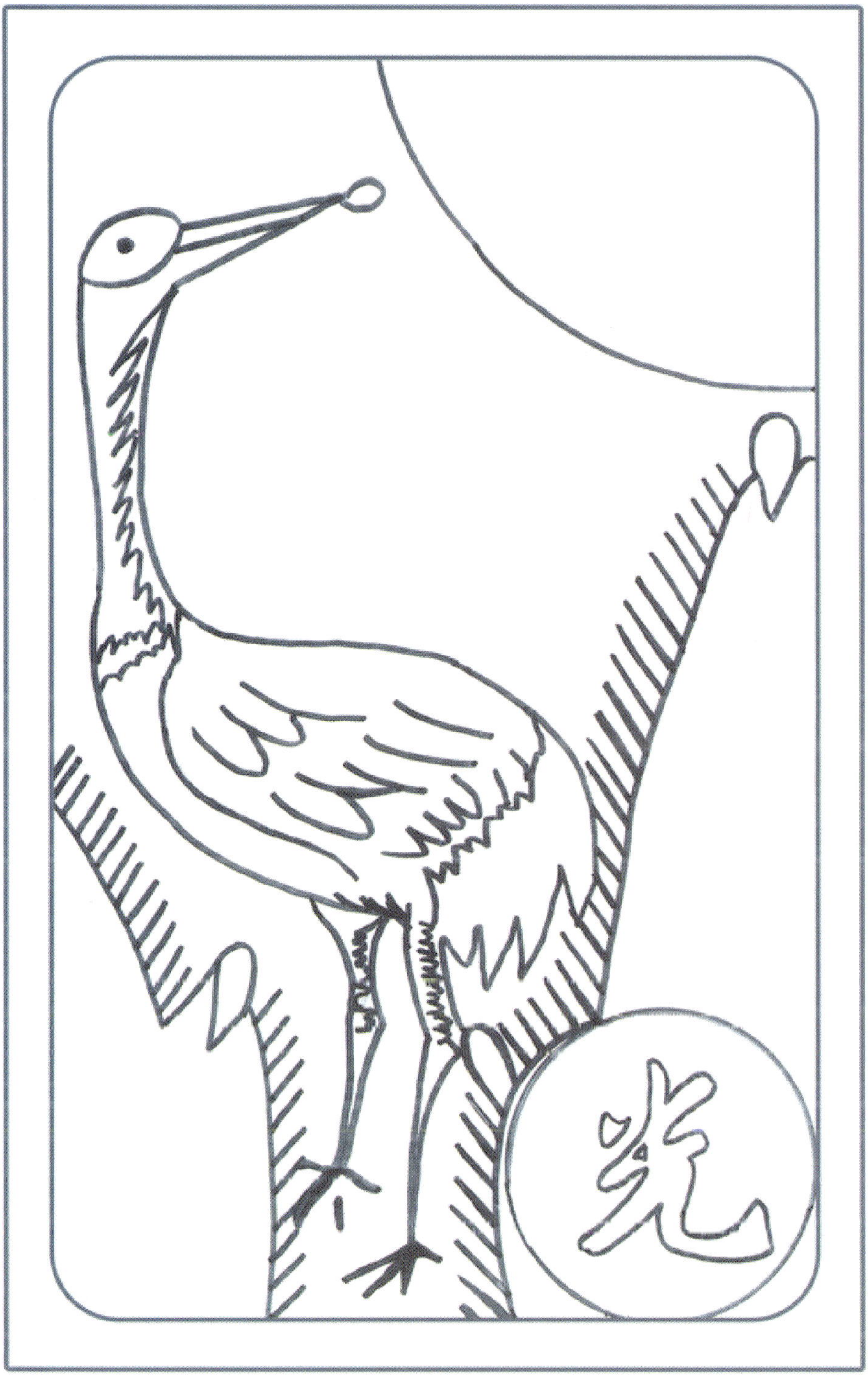
光

2) 삼광

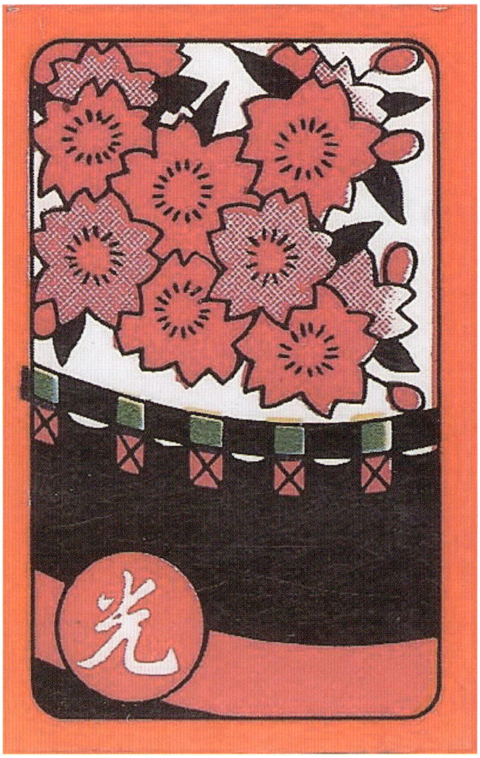

3월에는 벚꽃이 만발하게 피면서 벚꽃축제 또한 최고의 절정에 이른다. 겨우내 움츠렸던 시간이 지나고 음력 3월이 되면 하얗게 핀 벚꽃을 구경하기 위해 이름난 곳을 찾아다닌다. 대표적으로 하동 화계 쌍계사의 십리 벚꽃 길, 전주에서 군산까지 전군가도, 진해 군항제, 서울 윤중로 등이 유명하다.

* 벚꽃차 만드는 방법

벚꽃을 따서 물에 살짝 씻은 다음 물기를 빼고 소금물 10%에 병에 담아 보관한다.

식초나 매실초를 약간 넣으면 맛이 좋아진다.

* 벚꽃의 효능: 숙취해소, 식중독, 신염, 당뇨, 무좀, 습진, 기침에 효과

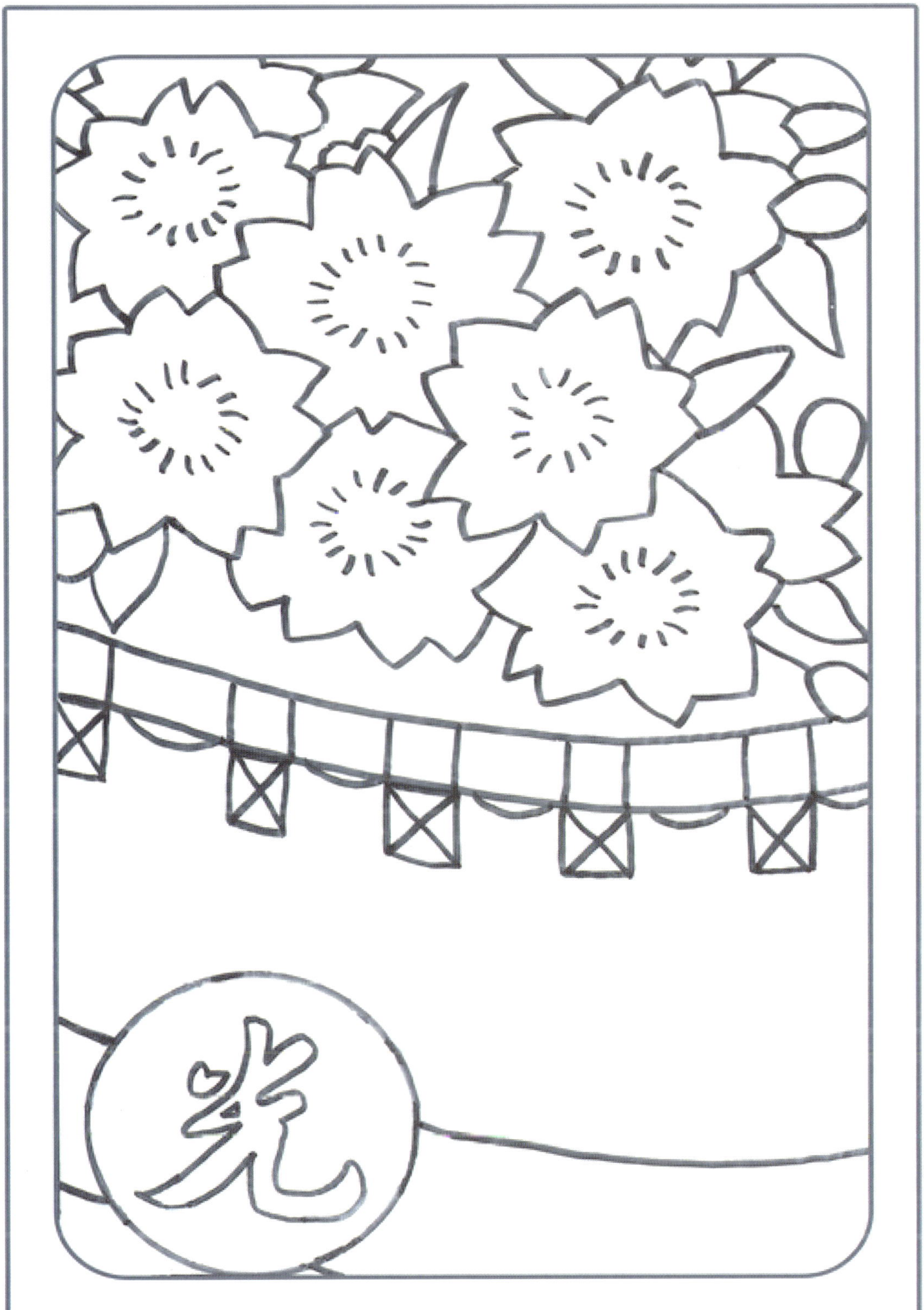
光

3) 팔광 공산명월

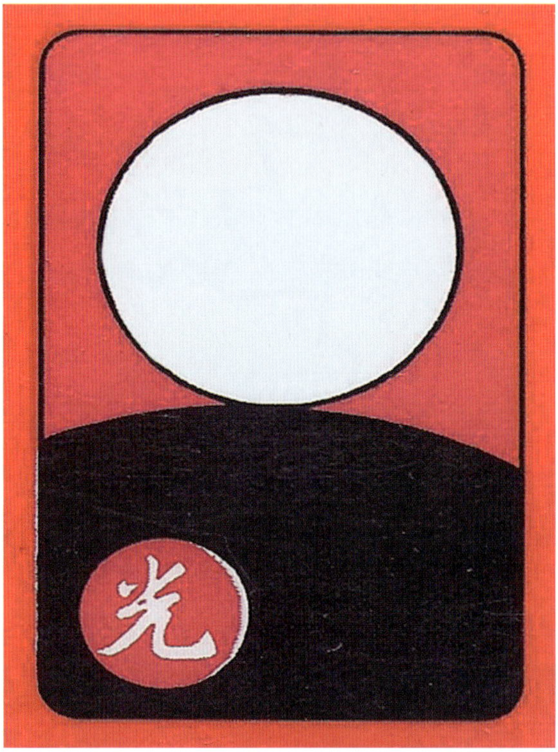

8월은 산과 보름달이 들어 있다. 1년 중 가장 큰 보름달이 뜨는 계절이고 '달맞이'의 계절이며, 기러기가 이동을 시작하는 시기이다. 어두운 밤이 되면 맹수의 습격 등으로 위험에 처하는데, 만월이 되면 그러한 위험에서 벗어날 수 있어 고마운 존재이기도 하다. 보름달은 달과 태양이 서로 지구의 반대쪽에 위치하여 달의 전면을 태양이 비추는 때를 말한다. 보름달의 밝기는 금성이 제일 밝을 때의 1500배에 달한다. 보름달은 1년에 12번 나타나며, 그중 1월의 15일을 정월 대보름이라고 한다. 그래서 1월 14일에 새해에 운수를 기원하는 행사가 많이 열린다.

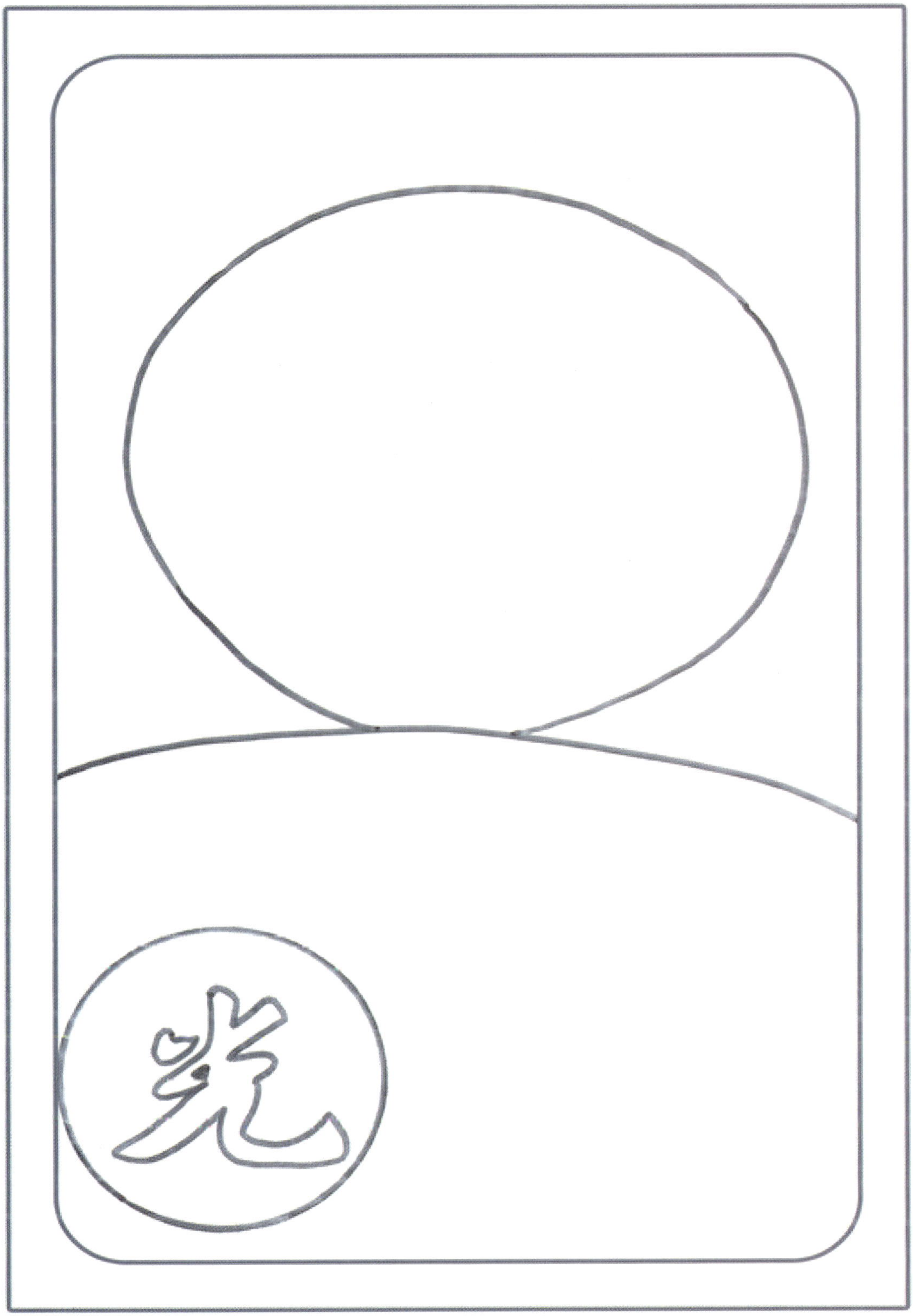
光

4) 오동

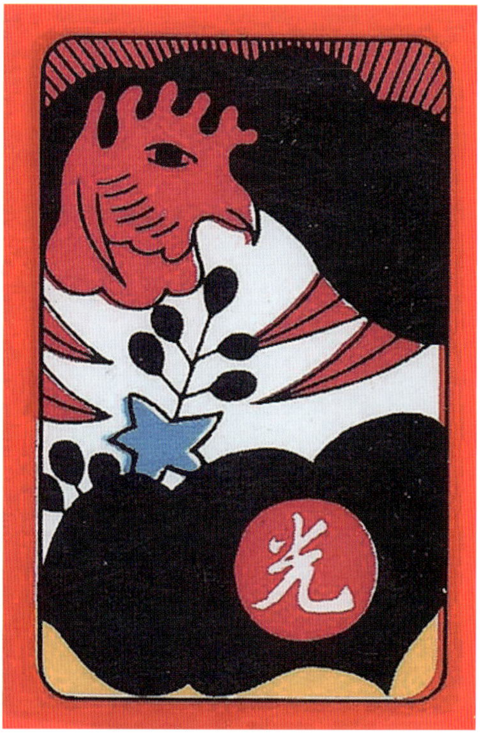

11월 오동은 가장 사랑을 받는 화투이다. 오동의 '동'을 강하게 발음해서 '똥'이라고도 한다. 오동을 일본말로 '키리(きり)'라고 하는데, 끝을 의미하는 키리와 발음이 똑같아 일본에서는 마지막 달인 12월을 상징한다. 그런데 우리나라로 넘어와서는 11월로 순서가 바뀌었다.

오동의 광에는 닭 머리 모양의 조류가 등장한다. 이는 봉황의 머리로 막부시대의 최고 권력자였던 쇼군의 지위와 품격을 상징하는 것이며, 검은색 오동잎 또한 쇼군을 상징하는 문양이다.

황색은 양극성을 지닌 색이라고 하는데, 황금과 결부되어 선호하는 반면 배설물과 결부되어 사회적으로 배척되기도 한다.

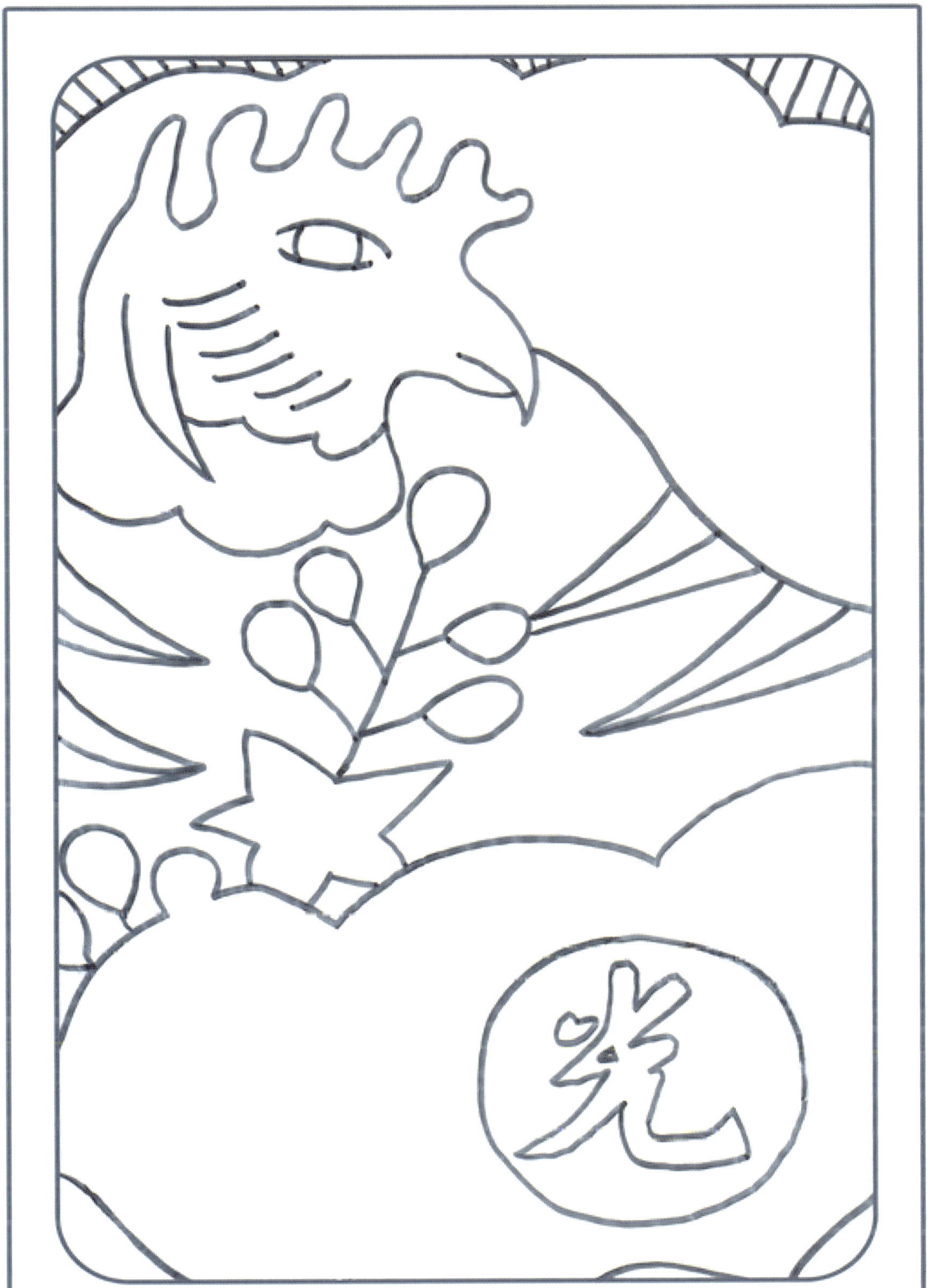
光

5) 비광

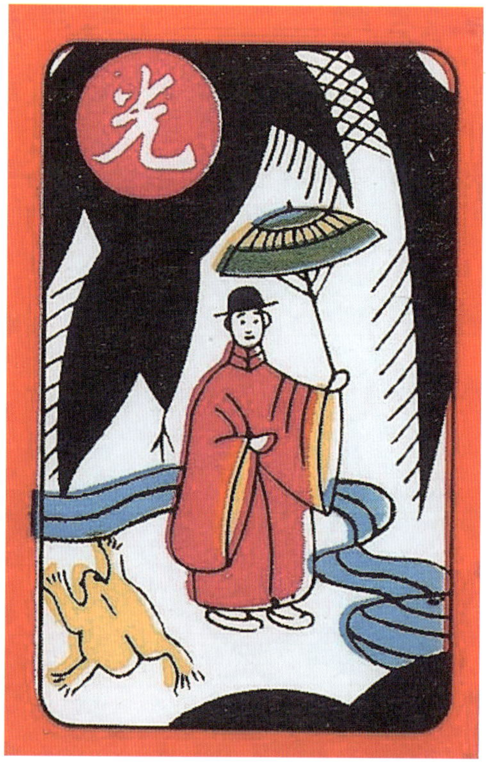

12월의 문양 비(雨)는 일본에서는 11월 문양이다. 우리나라로 건너오면서 11월과 12월의 순서가 서로 바뀌었다고 한다.

비광을 보면 한 사람이 우산을 쓰고 있고, 비광의 광(光) 자는 다른 달의 광(光) 자가 아래쪽에 있는데 반해 위쪽에 있다.

11월이나 12월에는 비가 많이 오지 않는데 우산을 쓴 남자와 개구리가 나온다. 비는 대기 중의 수증기가 높은 곳에서 찬 공기를 만나 물방울이 되어 땅 위로 떨어지는 것이다.

빛은 물체가 광선을 흡수하거나 또는 반사하여 나타내는 빛깔을 의미한다.

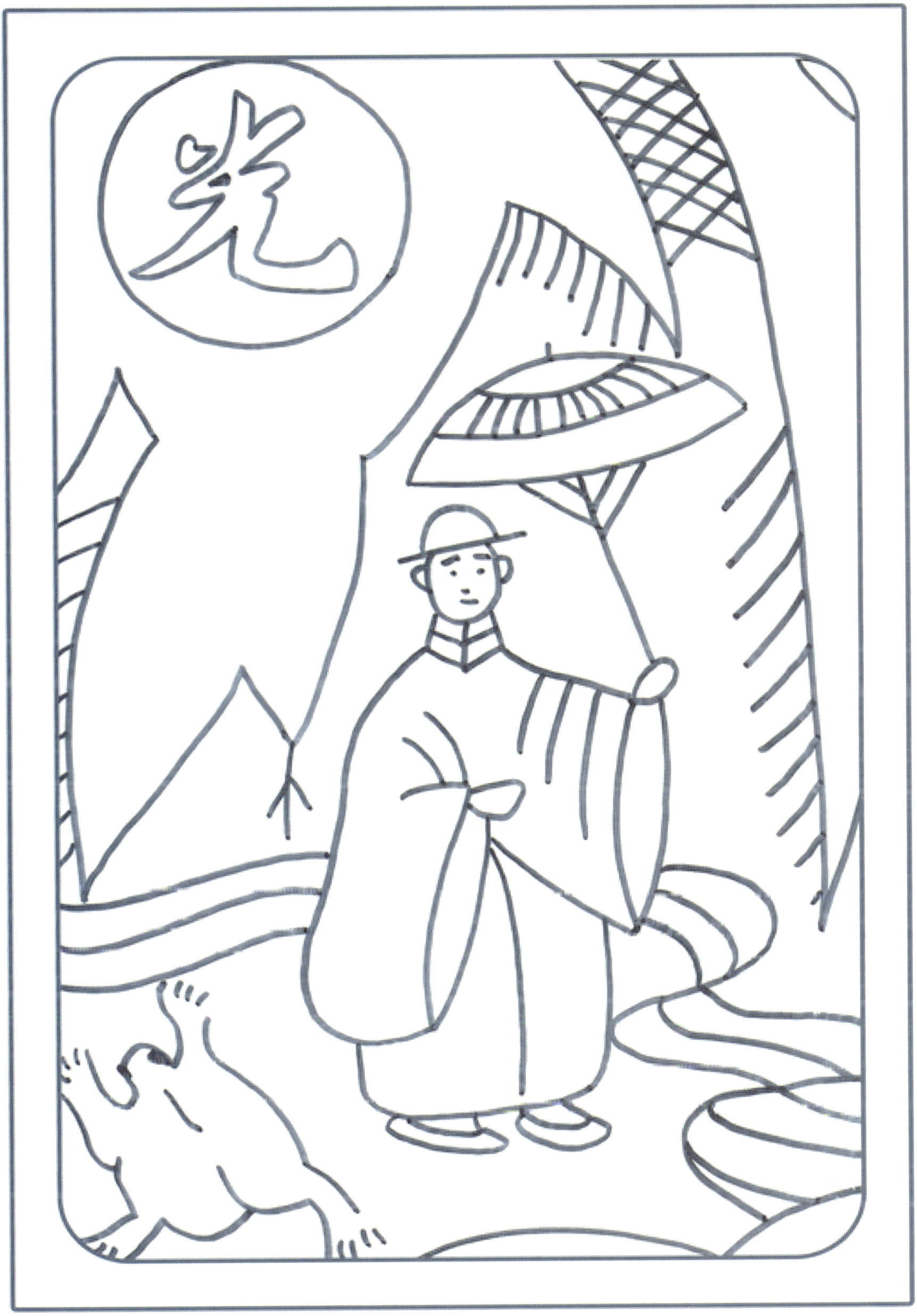
光

13. 동적 가족화 그리기

가족 그림을 통하여 노인의 비언어적 자기표현을 할 수 있다. 가족을 그림으로 표현하기 때문에 가족 가운데 자신의 위치와 가족 환경을 엿볼 수 있다.

준비물: 가족들의 독사진, A4 용지, 연필, 지우개

진행방법

1. 가족들의 독사진 뒷면에 이름과 관계를 적어둔다.
2. 사진을 보면서 가족을 그려본다.
3. 아들은 누군지, 며느리는 누군지, 손자손녀는 누군지, 그리고 이름과 어디에 살고 있는지, 나이는 몇 살인지 등을 물어본다.
4. 가족화 그림을 통해서 자신과 가족과의 관계 소통에 대하여 이야기한다.
5. 가장 멀리 있는 사람은 누구인지도 자세하게 물어본다.
6. 여기에 없는 사람은 누구인가?
7. 그림 속의 사람은 누구인가?
8. 무슨 일을 하고 있는가? (그림 속 가족을 한 사람씩 물어본다.)
9. 본인 옆에 있는 사람은 누구인가?
10. 가족의 이름, 나이, 자신과의 관계(아들, 딸, 손자, 손녀) 등을 통해서 가족과의 긍정적인 관계를 유지할 수 있게 해준다.

출처: 김동연 외(2018), 치매예방 및 인지재활 프로그램, 고양: 서현사

제10장

두뇌 인지 훈련

1. 기억회상 낱말찾기

빈칸에 낱말을 채워 넣어보세요.

- □ 리
- 태 □ □
- 중 □ □
- 치 □ 예 □
- 대 □ 민 □
- 얼 □ 송 □ 지
- 감 □ 합 □ 다
- 열 □ 김 □ 맛 □ 다
- 참 □ 와 허 □ □ 비
- 청 □ 은 봄 □ □
- □ □ 락과 □ 걱
- 치 □ 예 □ 지 □ 사
- □ 아버 □ 할 □ □

2. 기억회상 글쓰기(문장 만들기)

다음 사진을 보고 기억나는 것을 간단하게 적어보세요.

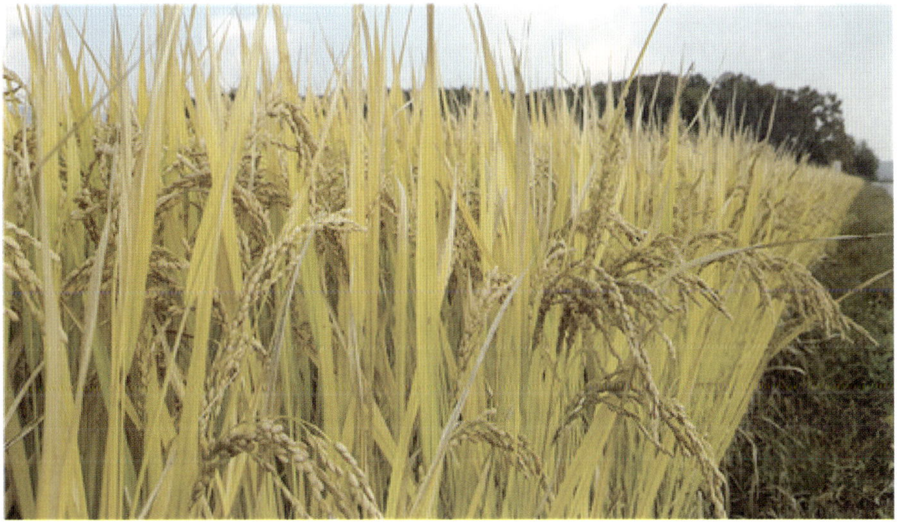

1. 이것의 이름은 무엇인가요?
2. 어디서 자라나요?
3. 어느 계절에 볼 수 있나요?
4. 어디에 어떻게 사용하나요?

직접 적을 수 없는 분들은 말씀을 하시는 것을 적어드리세요.

3. 시조 기억하기

1) 효와 관련된 시조 외우고 써보기

글자 위에 정확하게 따라 써보세요

어버이 살아계실 제 섬기기를 다하여라.
지나간 후면 애닯다 어이 하리
평생에 고쳐 못 할 일은 이뿐인가 하노라.

-정 철

늙으신 어머님을 고향에 두고
외로이 서울 길로 가는 이 마음
돌아보니 북촌은 아득도 한데
흰 구름은 저문 산을 날아 내리네.

-신사임당

반중(盤中) 조홍감이 고와도 보이나다.
유자 아니라도 품음직도 하다마는
품어 가 반길 이 없을 새 글로 설워하나이다.

-박인로

부모님 계신 제는 부몬 줄을 모르더니
부모님 여읜 후에 부몬 줄 아노라
이제사 이 마음 가지고 어디다가 베푸료.

-이숙량

2) 다음 시조의 빈 칸을 채워보세요

청산리 [　　　　] 수이 감을 자랑 마라

[　　　　] 하면 돌아오기 어려우니

[　　　　] 하니 쉬어 간들 어떠리

-황진이

[　　　　] 달밝은 밤에 [　　　　] 에 홀로 앉아

[　　　　] 옆에 자고 싶은 [　　　　] 할 직에

어디서 한 가락 [　　　　] 는 남의 애를 끊는 것인가

-이순신

청산리 벽계수야 수이 감을 자랑 마라

일도창해 하면 돌아오기 어려우니

명월이 만공산 하니 쉬어 간들 어떠리

-황진이

한산도 달밝은 밤에 수루 에 홀로 앉아

큰 칼 옆에 차고 깊은 시름 할 적에

어디서 한 가락 피리 소리 는 남의 애를 끊는 것인가

-이순신

4. 문장 따라 써보기

1) 빈칸에 들어갈 시어를 적어보세요.

시 문장을 외우고 써보세요.

산유화

김소월

산에는 꽃 ____________
꽃이 ____________

갈 봄 여름 없이
꽃이 ____________

산에
산에
피는 꽃은
저만치 ____________ 피어 있네.

산에서 우는 ____________ 여
꽃이 좋아
산에서
사노라네

산에는 꽃 ____________
꽃이 ____________

갈 봄 여름 없이
꽃이 ____________

2) 애국가 가사를 따라 써보세요.

1절

동해물과 백두산이 마르고 닳도록
하늘님이 보우하사 우리나라 만세
무궁화 삼천리 화려 강산
대한 사람 대한으로 길이 보전하세

2절

남산 위에 저 소나무 철갑을 두른 듯
바람서리 불변함은 우리 기상일세
무궁화 삼천리 화려 강산
대한 사람 대한으로 길이 보전하세

3절

가을 하늘 공활한데 높고 구름 없이
밝은 달은 우리 가슴 일편단심일세
무궁화 삼천리 화려 강산
대한 사람 대한으로 길이 보전하세

4절

이 기상과 이맘으로 충성을 다하여
괴로우나 즐거우나 나라 사랑하세
무궁화 삼천리 화려 강산
대한 사람 대한으로 길이 보전하세

「애국가」를 외워서 써보세요.

1절

___

하느님이 보우하사 우리나라 만세

___

대한 사람 대한으로 길이 보전하세

2절

남산 위에 저 소나무 철갑을 두른 듯

___

무궁화 삼천리 화려 강산

___

3절

___

___

무궁화 삼천리 화려 강산

___

4절

___

___

___

대한 사람 대한으로 길이 보전하세

5. 기억회상 속담

1) 좌측 속담의 빈칸을 완성하고 우측의 그림과 연결하세요.

□래 □움에 새□ 등 터□다.		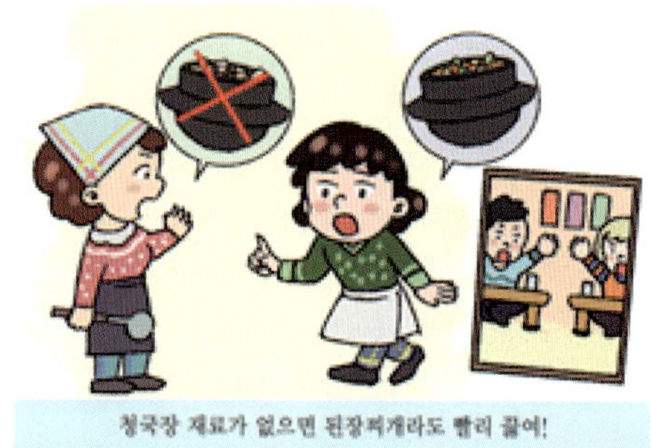
□ 놓고 □역 자도 □□다		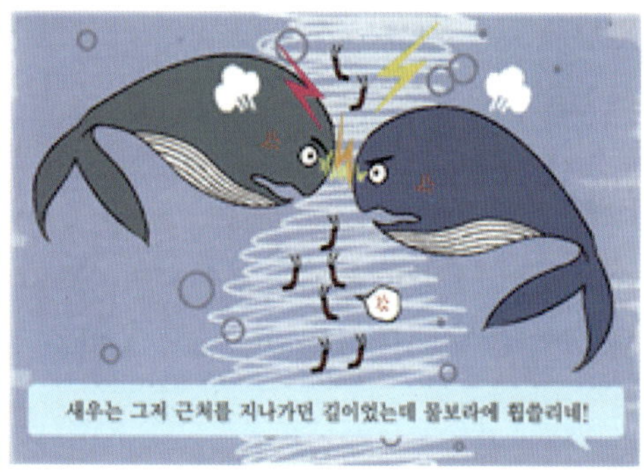
□ 대신 □		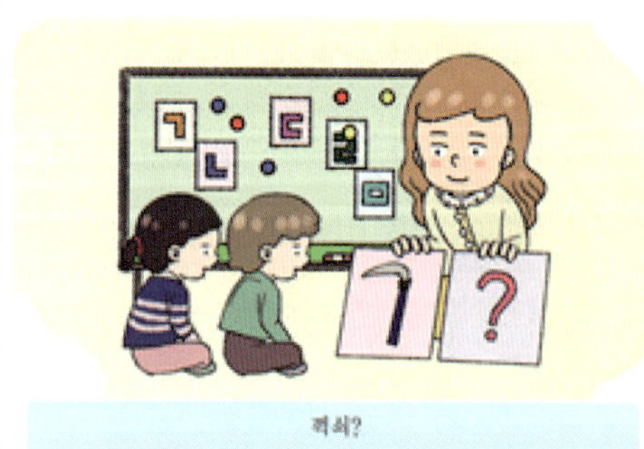

2) 다음 초성을 읽고 속담을 완성하고 관련 있는 속담 그림을 찾으세요.

ㄴㅁ은 ㅅㄱ ㄷ고 ㅂㅁ은 ㅈ가 ㄷㄴ다.		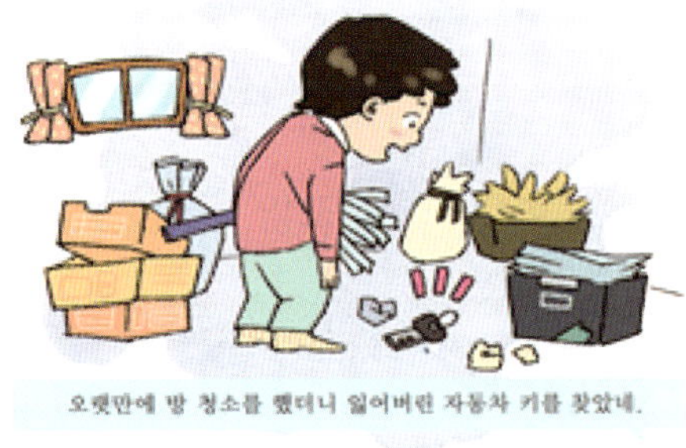
ㄸㄴㄴㅇ에 ㄴㄴㄴ있다.		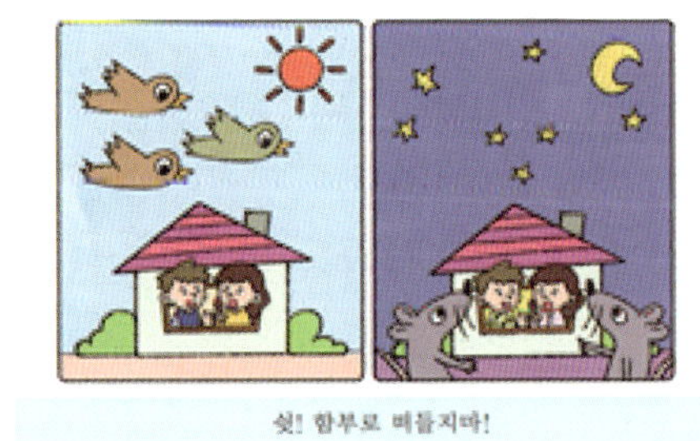
ㄷㄹ치고 ㄱㅈ ㅈㄴ다.		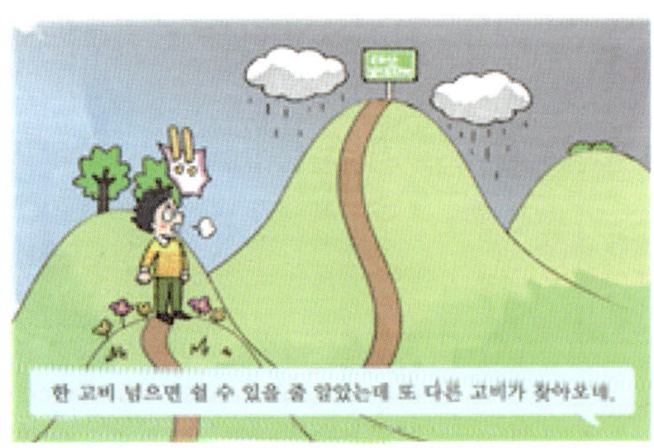
ㅅㄴㅇ 산.		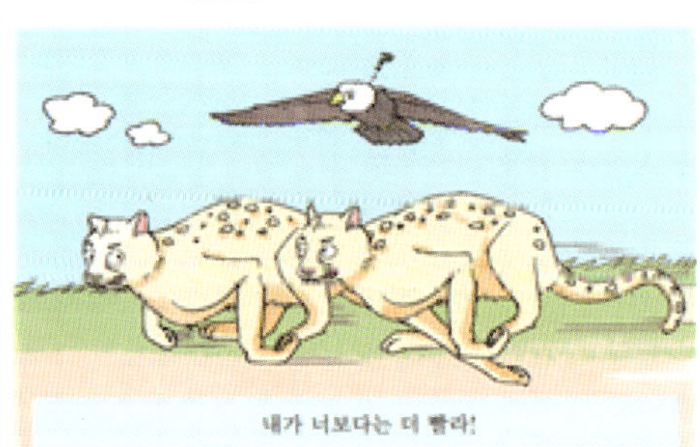

3) 좌측 단어를 유추하여 나올 수 있는 결과의 속담을 찾아보세요.

돈		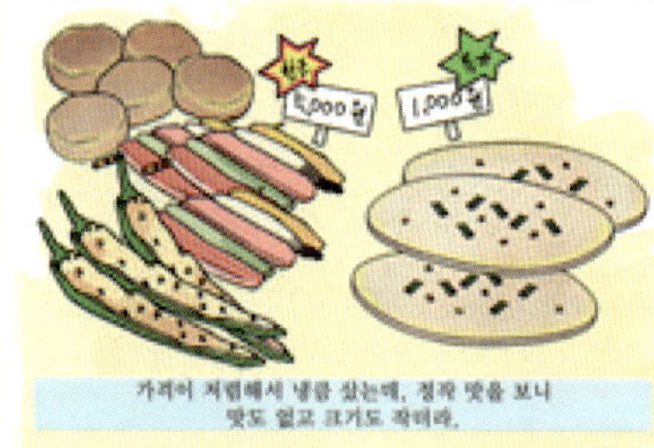
말(대화)		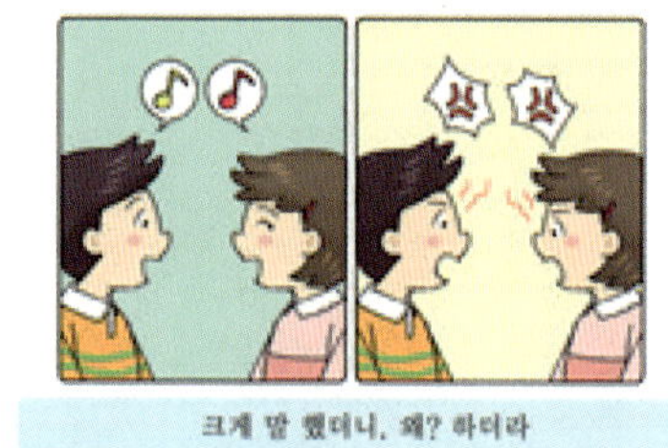
노력		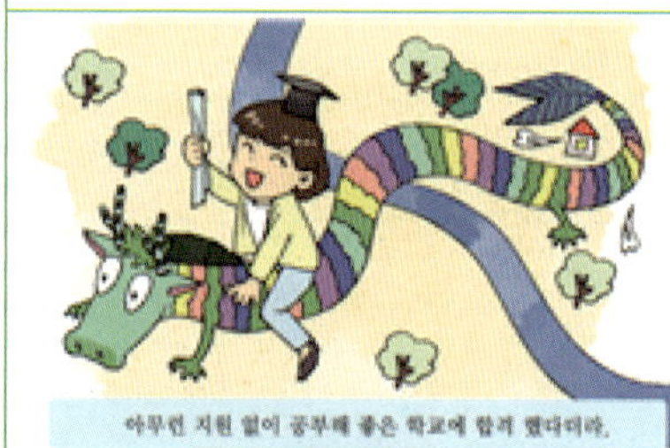
실수		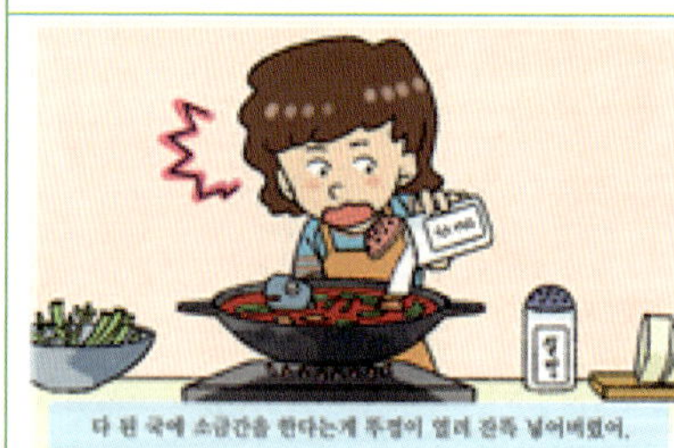
의심		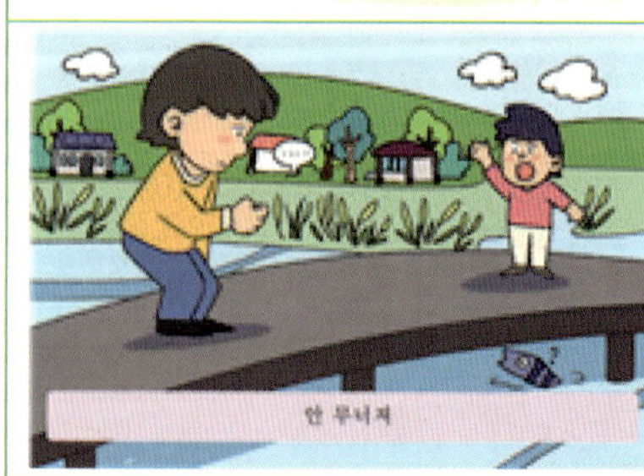

6. 사물 이름

1) 다음 단어 초성이 같은 것끼리 묶어보세요. 사물의 이름을 적어보세요.

ㄱ	ㄷ	ㅁ	ㅂ	ㅅ	ㅇ	ㅈ	ㅋ	ㅌ	ㅎ

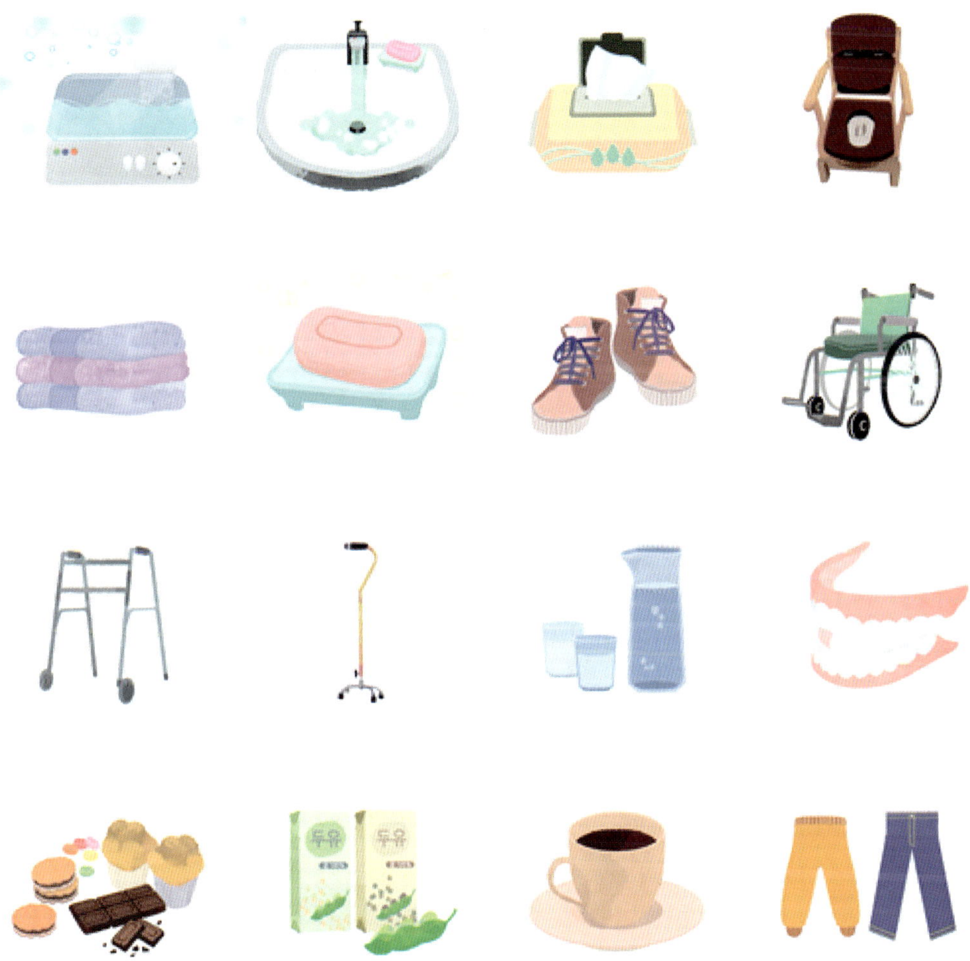

2) 다음 건강을 위해 필요한 것을 찾아보세요.

1. 사물의 이름을 적어보세요.

2. 건강을 위해 선택한 그림이 왜 필요한지 이유도 적어보세요.

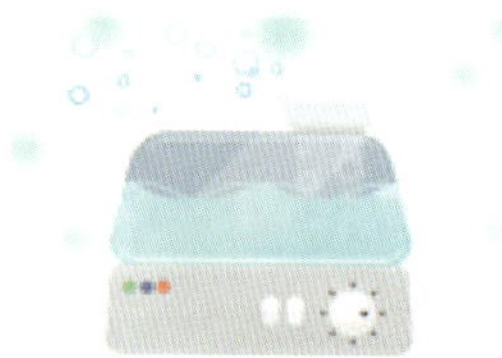	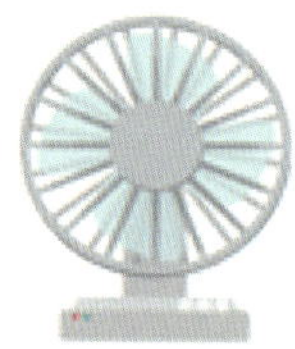	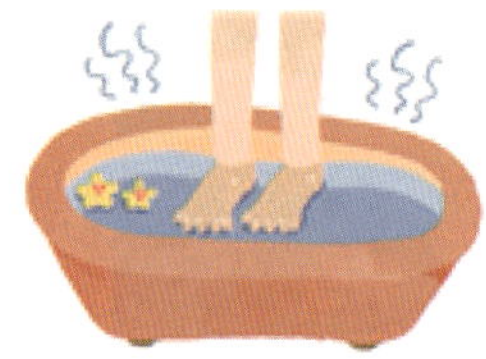
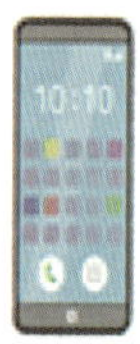	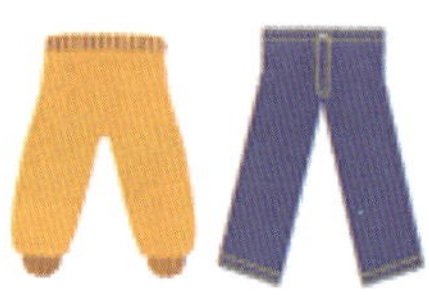	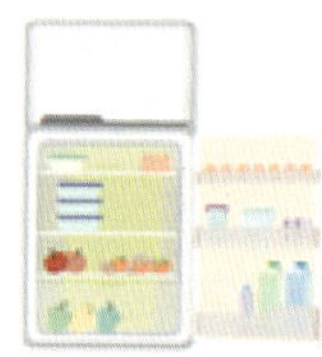
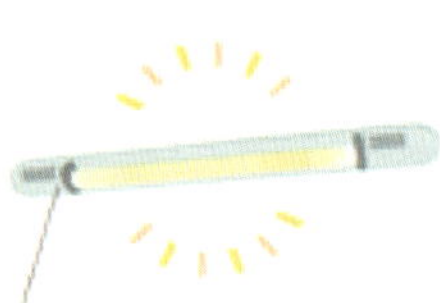	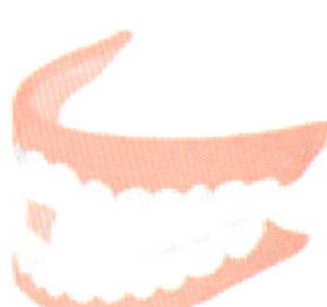	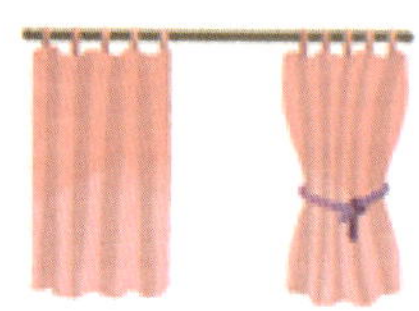

7. 시간, 날짜

1) 지남력

1. 나의 이름은 무엇인가요?
2. 나의 나이는 몇 살인가요?
3. 내가 사는 곳의 주소는 어떻게 되나요?
4. 나의 핸드폰 전화번호는 어떻게 되나요?
5. 오늘은 몇 월 며칠인가요?
6. 지금은 몇 시인가요? 시계를 보고 답하세요.
   아래에 시계를 그려보세요.

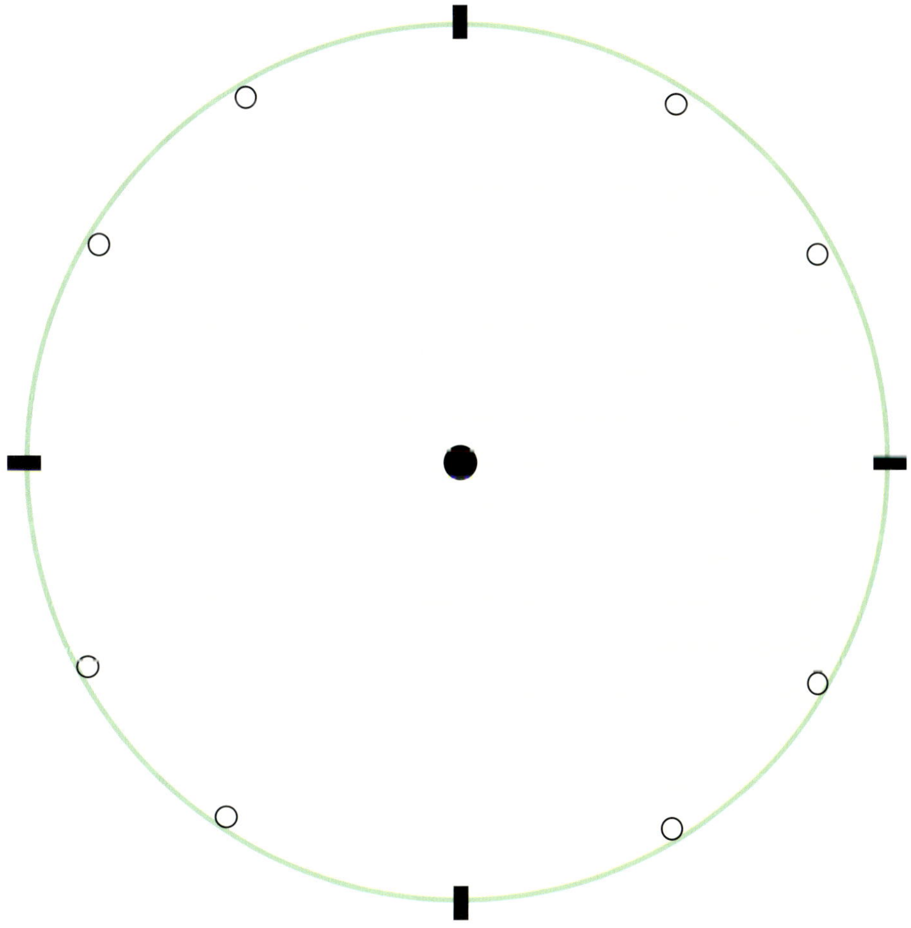

2) 다음 그림에서 하루의 생활 순서대로 번호를 적어보세요.

아침에 일어나면 무엇부터 하시나요?

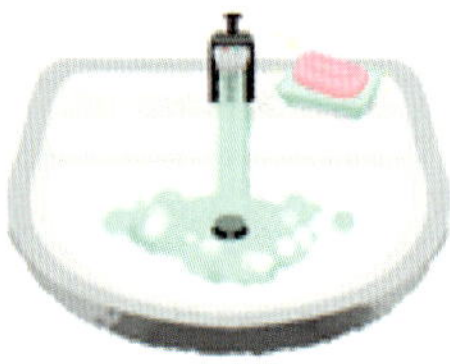

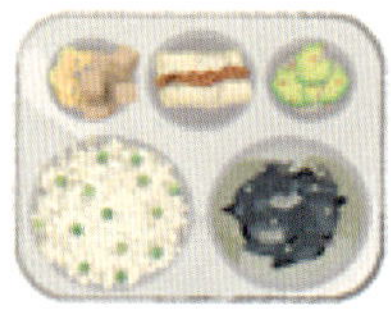

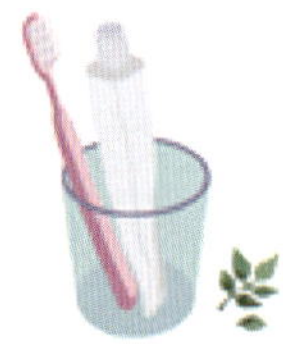

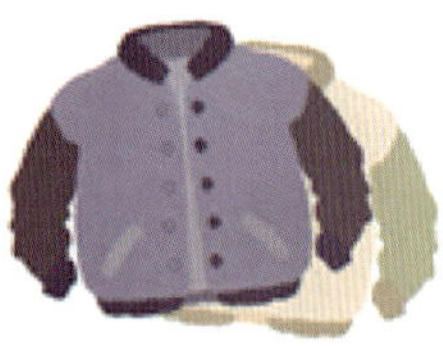

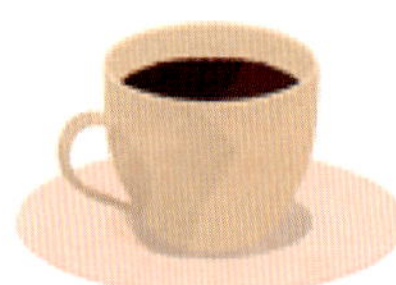

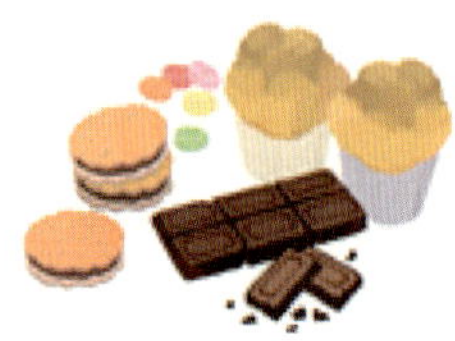

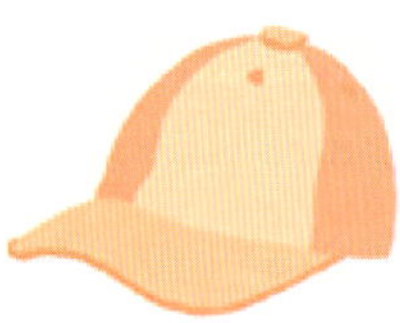

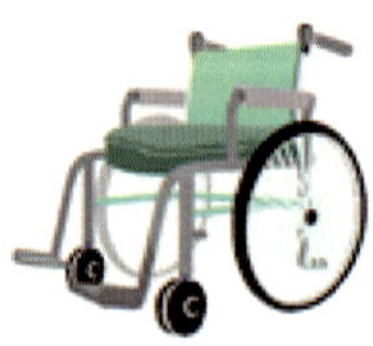

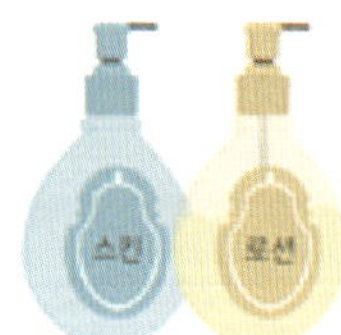

8. 감정

1) 좌측 단어의 감정을 우측 그림의 감정과 연결해보세요.

슬프다		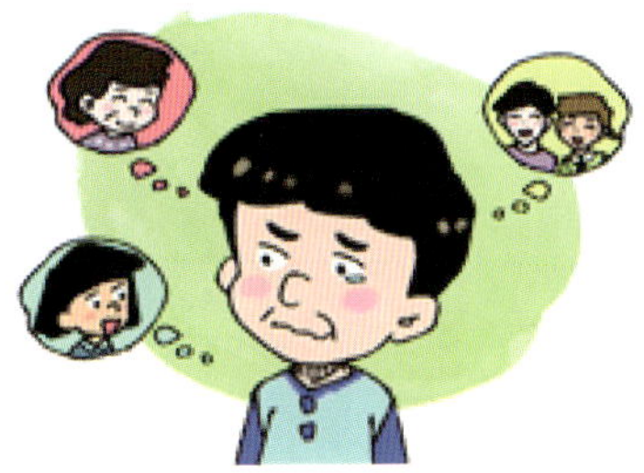 누가 가장 보고 싶나요?
보고 싶다		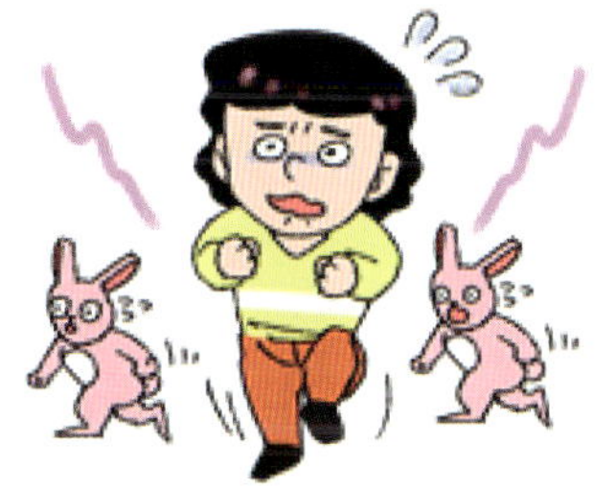 지금 어딜 빨리 가고 싶나요?
빨리빨리		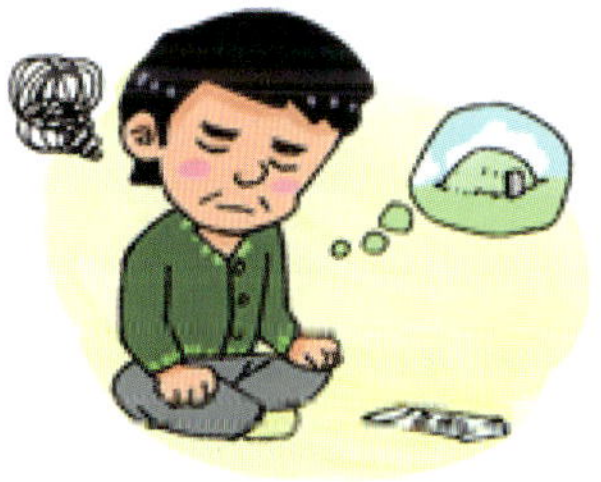 슬프게 하는 것이 무엇인가요?
어휴 추워		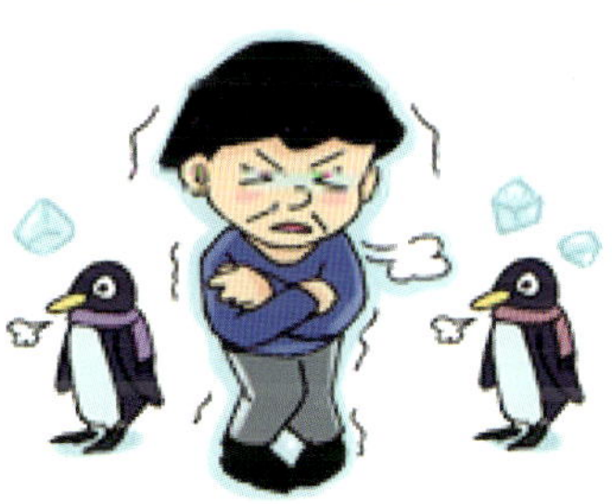 어디가 가장 추우세요?

2) 다음의 감정을 이야기해보세요.

어느 때 이런 감정이 나타납니까?

빈칸에 위의 감정을 따라 적어보세요.

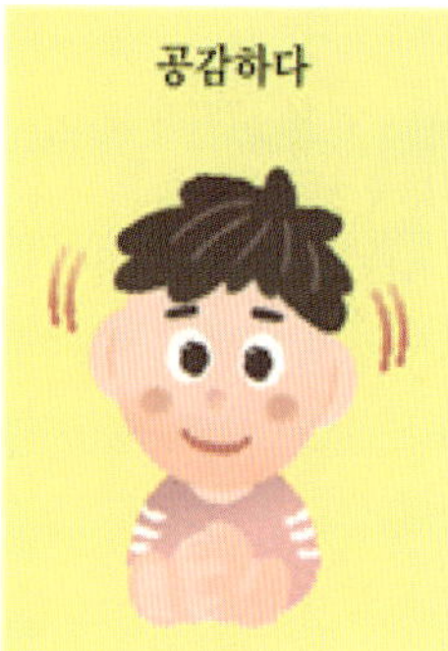	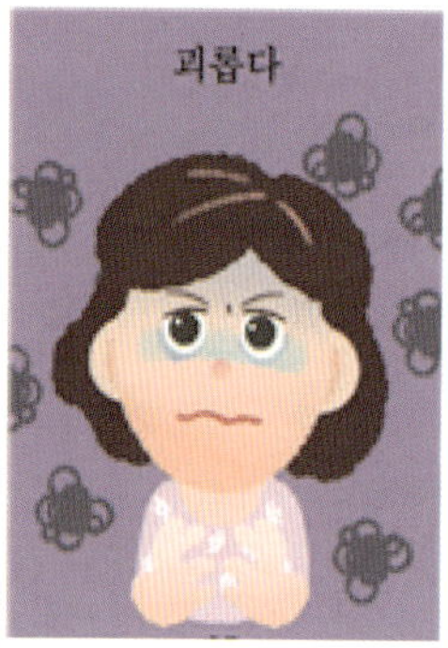	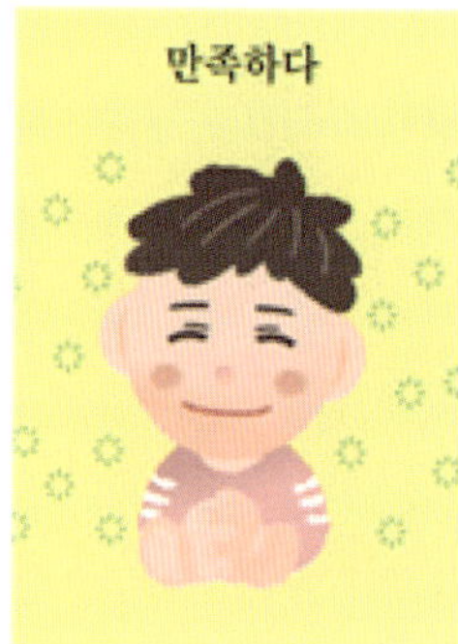	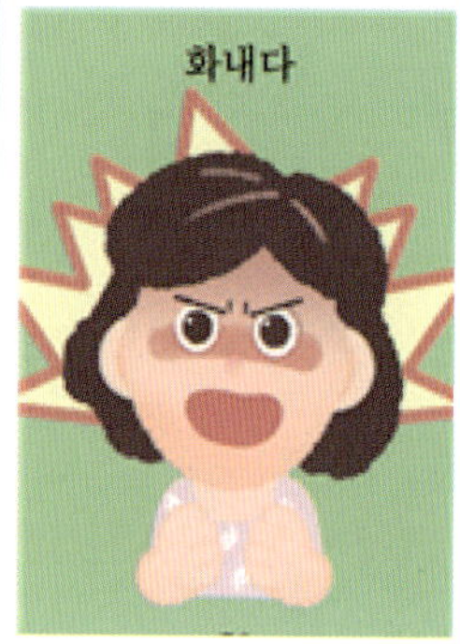
	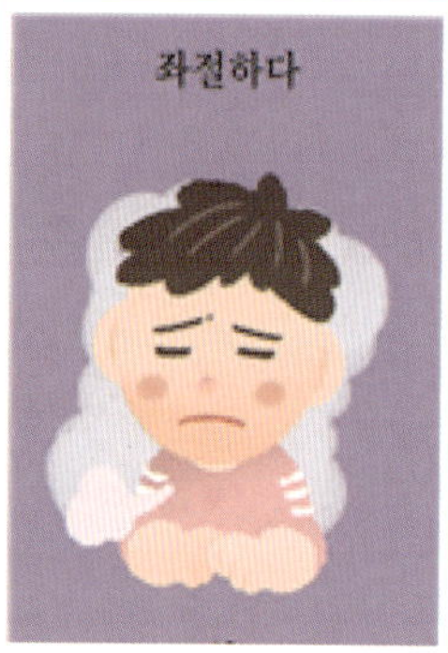		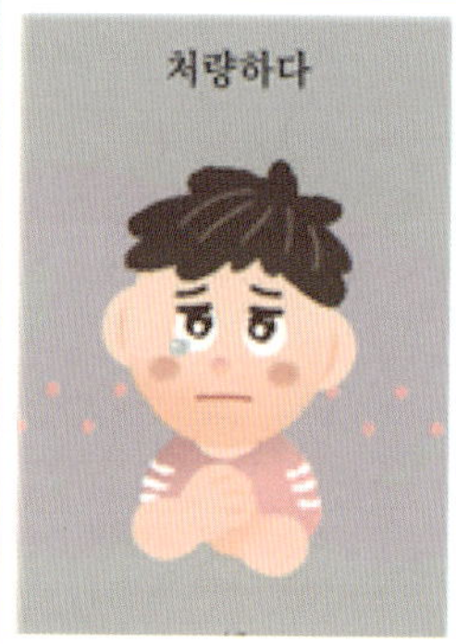
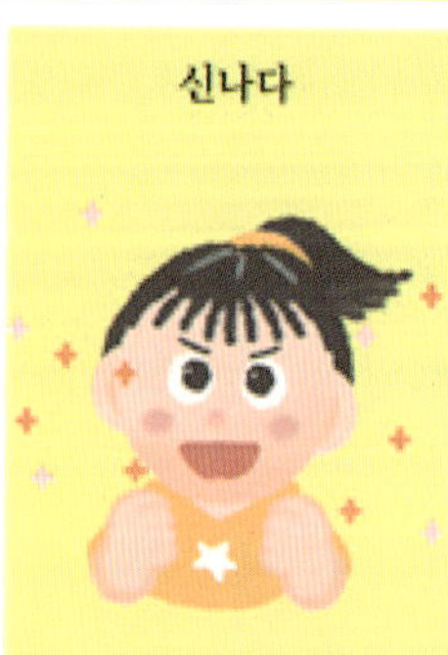	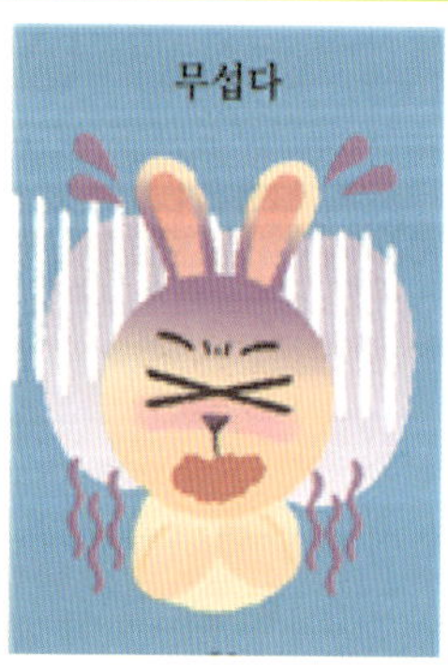	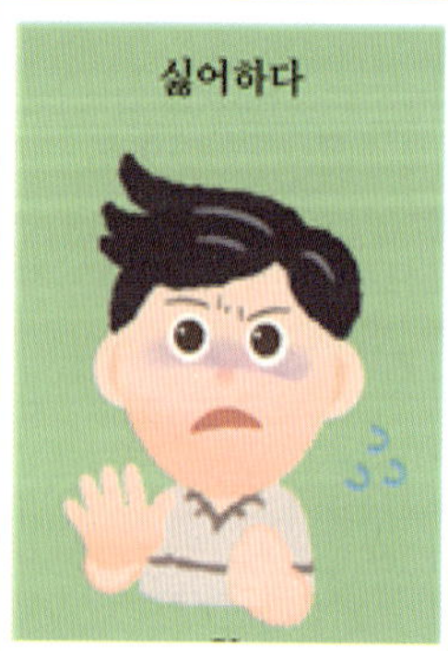	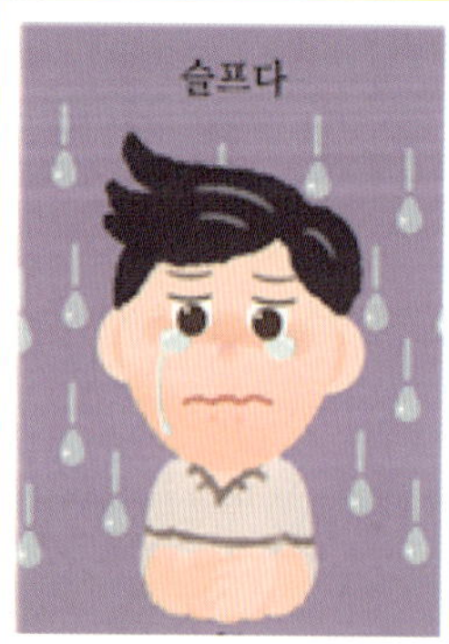

3) 다음의 감정과 연결되는 것을 선을 그어보세요.

오른쪽 그림의 느낌을 적어보세요.

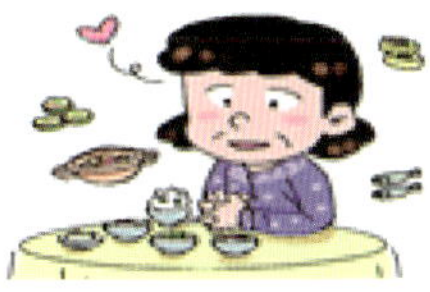		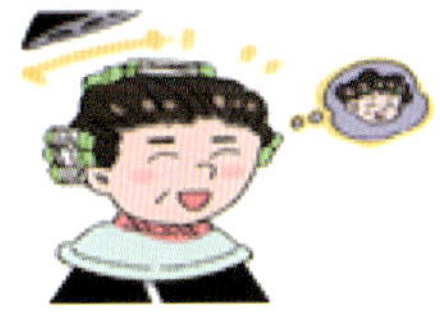
먹고 싶다		
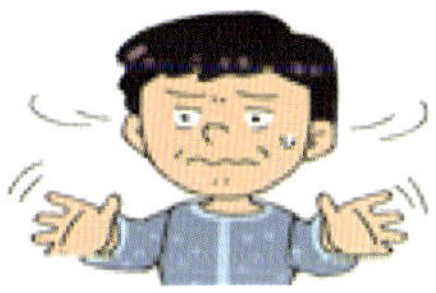		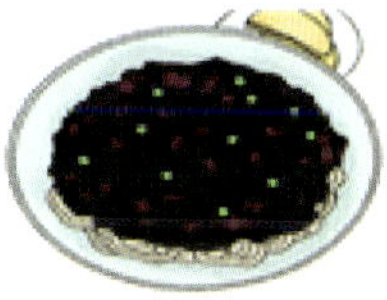
싫어		
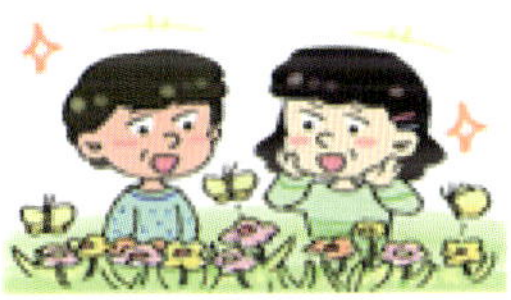		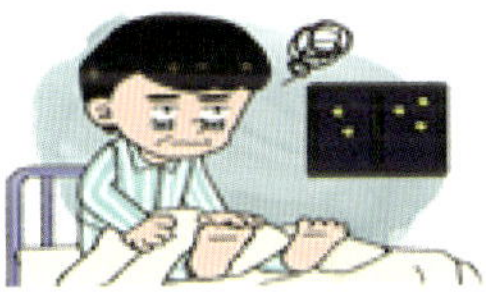
예쁘다		
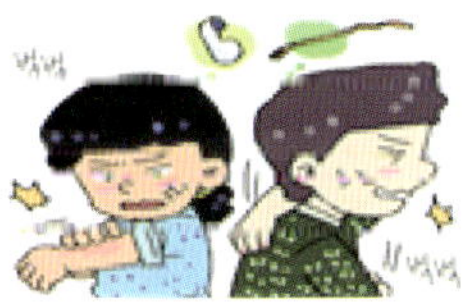		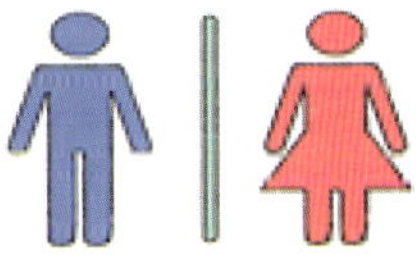
가렵다		
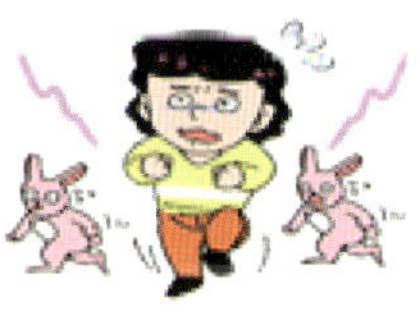		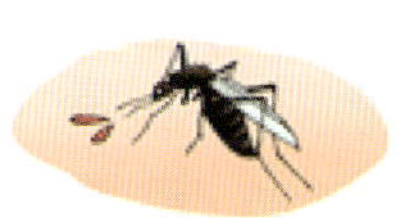
빨리빨리		

4) 다음 그림을 보고 어떤 기분인지 어떤 감정인지 이야기해보세요.

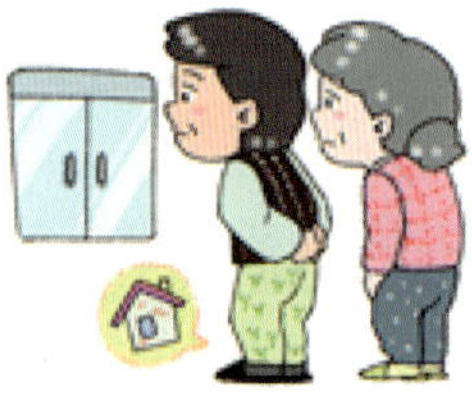	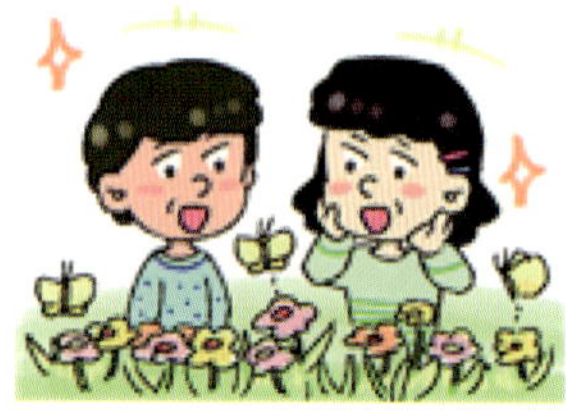	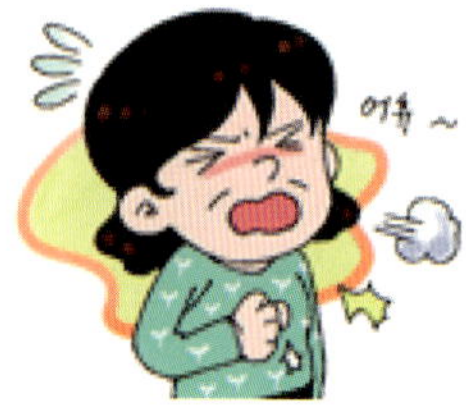
가고 싶다	예쁘다	답답해
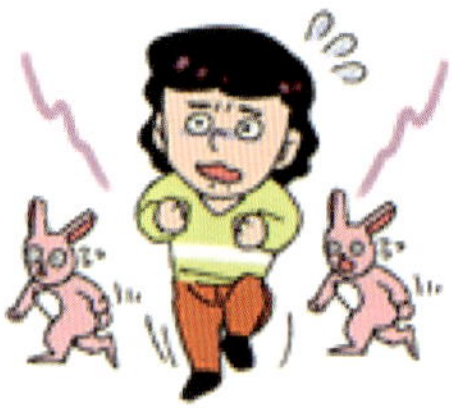	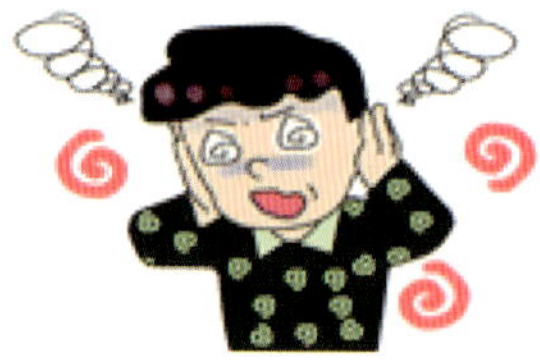	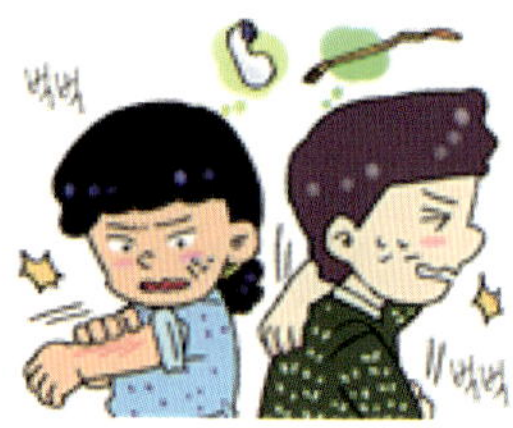
빨리빨리	어지러워	가려워
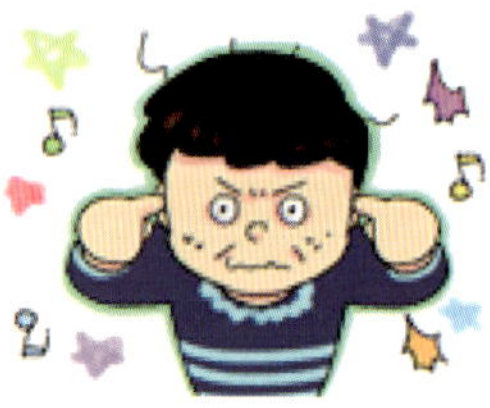	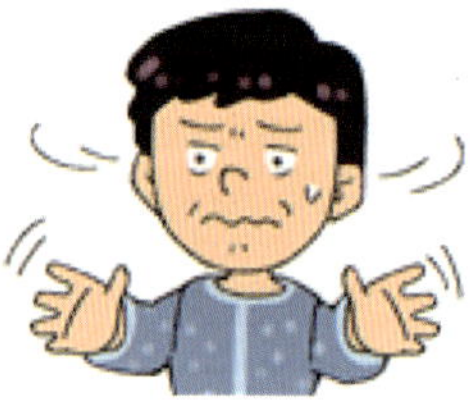	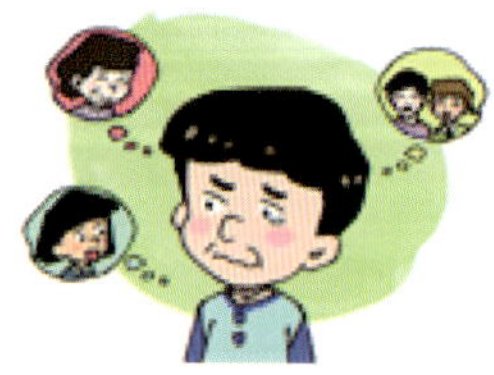
시끄러워	싫어	보고 싶다

9. 사물지남력

1) 좌측 사물의 이름을 우측 글과 연결해보세요.

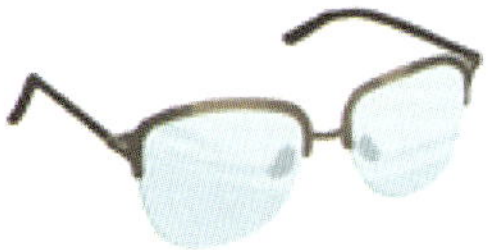		시계
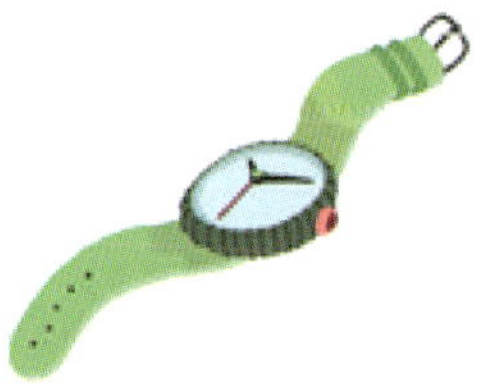		안경
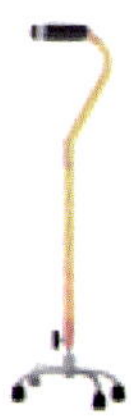		모자
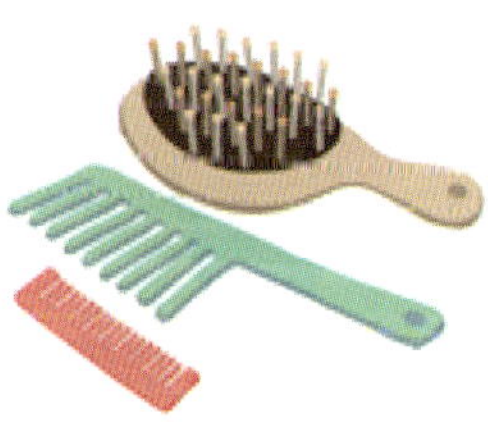		지팡이
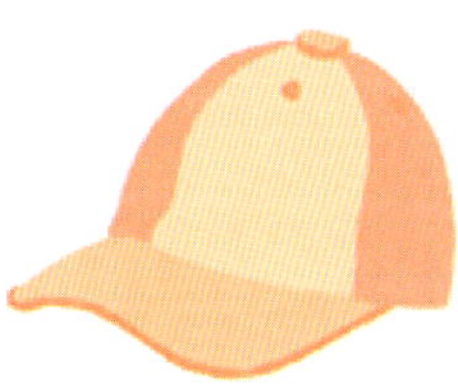		빗

2) 좌측 사물의 이름을 우측의 빈칸에 적어보세요.

앞에서 학습한 것입니다. 기억을 되살려 이름을 적어보세요.

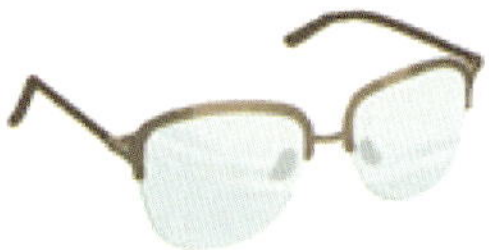	
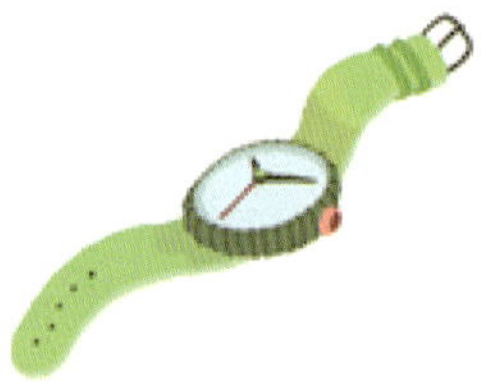	
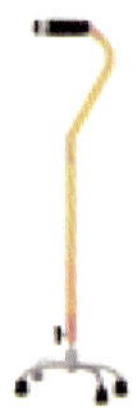	
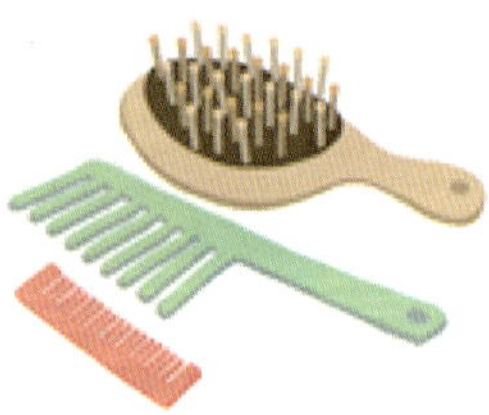	
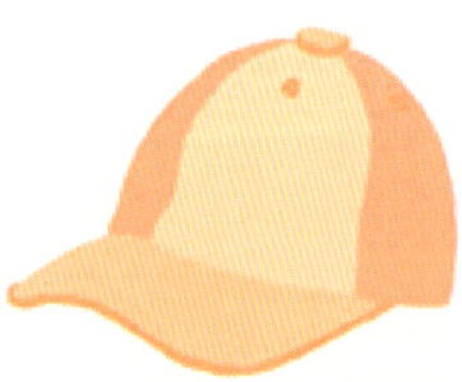	

3) 다음 초성을 보고 단어를 완성하고 그림을 연결하세요.

ㅁ자		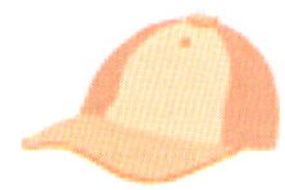
ㅈ팡ㅇ		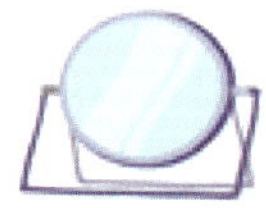
거ㅇ		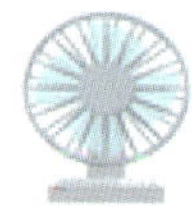
ㅅ풍ㄱ		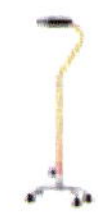
ㅁㄷ기		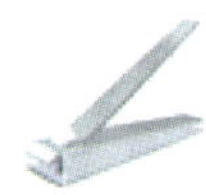
ㅂ		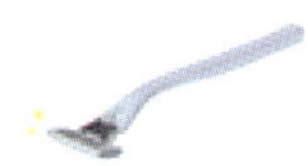
ㅅ톱ㄲㄱ		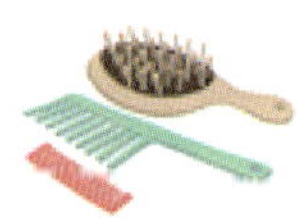
ㅇ경		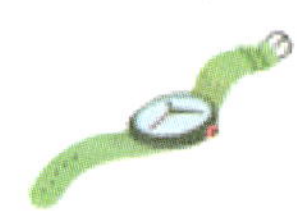
시ㄱ		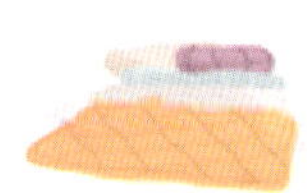
ㅇ불		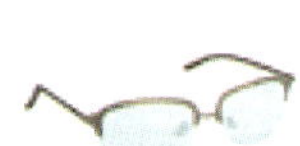

4) 이름기억하고 쓰기

앞에서 초성을 완성하고 그림을 연결한 문제입니다. 우측의 빈칸에 좌측 그림의 이름을 적어보세요.

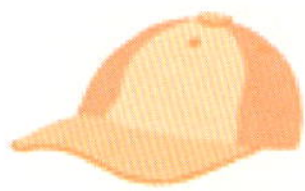	
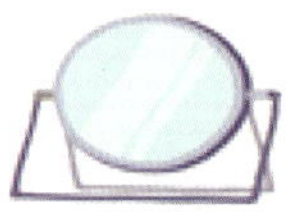	
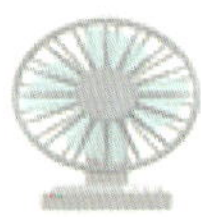	
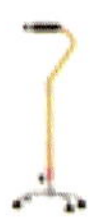	
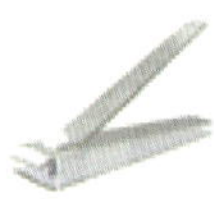	
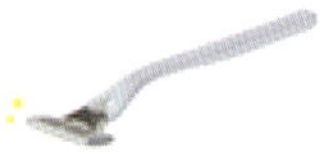	
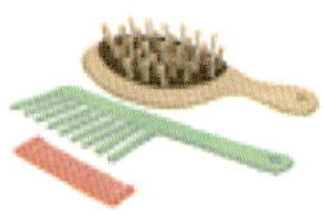	
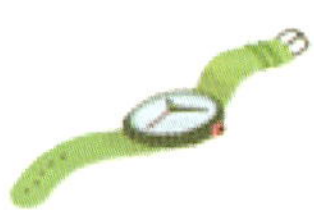	
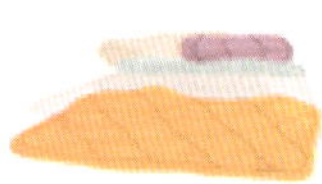	
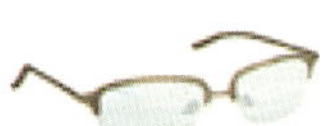	

5) 다음 사물이 있는 곳이 어디일까요.

사물의 이름과 장소를 적고 용도를 이야기해보세요.

사물	이름	장소	용도
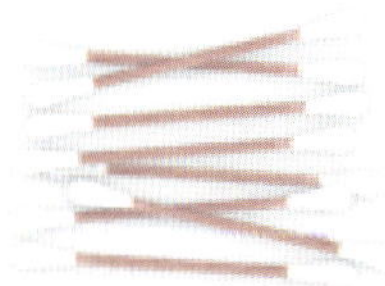			
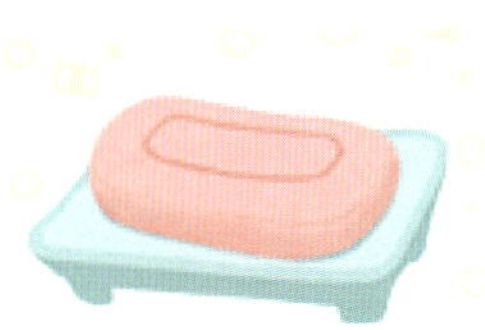			
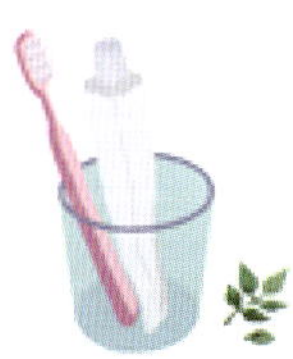			
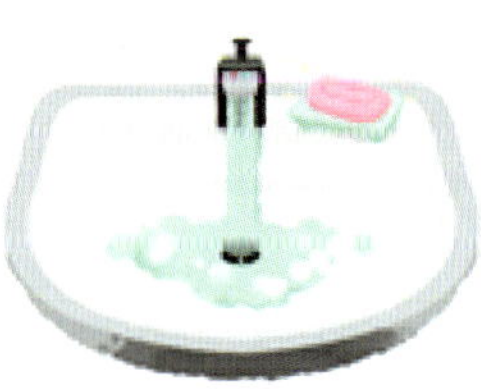			
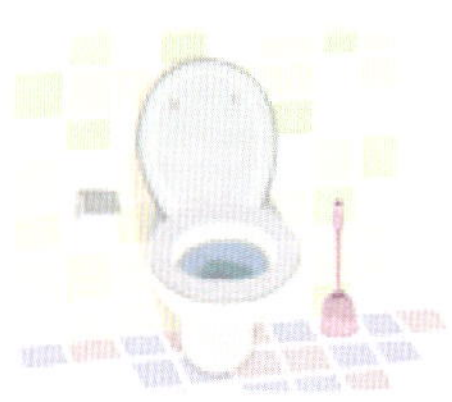			

6) 다음의 그림은 거실입니다.

거실과 관계있는 것에 체크하세요.

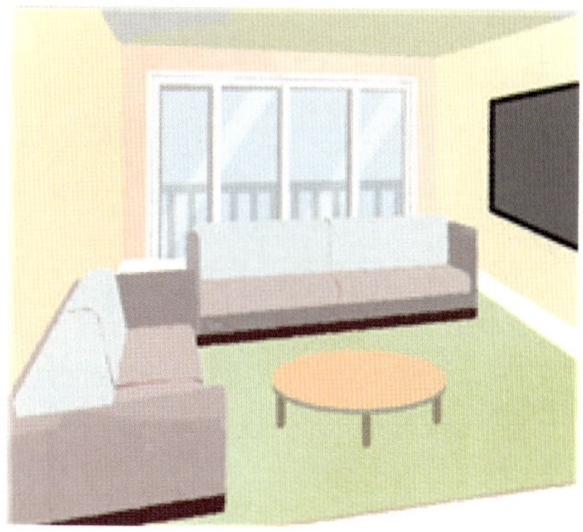

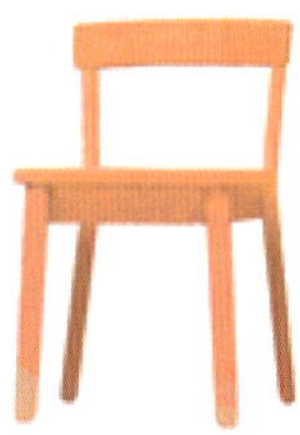		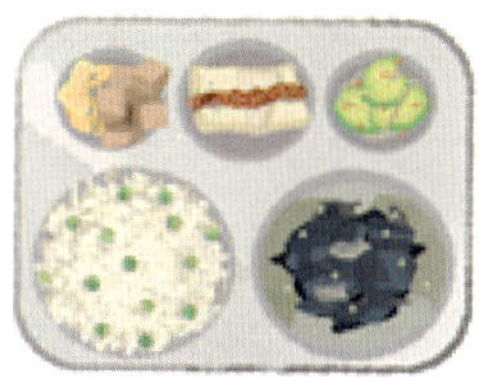		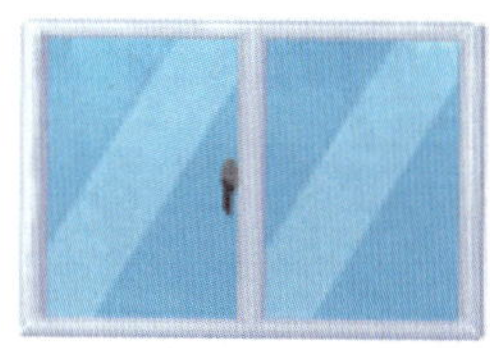	
○	×	○	×	○	×
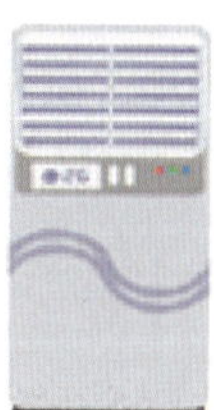		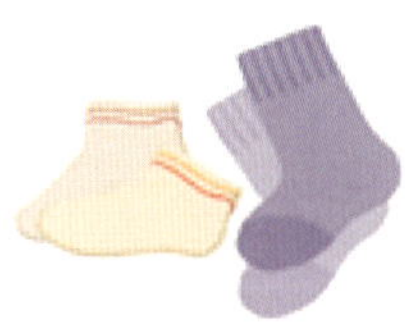		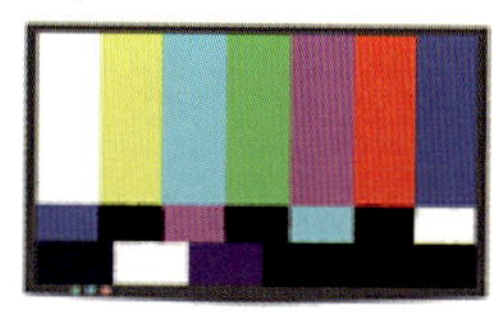	
○	×	○	×	○	×
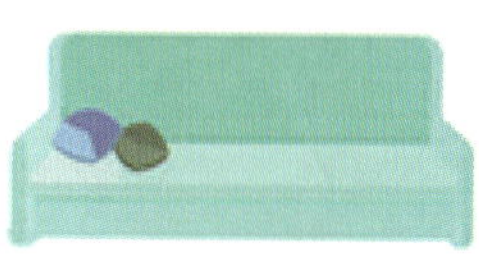		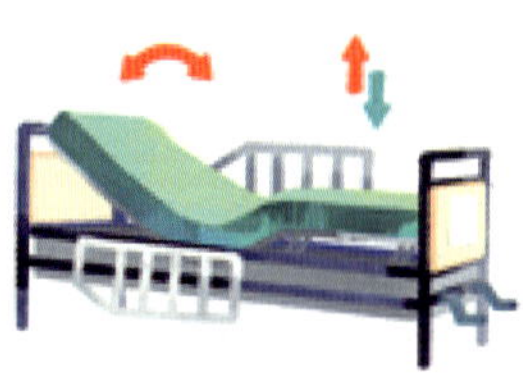		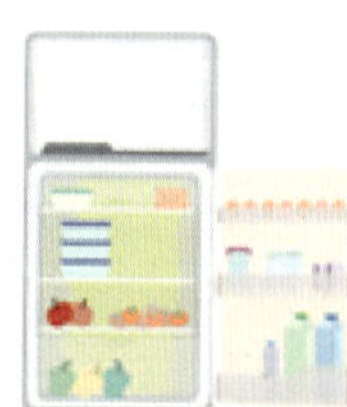	
○	×	○	×	○	×

10. 언어활동

1) 자음, 모음 연결하기

자음과 모음을 모아 글자를 만들어 써보세요.

	ㅏ	ㅑ	ㅓ	ㅕ	ㅗ
ㄱ	가	갸	거	겨	고
ㄴ					
ㄷ					
ㄹ					
ㅁ					

2) 문장 낱말 맞추기

다음 빈칸을 채워보세요.

태 □□

대□민□

세□대□

수□하□요.

참□와 허□□비

우□가에서 □□찾기

□난 구□는 □□도 못한다.

가는 □이 장□

개 □□가 상□□

냉□ 먹고 □ 쑤시기

□ 놓고 □□ 자도 모른다.

지□□도 □□면 □□한다.

3) 끝말 이어가기

처음 시작된 낱말의 끝말을 이어가보세요. 한 줄을 다 채우면 마지막 낱말의 끝말을 다음 줄 왼쪽부터 시작하세요.

강아지	지렁이	이발사		

4) 문장 이어보기

다음 문장을 읽고 문장을 연결해보세요.

동산에 •	• 열심히 합니다.
학교에서 •	• 올라갑니다.
공부를 •	• 깨끗이 닦아요.
방바닥을 •	• 축구를 합니다.
집 안이 •	• 환해집니다.

5) 가위바위보 빙고게임

먼저 아래 순서를 큰소리로 읽어본 후 시작하세요.

1. 빈칸에 참가자 이름이나 주변 물건, 지명 등을 적어 칸을 채운다.
2. 먼저 팀을 나눈다.
3. 짝을 정하여 서로 가위바위보로 이름을 하나씩 지워간다.
4. 먼저 가로, 세로 모든 칸을 지운 사람이 이기는 게임이다.
5. 가위(숫자 1), 바위(숫자 2), 보(숫자 3)로 정하여 숫자만큼 지운다.

*이기는 사람의 가위바위보 상태에서 지우는 것이다.

*주사위를 사용하여도 된다.

*선을 실선으로 표기하여 줄을 이은 다음 하는 방법도 있다.

홍길동	장일상	임효림	갑돌이	갑순이
조두이	김경애	김나경	김서연	조재성
백두산	한라산	인왕산	계룡산	압록강
금강	한강	태백산	강원도	금강산
우암산	속리산	부모산	울릉도	지리산

11. 단어 만들기

1) 다음 글 중에서 도시 이름을 찾아보세요.

파	항	은	레	등	대
음	구	어	밤	보	물
숭	검	빛	해	리	마
이	훈	미	바	포	사
솔	민	파	도	다	산
라	정	수	기	섬	척

찾은 도시와 단어를 적어보세요,

도시이름:

두 단어:

세 단어:

네 단어:

2) 다음의 단어가 무엇인지 이야기 해보세요

1. 마늘: ____________________

2. 국자: ____________________

3. 돼지: ____________________

4. 비행기: ____________________

5. 원숭이: ____________________

6. 우산: ____________________

출처: 김태유(2017), 윌리스 뇌건강 학습지, 부산: 윌리스뇌과학연구소

3) 공통단어찾기

빈칸에 공통적으로 들어갈 말을 적어보세요

1. (　　　　　)

공부를 ___________

자동차 운전을 ___________

고향에 계신 부모님께 전화통화를 ___________

2. (　　　　　)

친구와 신뢰를 ___________

깊은 계곡에서 돌탑을 ___________

많은 사람들에게 덕을 ___________

3. (　　　　　)

손자와 맛있는 떡을 ___________

나이를 한 살 더 ___________

가족들과 둘러앉아 저녁을 ___________

12. 낱말 나누기

1) 그림의 낱말을 자음과 모음으로 나누어보세요.

그림	낱말		자음		모음
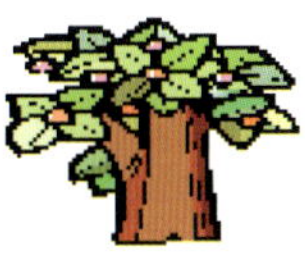	나	=	ㄴ	+	ㅏ
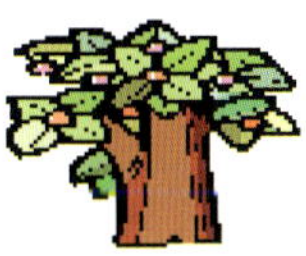	무	=		+	
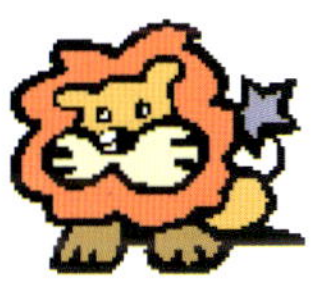	사	=		+	
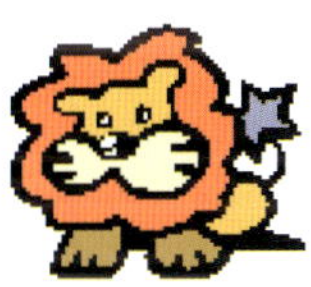	자	=		+	
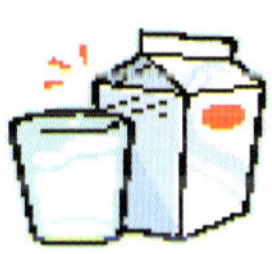	우	=		+	
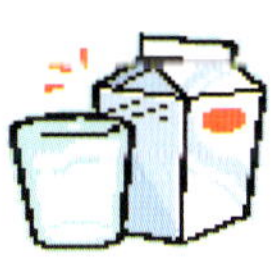	유	=		+	

2) 표시된 몸의 이름을 순서대로 써보세요.

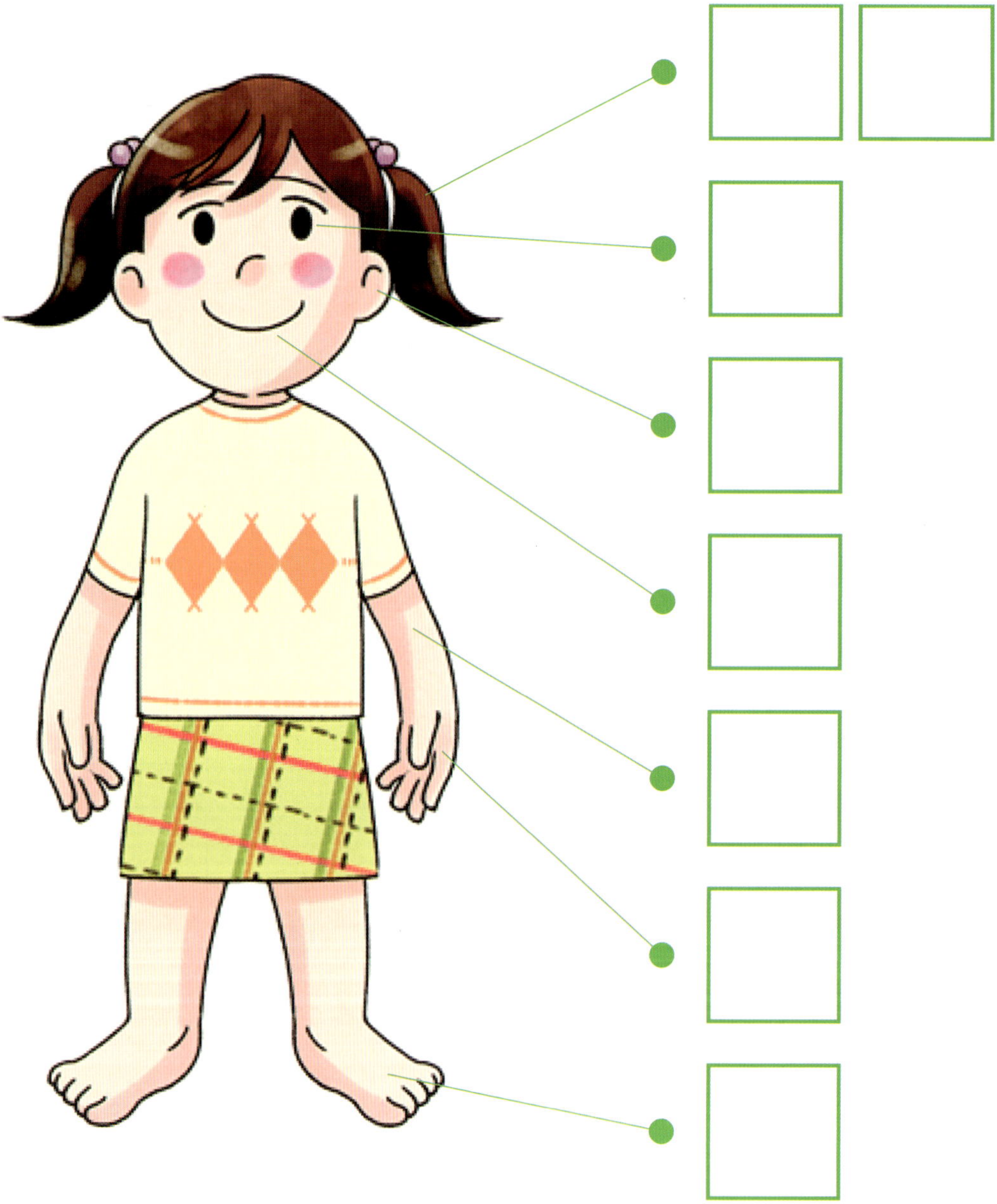

13. 이야기 만들기

1) 흥부와 놀부이야기

미술치료의 흥부놀부 미로찾기 219 페이지를 먼저 보세요.

흥부는 맘씨 고약하고 욕심 많은 형 놀부에게 쫓겨나 밥도 못 먹을 정도로 가난하게 살고 있었어요. 그러던 어느 날 제비집에서 떨어진 제비의 다리를 치료해주었습니다. 건강하게 자란 제비가 가을에 강남 갔다 봄이 되자 박씨를 입에 물고 돌아오고 있네요.

구름이 제비의 길을 막고 있습니다. 구름을 피해 흥부네 집으로 가는 길을 찾아보세요.

기억회상 질문

흥부와 놀부는 모두 아시는 이야기지요?

흥부의 형 이름이 무엇인가요?

제비가 가을에 날아간 곳이 어딘가요?

제비가 돌아오는 계절은 언제인가요?

흥부와 놀부 이야기를 재밌게 하실 수 있는 분 계신가요?

박씨를 심어 얻은 것이 무엇인가요?

2) 호랑이 형님 이야기

미술치료의 호랑이 형님 미로찾기 222 페이지를 먼저 보세요.

아픈 노모를 모시고 사는 한 청년이 산에 나무를 하러 갔다가 호랑이를 만났습니다. '아이쿠! 죽었구나.' 하는 생각에 정신을 바짝 차리고는 호랑이에게 형님이라며 호랑이를 설득합니다. 어릴 적 헤어진 형님이 분명합니다. 머리에 새겨진 왕(王) 자가 분명 내 형님입니다. 그러면서 무릎 꿇고 절을 합니다. 그러면서 어머님이 형님을 찾아다니다가 그만 병을 얻어 누워계시는데 고깃국이나 한 그릇 드렸으면 좋겠다고 얘기합니다. 그 말을 듣고 자신이 진짜 사람이었는데 호랑이가 됐다고 생각한 호랑이는 한밤중에 멧돼지나 사슴을 잡아다 주며 효도를 했답니다.

이후 어머님이 돌아가시자 더 이상 사냥한 고기를 물어다 주지 않았는데 어머니가 돌아가셔서 그렇구나 생각하며 살다 어느 날 산에 올라갔다가 사람 댕기를 맨 호랑이 새끼들을 발견합니다.

나무를 하러간 청년이 호랑이 형님의 새끼 호랑이를 만나러 가는 길을 찾아보세요. 조그마한 숲이 길을 막고 있습니다. 새도 날아다니고요.

기억회상 질문

새끼호랑이들이 왜 사람이 매는 하얀색 댕기를 매고 있을까요?

호랑이 새끼는 모두 몇 마리인가요?

검은 새는 몇 마리인가요?

새와 호랑이 숫자의 차이는 얼마입니까?

호랑이 발자국이 많이 있습니다, 세어보세요?

호랑이 한 마리가 한번 일어났을 때 만들 수 있는 발자국 수는 몇 개입니까?

3) 삼강오륜 이야기하기

삼강오륜은 중국 한나라 때 동중서라는 사람이 공자님과 맹자님의 말씀에 따라 만든 데서 유래했는데, 중국과 한국에서 사회의 기본 윤리로 존중되어 왔으며 지금도 일상생활에 깊이 뿌리박혀 있는 윤리 도덕입니다.

삼강오륜에 대한 질문과 대답을 하세요.

■ 三 綱(삼강)

부위자강(父爲子綱) 아들은 아버지를 섬기는 것이 근본이고

군위신강(君爲臣綱) 신하는 임금을 섬기는 것이 근본이고

부위부강(夫爲婦綱) 아내는 남편을 섬기는 것이 근본이다.

■ 五 倫(오륜)

군신유의(君臣有義) 임금과 신하는 의리가 있어야 하고

부자유친(父子有親) 아버지와 아들은 친함이 있어야 하며

부부유별(夫婦有別) 남편과 아내는 분별이 있어야 하며

장유유서(長幼有序) 어른과 어린이는 차례가 있어야 하고

붕우유신(朋友有信) 벗과 벗은 믿음이 있어야 한다.

14. 일기쓰기

1. 일기쓰기는 치매예방에 아주 좋습니다.

2. 그날그날 있었던 일을 회상하며 일기를 써보세요.

년 월 일 요일 오늘 날씨 맑음 / 흐림 / 비나 눈

오늘 나의 기분을 체크하고 이유를 적어보세요 기쁨 | 슬픔 | 편안함 | 불안함

지난주에 있었던 기억에 남는 일을 한가지 이상 떠올려보세요

오늘 가장 많은 시간을 보낸 장소를 떠올려보세요

오늘 제일 맛있었던 식사 메뉴를 떠올려보세요

오늘 나의 하루를 정리해 보세요

아침 오전 06:00 ~ 오후 12:00

점심 오후 01:00 ~ 오후 06:00

저녁 오후 06:00 ~ 오후 10:00

3. 지나간 어제의 일기를 써보면 단기 기억력에 효과를 높일 수 있습니다.

오늘의 일기

오늘의 건강 관리 (색칠해주세요)

	부족		충분
운동 (걷기,스트레칭등)			
금주, 금연, 식이조절			
사회활동			

내일 하고 싶은 것을 자유롭게 적어보세요.

바 다

김시은

온몸에 찌든 때
하나하나 벗기며
찾아가는 그리운 바다

원고지에
꾹꾹 눌러 써 내려가는 글씨
모래알에 담긴 여름 이야기
속삭이는 해변의 추억

출렁이는 그리움
노을빛 사이로 비추는
당신 모습 생각난다

우리 사랑을 품으며
너와 내가 만난 자리
보석 같은 아름다운 그 날
나는 잊을 수 없어요.

제11장

인지놀이
수개념 익히기

1. 계산하기

1) 음식값 계산하기

보현이가 고향친구를 만나 간단한 식사를 합니다.

메뉴와 가격은 다음과 같습니다.

김밥	3500원	만두	5000원
소고기김밥	5000원	냉면	6500원
라면	3300원	순대	5000원
어묵탕	3000원	잔치국수	4000원
소고기국밥	8000원	칼국수	5000원

1. 김밥 2인분과 순대 2인분을 시키면 얼마를 계산해야 하나요?
2. 소고기김밥 1인분과 라면 1인분, 만두 1인분을 시키면 얼마를 계산해야 하나요?
3. 만 원으로 3인분을 시킨다면 먹을 수 있는 것은 어떤 것이 있나요?
4. 가장 좋아하는 음식에 대하여 이야기해본다.
5. 누구랑 갔었는지 어디서 먹었는지 기억을 회상해본다.
6. 혼자서 소고기국밥을 먹었는데 만 원을 내면 얼마가 남을까요?
7. 칼국수를 어르신 집에서 끓인다면 무엇을 넣고 만드시나요?

2) 장바구니 계산하기

보현이와 가현이가 시장에 갔어요. 치매예방에 좋은 먹을거리를 살 거예요. 아래 그림의 먹을거리를 보고 물건을 사보세요

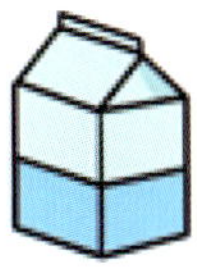		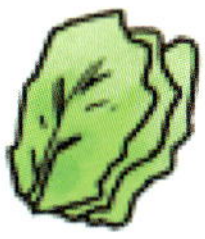	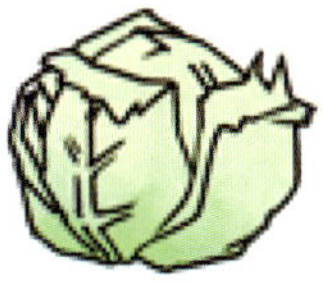	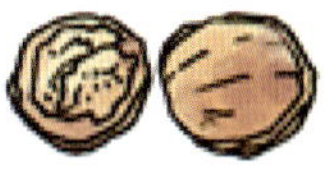
우유	당근	상추	양배추	호두
2500원	3000원	2000원	2500원	3500원
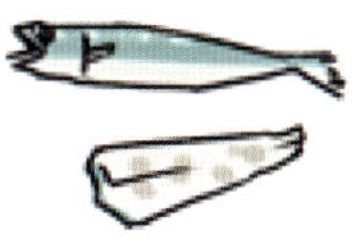	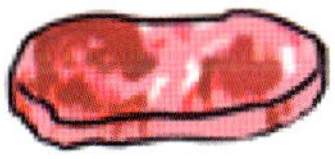	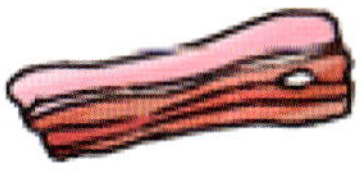	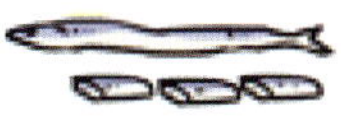	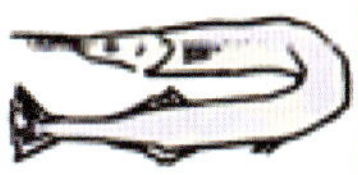
고등어	소고기	돼지고기	꽁치	갈치
3500원	8000원	5000원	2500원	4000원
	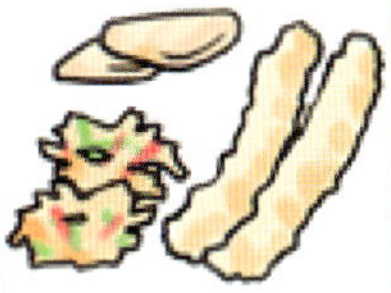	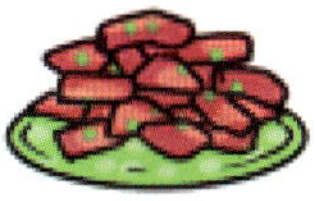	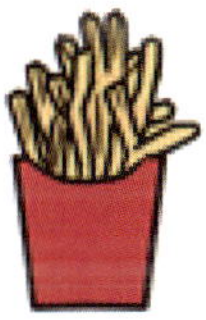	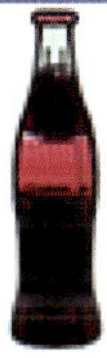
순대	튀김	떡볶이	감자튀김	콜라
3000원	3000원	2500원	2500원	1500원

1. 만 원으로 살 수 있는 것을 골라보세요.
2. 단백질은 어떤 것들이 있는지 말해보세요?
3. 가장 좋아하는 음식은 무엇인가요?
4. 가장 싫어하는 음식과 야채는 무엇인가요?
5. 생선은 몇 개가 있는지 골라보세요.
6. 야채는 어떤 것들이 있는지 골라보세요?

3) 대형마트 장보기

오늘은 동네 대형마트에서 장을 봅니다. 상품진열대를 돌아 계산대로 가서 계산을 하고 물건을 가지고 나가면 됩니다. 길을 찾아보시고 그림을 기억하세요.

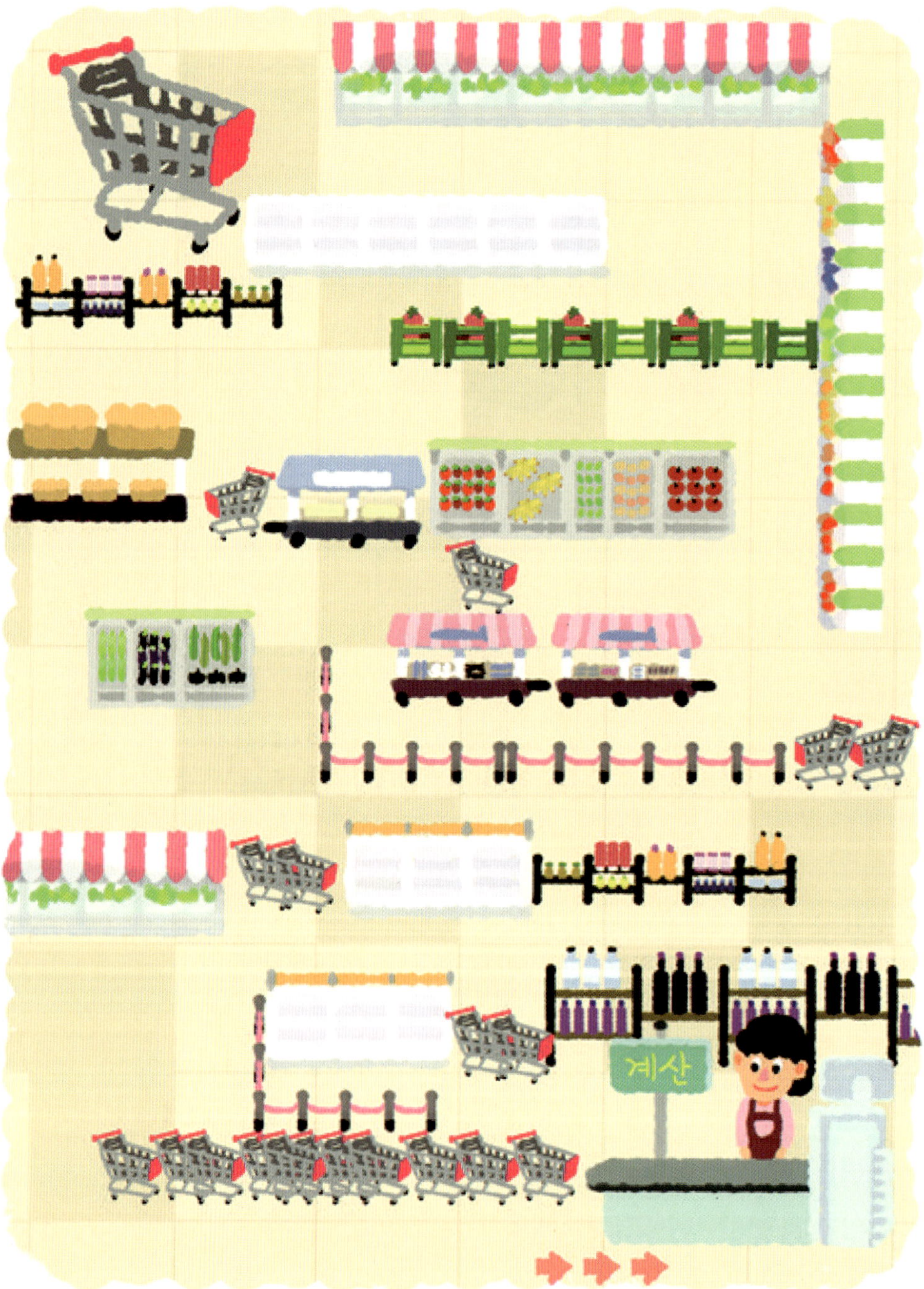

다음의 기억회상 질문에 답을 해보세요.

물건과 가격은 가격표를 보고 답하세요.

1. 카트는 모두 몇 개인가요?
2. 어떻게 그 개수가 나왔나요?
3. 쌀, 고기, 우유, 과자, 식빵을 모두 합하면 얼마인가요?
4. 돈 20,000원으로 쌀, 고기, 우유, 과자, 식빵을 샀는데 돈이 부족합니다. 어느 물건을 하나만 빼고 가급적 20,000원에 맞추려고 합니다. 어느 물건을 빼면 될까요?
5. 돈 10,000원으로 우유와 식빵을 사면 얼마의 거스름돈을 받으면 되나요?

쌀	6,000원	고기	10000원	우유	1500원
과자	2000원	식빵	3000원	아이스크림	1000원
옥수수	3000원	고구마	2500원	포도	3000원

2. 분수와 그림

좌측 분수에 맞는 우측의 그림과 연결하세요.

1/4		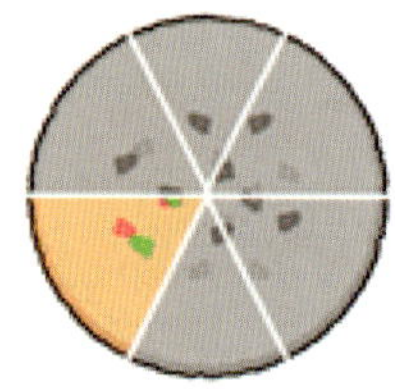
1/5		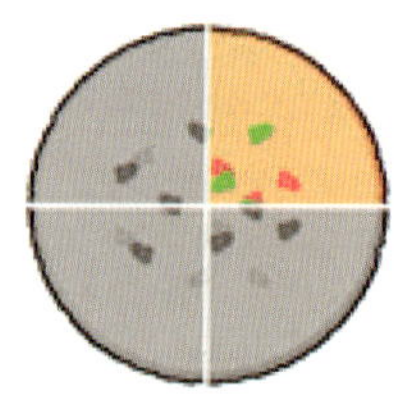
1/6		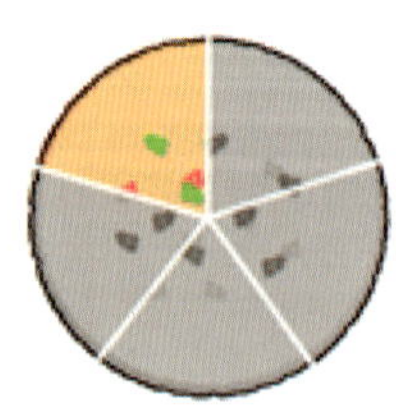

3. 시계보기

짧은 바늘은 시침이고 긴 바늘은 분침입니다.

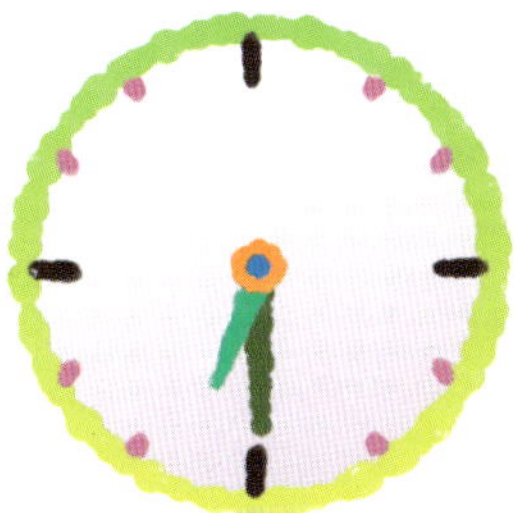	:
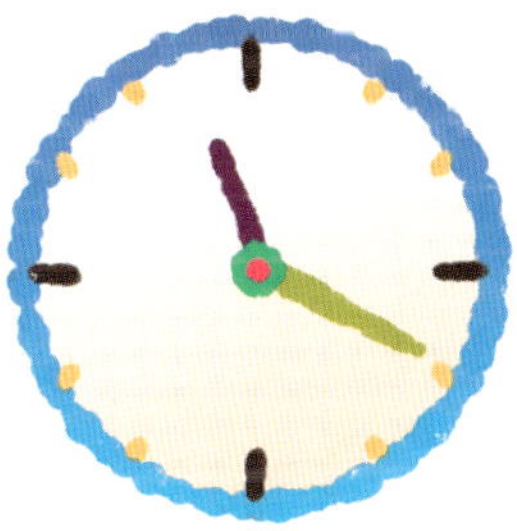	:
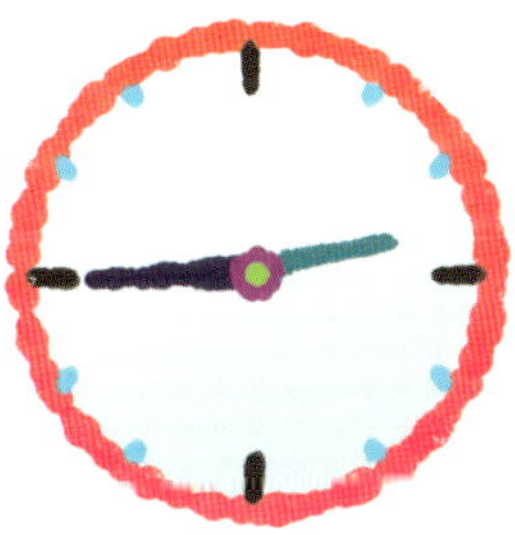	:
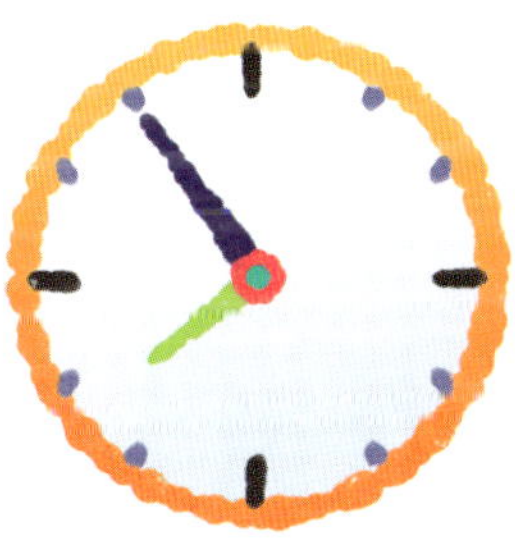	:

4. 순서별 정리

1) 빠진 숫자를 적어보세요.

100		300
		600
	800	
		1200

2) 다음의 수를 보고 빈칸에 들어갈 수를 적어보세요.

일정한 규칙으로 숫자가 커집니다.

1	3		10	
2		4		6
21			45	55
	8	9		11
66		91		120
12	13		15	16
	153		191	
17		19		21
232		277		326
	23		25	

정답 286쪽

100	200	300
400	500	600
700	800	900
1000	1100	1200

정답 286쪽

1	3	6	10	15
2	3	4	5	6
21	28	36	45	55
7	8	9	10	11
66	78	91	105	120
12	13	14	15	16
136	153	171	191	211
17	18	19	20	21
232	254	277	301	326
22	23	24	25	

5. 도형

1) 다음 입체 도형을 정면에서 보면 어떤 모양으로 보이는지 그려보세요.

1 2 3 4

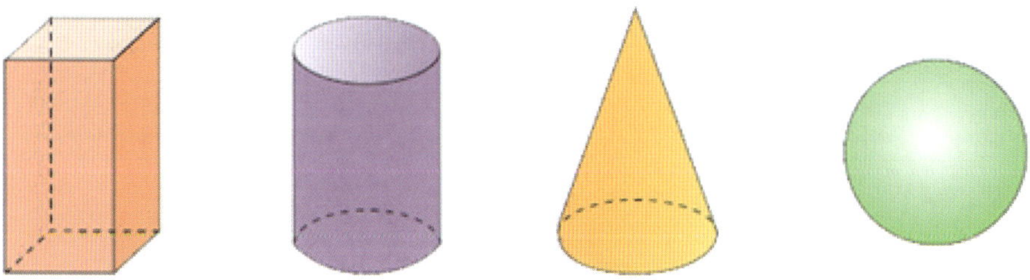

1	
2	
3	
4	

2) 같은 모양을 찾아 색칠해보세요.

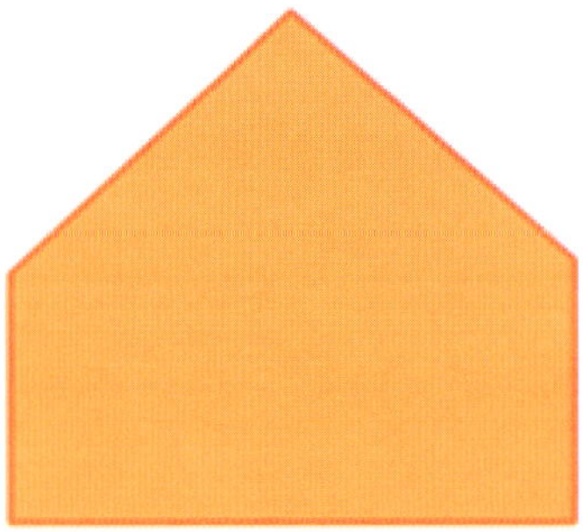

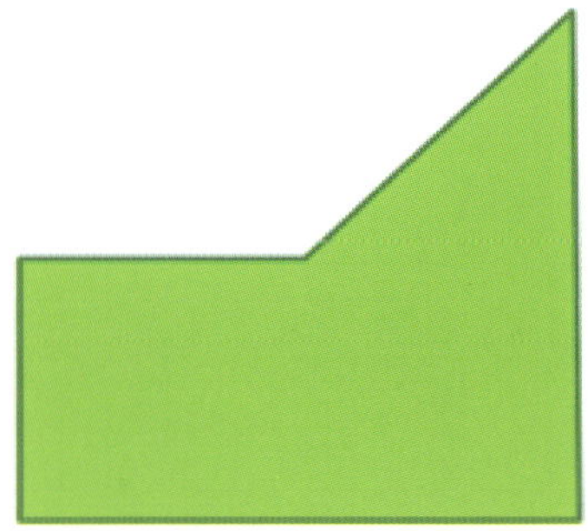

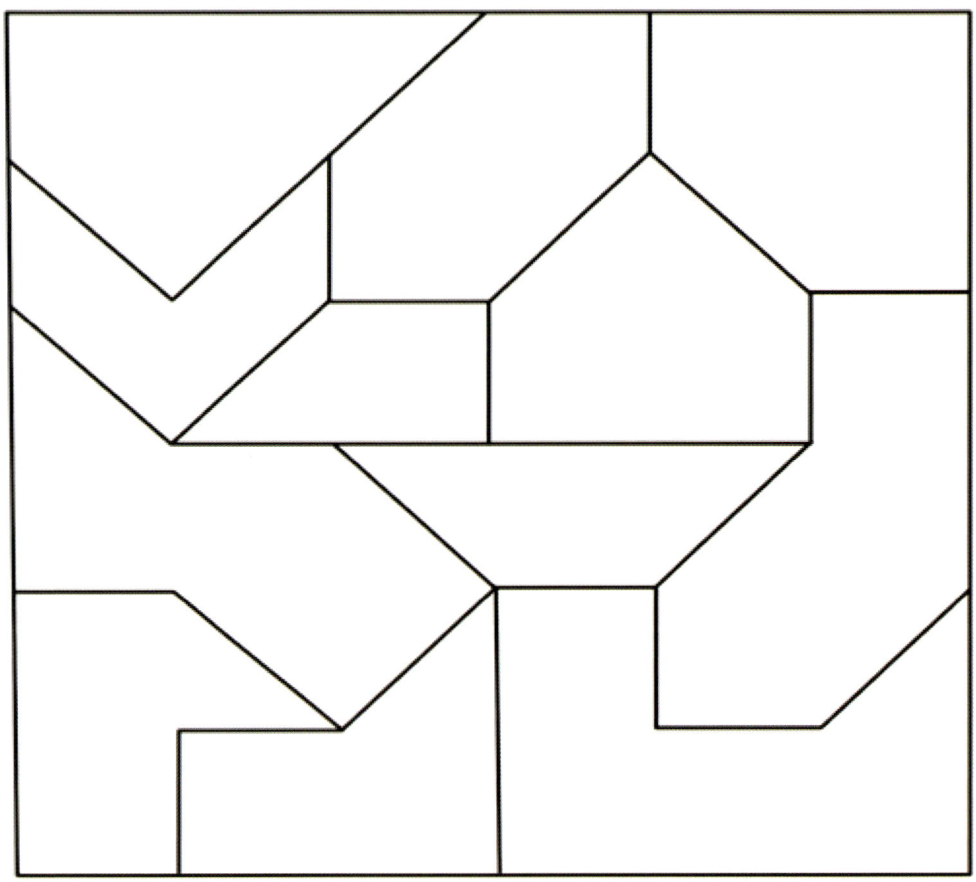

3) 다음 입체 도형을 정면에서 보면 삼각형으로 보이는 것을 골라보세요.

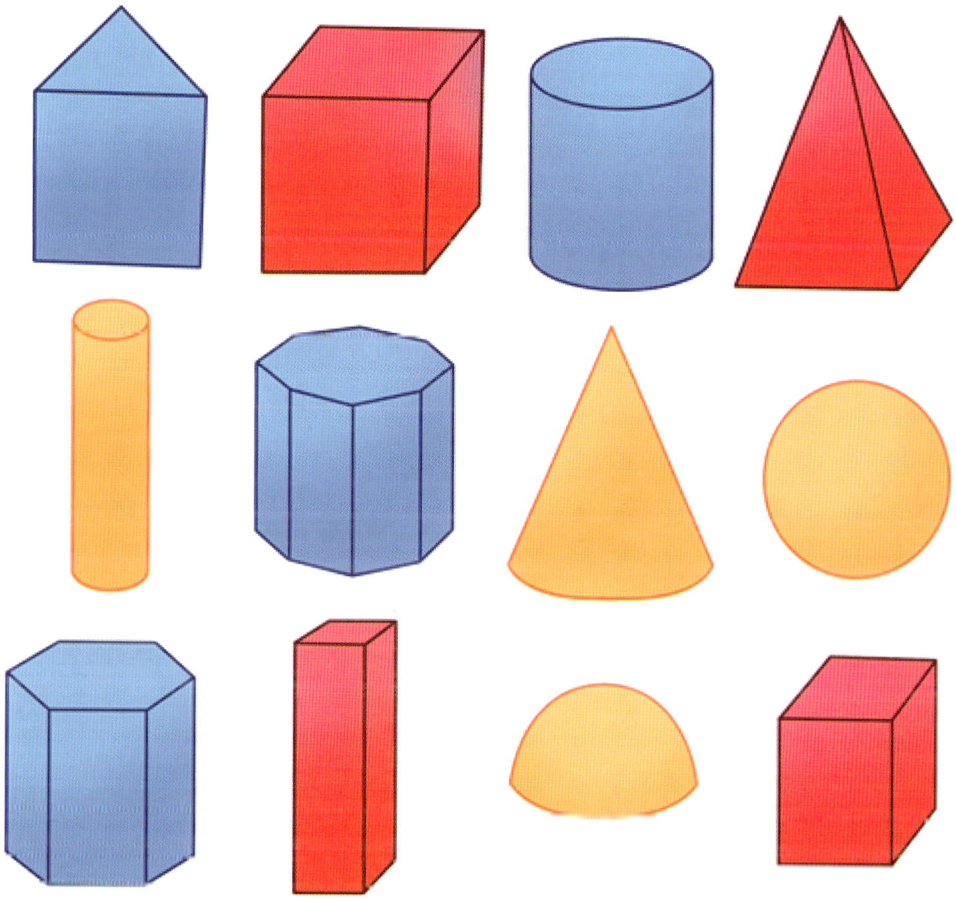

4) 도형의 순서를 보고 다음에 어떤 도형이 나올지 그려보세요.

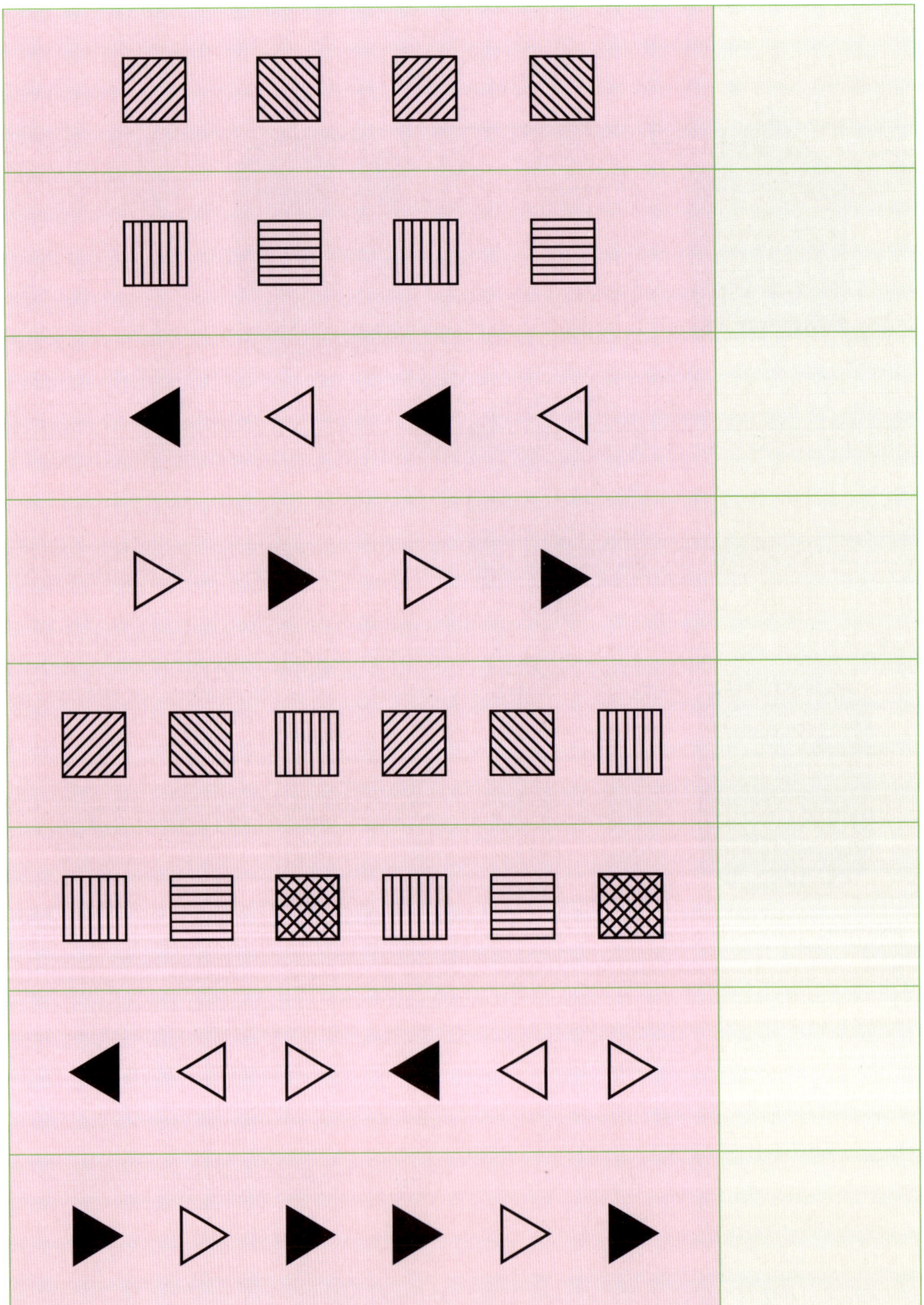

6. 수식 계산하기

1) 다음 수식을 계산해보세요.

1 + 3 =	
7 + 5 =	
4 × 2 =	
5 × 7 =	
3 − 1 =	
7 − 3 =	
4 ÷ 2 =	
9 ÷ 3 =	

부 록

부록1 노인운동 스트레칭

부록2 중앙치매센터의 치매예방교육

부록3 치매의 진단과 검사

부록 1. 노인운동 스트레칭

나이가 들어갈수록 운동량이 줄어들어 하체의 근력이 약해지면서 낙상 위험이 높아진다. 노인들은 낙상에 의한 고관절 골절로 사망까지 이어지는 경우도 많아서 낙상 위험 탓에 외출조차 두려워한다. 그러므로 노인들은 미리 하체 근력을 키우는 운동을 해야 한다.

우리 몸 근육의 60%가 하체에 있기 때문에 하체 근력이 좋으면 몸이 흔들려도 잘 넘어지지 않는다. 넘어지려고 할 때 빠르게 균형을 바로잡게 해주므로 쉽게 넘어지지 않는 것이다. 그래서 하체의 근력이 약해지는 노인은 물론이고 건강에 관심을 갖는 사람들이라면 누구나 하체운동을 해야 한다. 하체운동은 뼈에 자극을 주어 골밀도가 높아지기 때문에 넘어져도 골절로 이어질 확률을 낮춘다.

평소 집에서 손쉽게 할 수 있는 대한내과학회와 대한노인병학회가 발표한 낙상 예방운동법으로 하체 근력을 키울 수 있다. 의자 잡고 구부리기, 뒤꿈치 들기, 다리 옆으로 올리기, 고관절 펴기 등 4가지 동작을 통해 고관절 근처의 허벅지 · 엉덩이 근육과 발목 · 종아리 근육을 강화하고 균형 감각을 길러줘 잘 넘어지지 않게 할 수 있다. 그러면 노인들의 삶의 질을 결정하는 보행 능력을 높일 수 있고, 고령화 사회에서 위험성이 높은 낙상 골절을 막을 수가 있다.

최근 3년간 도쿄 인근 지역인 사이타마현에서 근육강화사업을 시행한 결과, 참여 대상 노인들이 6개월~1년 만에 '한 발로 서는 시간'이 46.4초에서 55.5초로 20% 가량 늘어났다. 이 사업을 수행한 도쿄도립장수의료센터 김헌경(재일한국인 학자) 연구부장은 "낙상이 줄고 낮 시간 야외활동과 사회 참여가 늘어나면서 우울감 척도 점수도 확연히 낮아지고 수면시간은 늘었다."며 "나이 들어서도 근육운동을 하면 물컹한 지방조직은 줄고 뼈 · 골격근은 늘어나 노쇠를 늦출 수 있다."고 말했다.

도쿄대학 고령사회 종합연구소 이이지마 가쓰야(노인의학) 교수는 "나이 들면 단백질 섭취를 해도 흡수율이 낮고 단백질은 저장이 안 되므로 매일 생각보다 많이 먹어야 한다."고 말했다. 근육운동과 아미노산 섭취를 병행한 노인이 근육운동만 한 경우보다 보행속도와 무릎관절을 펴는 힘이 더 강해졌다는 연구도 있다.

노인 건강을 위한 근력운동 프로그램	
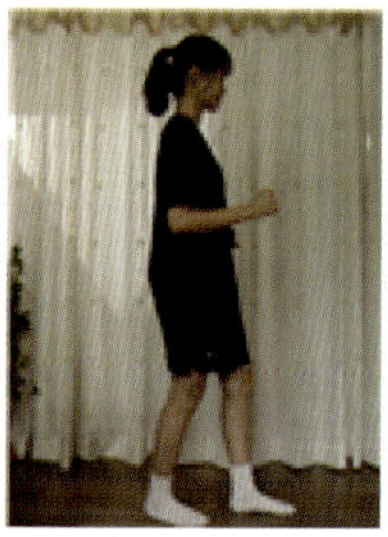	**걷기** ① 처음 제자리 걷기 2분, 나중에 5분 걷기 ② 집주위에서 미리 정해둔 경로를 5분 걷고, 매주 걷는 시간을 늘린다.
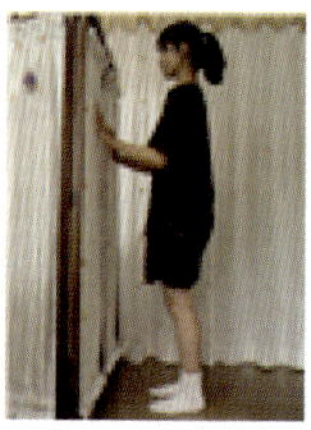 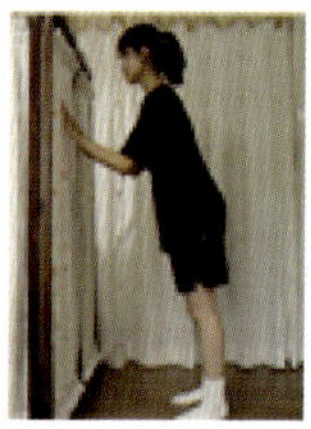	**벽밀기** ① 어깨 높이로 벽에 손을 대고 발은 60~90cm 벌린다. ② 다리를 펴고 힙에서 구부리지 않는다. ③ 팔은 구부려서 힙을 앞으로 움직인다. ④ 처음에는 5회, 나중에는 15회 실시한다.
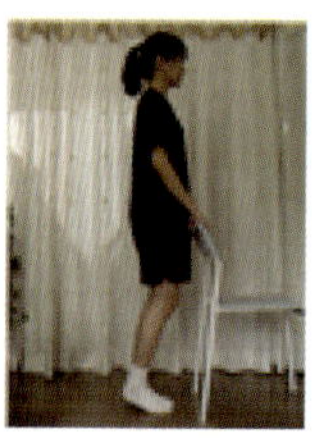 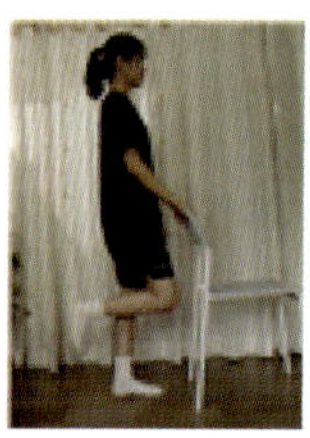	**발꿈치 올리기** ① 카운터(의자나 싱크대)를 보고 서서 손을 가볍게 카운터 위에 놓는다. 발뒤꿈치를 들어 올리고 쉬었다가 천천히 내린다. ② 한 발로 서고, 다른 다리는 구부리고, 발뒤꿈치 들고 정지, 내리기를 천천히 5번 반복, 나중에는 15번까지 다른 쪽 다리도 동일한 요령으로 한다.
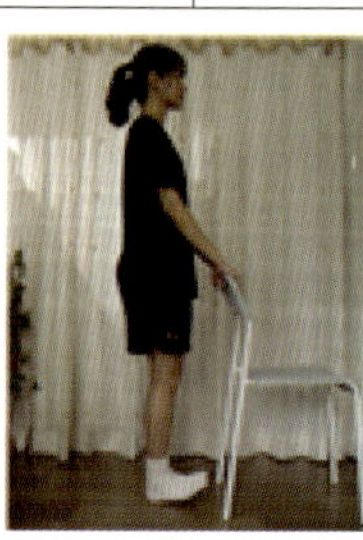	**발가락 두드리기** ① 손을 단단한 표면에 놓고, 발을 번갈아 사용하면서 발가락을 정강이 쪽으로 올렸다가 내린다. 처음 2분간, 나중에 5분간 ② 동일한 동작을 단단한 표면을 잡지 않고 실시한다.
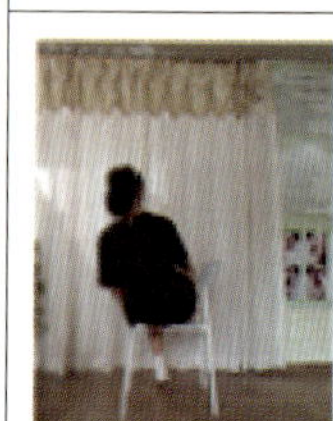 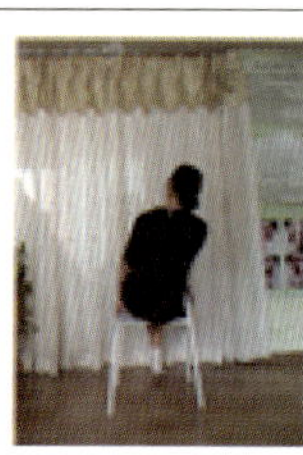	**한쪽 엉덩이 올리기** ① 단단한 의자에 앉아서, 한쪽의 무릎을 다른 쪽 무릎 위로 올리면서 한쪽 힙을 들어 올리고, 처음으로 되돌린다.

일상 속 근육운동 8가지 주요 동작

한 동작을 한 번에 10~15초간 5~10회 반복하고 매일 2~3회 시행한다. ① 방법 ② 효과

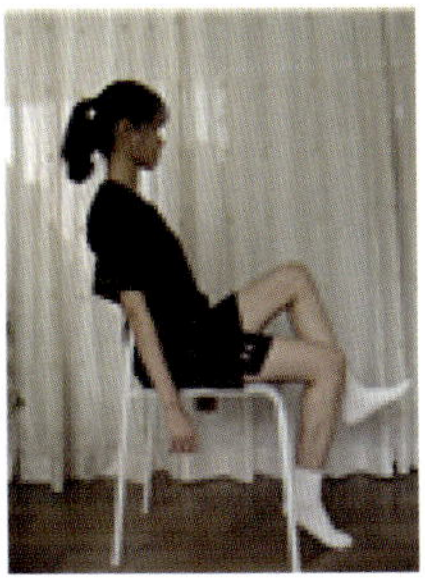

❶ 허벅지 교차운동

① 한쪽 무릎을 들어 안쪽으로 돌려 10초간 멈춘다.
이를 좌우 교대로 한다.

② 무릎 바깥 회전 동작을 강화하고 골반근육을 키워 요실금 예방

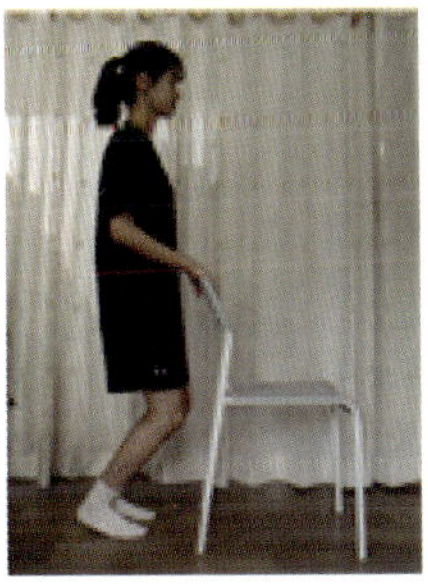

❷ 의자 잡고 위아래 스쿼트

① 등받이를 잡고 발뒤꿈치를 세워 일어난다.
무릎을 굽혀 앉는 동작을 반복한다.

② 허벅지와 무릎 주변 근육을 강화하여 보행 속도 향상

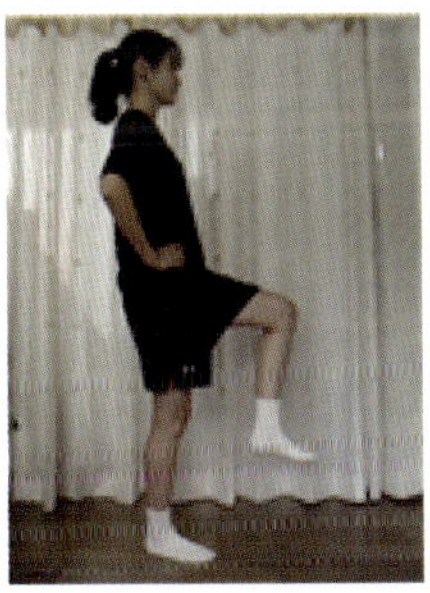

❸ 한 발로 서기

① 한 발로 서 있기를 좌우 반복한다.
익숙해지면 눈을 감고한다.

② 평형감과 하체근육을 키워 운동대처능력 향상

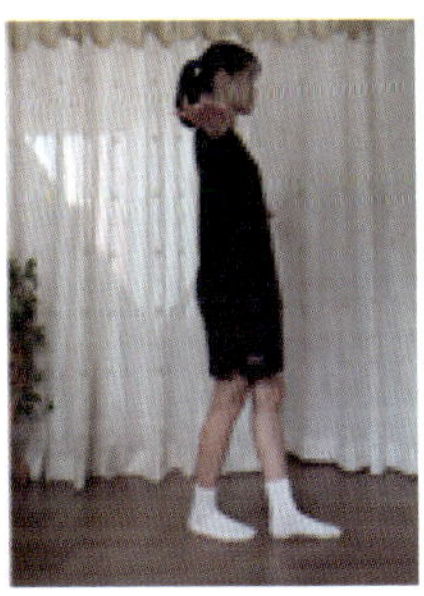

❹ 한 줄로 서기

① 양팔을 펴고 양발을 교차하여 일직선으로 걷는다.
익숙하면 속도를 높인다.

② 평형감을 높여 낙상 예방과 보행속도 향상

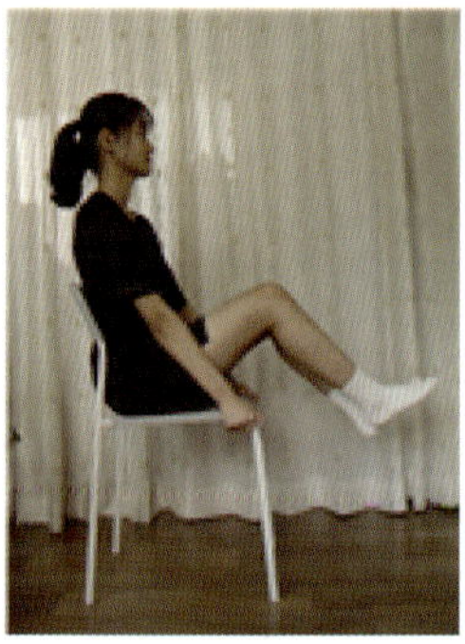

❺ 허벅지 앞 근육운동

① 의자에 앉아 두 발을 모아 위로 최대한 올린다. 발끝을 안으로 당긴다.

② 허벅지 근육이 굵어져 혈당을 줄이고 만성질환 예방

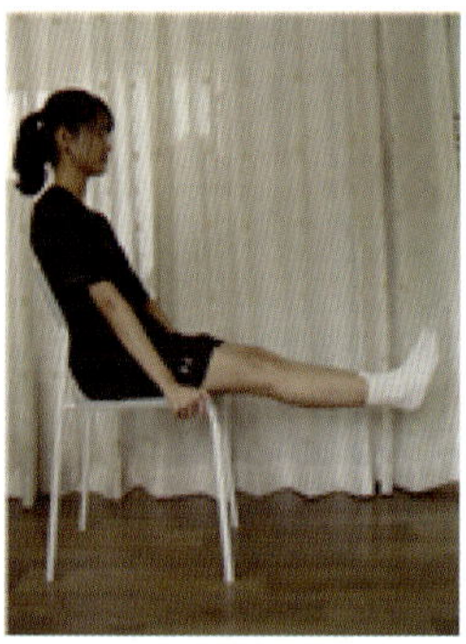

❻ 무릎관절 유연성 강화

① 의자에 앉아 무릎을 앞으로 편 채 발을 올린다. 그 상태에서 발끝을 앞뒤로 움직여 무릎관절을 편다.

② 무릎관절을 펴는 힘이 좋아지고 유연성이 좋아져 낙상 예방

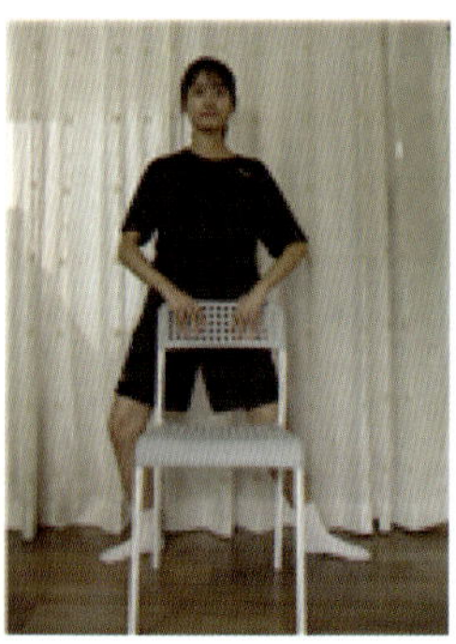

❼ 의자 잡고 옆으로 스쿼트

① 의자 잡고 왼쪽 무릎으로 무게중심 옮겨 고정하고, 반대로 무게중심 옮겨가며 교대로 한다.

② 무릎 회전 근육을 강화해 낙상 예방 및 보행 속도 향상

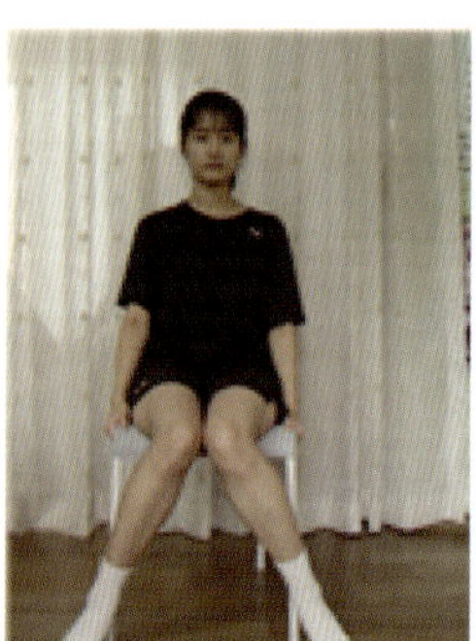

❽ 허벅지 안쪽 근육운동

① 의자에 앉아 두발을 모아 올린다.
양발을 양옆으로 벌렸다 오므렸다 한다.

② 무릎 회전 동작을 강화하고 골절 손상을 예방

부록 2. 중앙치매센터의 치매예방교육

치매예방체조

치매예방운동법

치매예방운동법은 뇌신경체조와 치매예방체조로 구성되어 있습니다. 누구라도 쉽게 따라 할 수 있도록, 기억과 걷기의 건강수준에 따라 네 가지 버전이 마련되어 있습니다.

모두 따라하기 기억과 걷기가 모두 건강하신 분들을 위하여

뇌신경체조 → 치매예방체조 [손 운동(박수) → 손 운동(쥐기) → 온몸 자극하기 → 팔 운동(두 팔로 하기) → 팔 운동(한 팔로 하기) → 온몸 자극하기 → 기 만들기 → 기 펼치기 → 온몸 자극하기] → **걸으면서 치매예방체조**(치매예방체조를 걸으면서 순서대로 실시합니다.) → 온몸 가다듬기

쉽게 따라하기 기억은 불편하지만 잘 걸으실 수 있는 분들을 위하여

뇌신경체조 → 치매예방체조 [손 운동(박수) 2회 → 온몸 자극하기 → 팔 운동(두 팔로 하기) 2회 → 온몸 자극하기 → 기 만들기 2회 → 온몸 자극하기] → **걸으면서 치매예방체조**(치매예방체조를 걸으면서 순서대로 실시합니다.) → 온몸 가다듬기

안전하게 따라하기 기억은 건강하나 걷기가 불편하신 분들을 위하여

뇌신경체조 → 치매예방체조 손 운동(박수) → 손 운동(쥐기) → 운동 자극하기 → 팔 운동(두 팔로 하기) → 팔 운동(한 팔로 하기) → 온몸 자극하기 → 기 만들기 → 기 펼치기 → 온몸 가다듬기

안전하고 쉽게 따라하기 기억과 걷기가 모두 불편하신 분들을 위하여

뇌신경체조 → 치매예방체조 손 운동(박수) 2회 → 온몸 자극하기 → 팔 운동(두 팔로 하기) 2회 → 온몸 자극하기 → 기 만들기 2회 → 온몸 가다듬기

뇌신경 체조 뇌 표면 자극으로 인지기능 향상

1 | 얼굴 두드리기
삼차신경 및 안면신경 자극

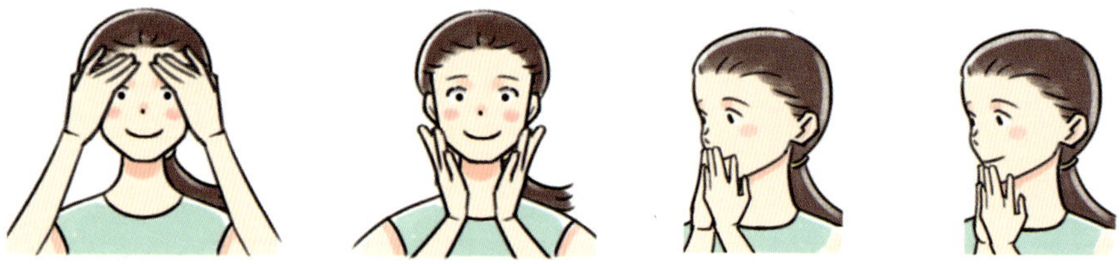

① 양 손가락으로 이마(눈썹 포함), 볼(콧날 옆), 입술 상부(인중 포함), 턱을 순서대로 2회씩 부드럽게 마사지합니다.
② 2회 반복합니다.

2 | 눈 돌리기
동안신경, 활차신경 및 외전신경 자극

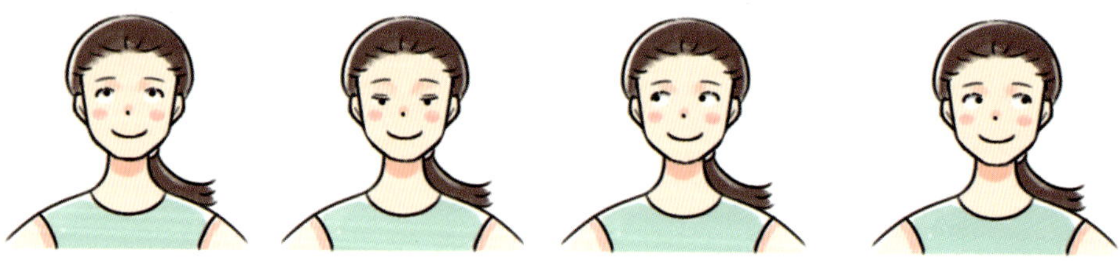

① 얼굴은 정면으로 고정한 상태에서 눈동자만 상 · 하 · 좌 · 우 방향으로 각 2초씩 응시합니다.
② 얼굴을 정면으로 고정한 상태에서 눈동자를 시계방향으로 4초에 걸쳐 회전합니다.
③ 얼굴을 정면으로 고정한 상태에서 눈동자를 반시계방향으로 4초에 걸쳐 회전합니다.

3 눈감고 씹기
삼차신경 및 안면신경 자극

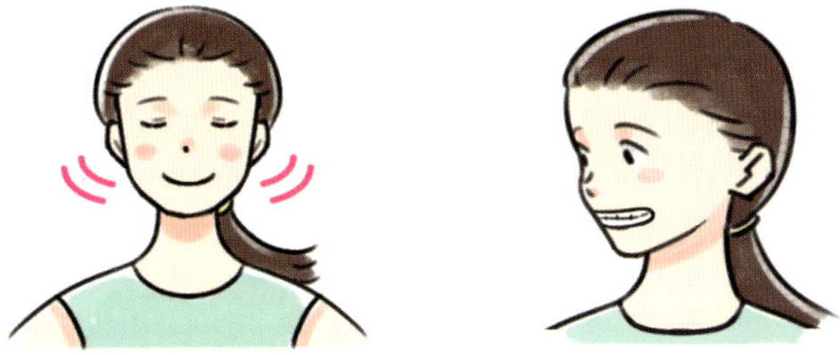

① 4초간 눈을 꼭 감습니다.

② 4초간 어금니를 앙다뭅니다.

② ①~②번을 번갈아 2회 반복합니다.

4 소리내기
삼차신경, 안면신경, 설인신경 및 설하신경 자극

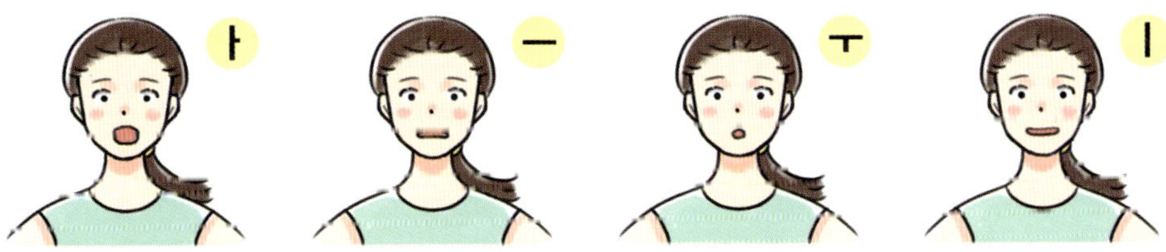

① 아-으-우-이를 4초에 걸쳐 순서대로 소리내어 발음합니다.

② 2회 반복합니다.

③ 크게 소리내어 '라라라, 파파파, 카카카, 라파카'라고 외칩니다.

④ 3회 반복합니다. 첫 번째 시행에서는 강세를 첫 번째 글자에 두고, 두 번째 시행에서는 강세를 두 번째 글자에 두고, 세 번째 시행에서는 강세를 세 번째 글자에 두어 외칩니다.

5 | 볼혀쓰기
안면신경 및 설하신경 자극

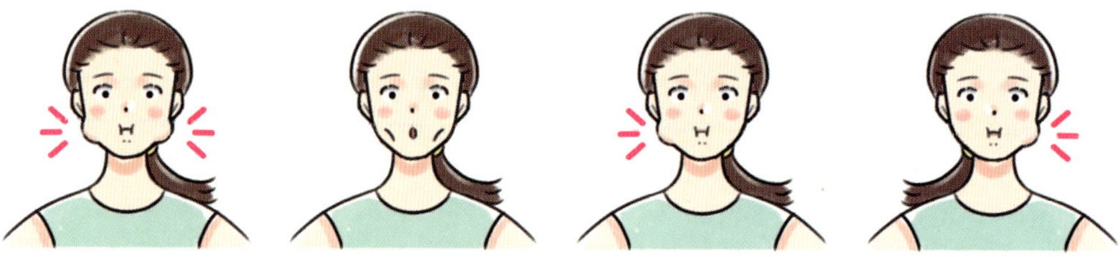

① 입술을 꼭 다물고 양 볼을 최대한 부풀려 4초간 유지합니다.
② 입술을 꼭 다물고 양 볼을 최대한 수축시켜 4초간 유지합니다.
③ 혀로 왼쪽 몰을 최대한 힘껏 민 상태에서 4초간 유지합니다.
④ 혀로 오른쪽 볼을 최대한 힘껏 민 상태에서 4초간 유지합니다.
⑤ '①~④'번을 순서대로 2회 반복합니다.

6 | 목 돌리기
부신경 자극

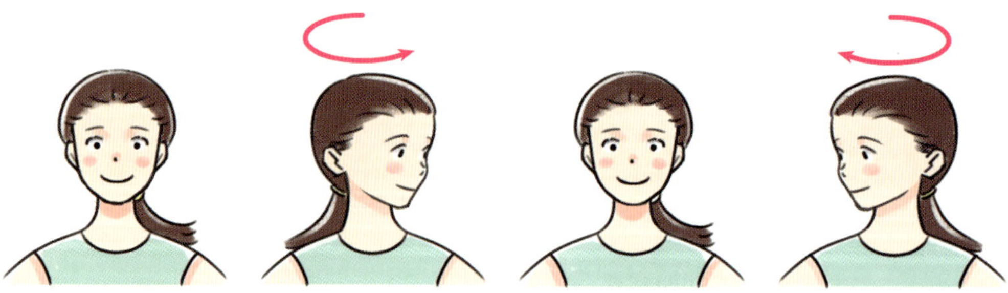

① 정면을 응시한 상태에서 고개를 오른쪽으로 최대한 돌려서 2초간 유지합니다.
② 고개를 다시 원위치로 돌려 정면을 2초간 응시합니다.
③ 고개를 왼쪽으로 최대한 돌려서 2초간 유지합니다.
④ 고개를 다시 원위치로 돌려 정면을 2초간 응시합니다.
⑤ '①~④'번을 순서대로 2회 반복합니다.

치매예방체조 뇌의 혈액순환 증가로 인지기능 향상

7 | 온몸 자극하기

어깨 회전범위 확대, 상체 혈액순환 촉진 및 뇌 자극 ※ 전체 동작 2회 실시

❶

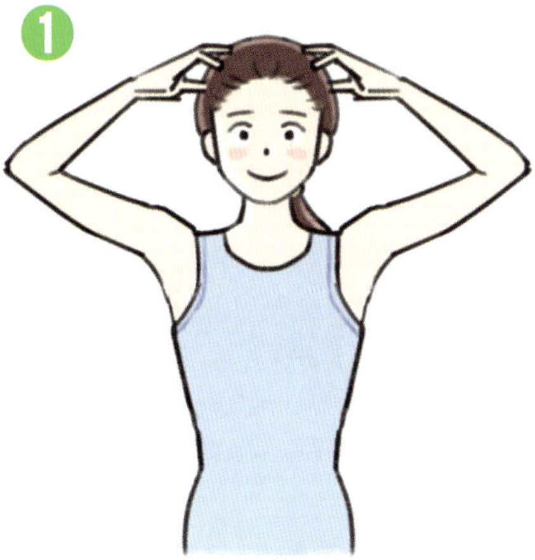

머리 박수

손가락 끝을 세워 머리를 경쾌하게 두드려줍니다.

❷

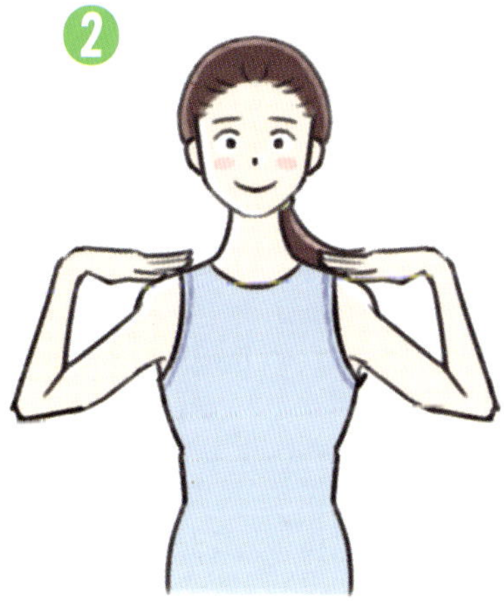

어깨 박수

양손으로 어깨를 두드립니다.

❸

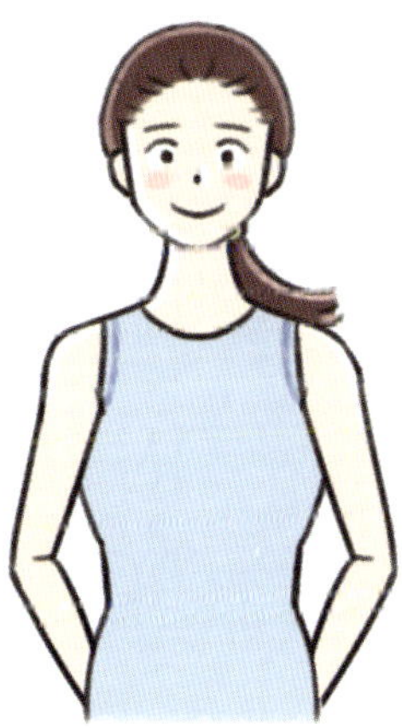

엉덩이 박수

양손으로 엉덩이를 두드립니다.

❹

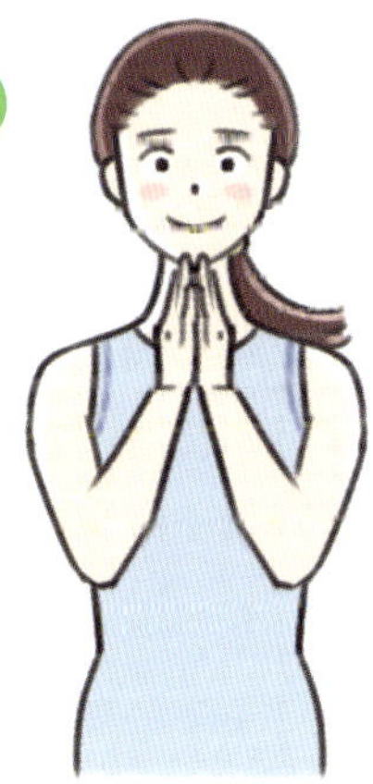

세로 박수

양손을 세로로 세워 박수를 칩니다.

8 | 손 운동 – 박수

말초신경 자극, 혈액순환 촉진 및 인지기능 향상

※ 전체 동작 2회 실시

❶

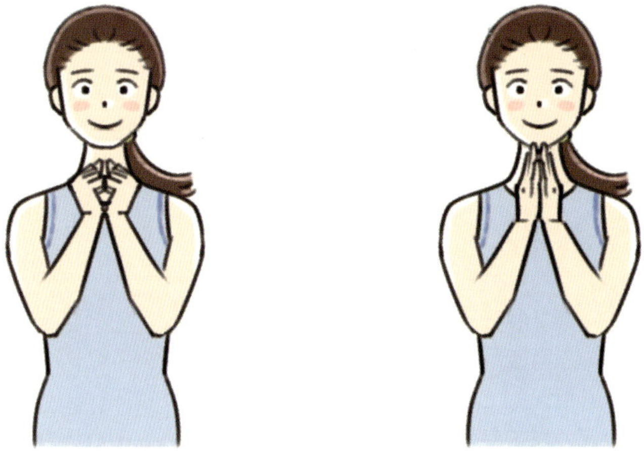

주먹 박수 4회 & 세로 박수 4회

양손은 주먹을 꼭 쥐어 4번 두드려줍니다.
이어서 양손을 펴고 손바닥으로 4번 박수를 칩니다.

❷

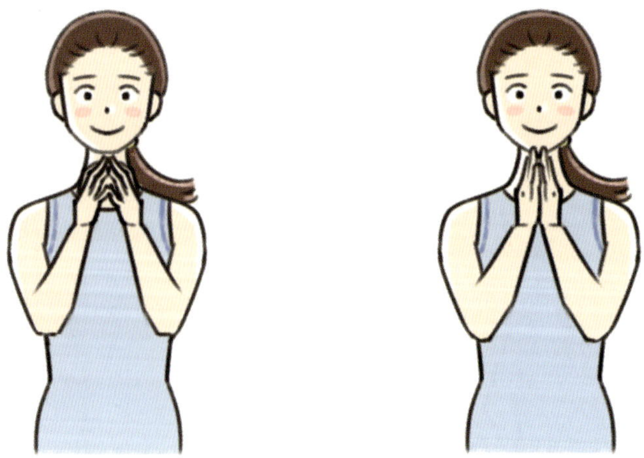

손끝 박수 4회 & 세로 박수 4회

양 손가락 끝을 맞대어 4번 두드려줍니다.
이어서 양손을 펴고 손바닥으로 4번 박수를 칩니다.

8 손 운동 – 박수

말초신경 자극, 혈액순환 촉진 및 인지기능 향상

※ 전체 동작 2회 실시

3

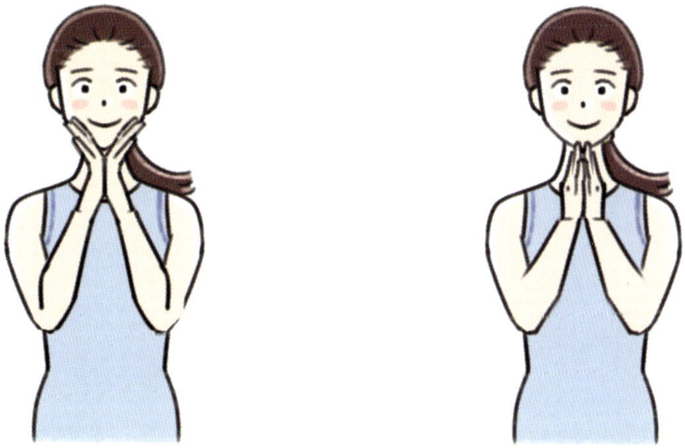

손바닥 박수 4회 & 세로 박수 4회

양손을 쭉 펴고 손바닥 중간 면으로 4번 두드려줍니다.
그리고 양손을 펴고 손바닥으로 4번 박수를 칩니다.

4

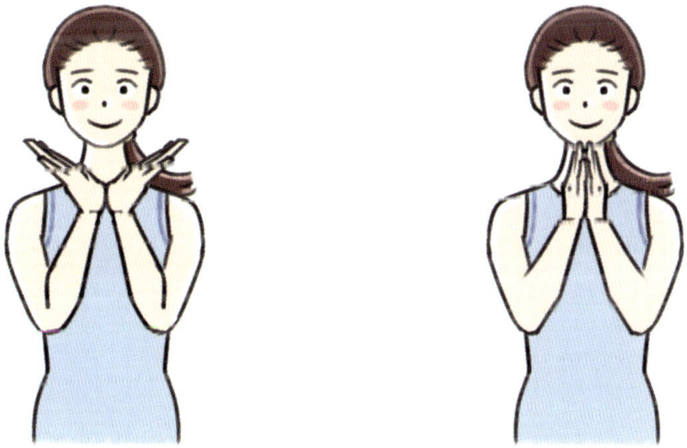

손목 박수 4회 & 세로 박수 4회

양손의 안쪽 손목을 맞대어 4번 두드려줍니다.
그리고 양손을 펴고 손바닥으로 4번 박수를 칩니다.

9 | 손 운동 – 쥐기

인지기능 및 운동능력 향상

※ 전체 동작 2회 실시

①

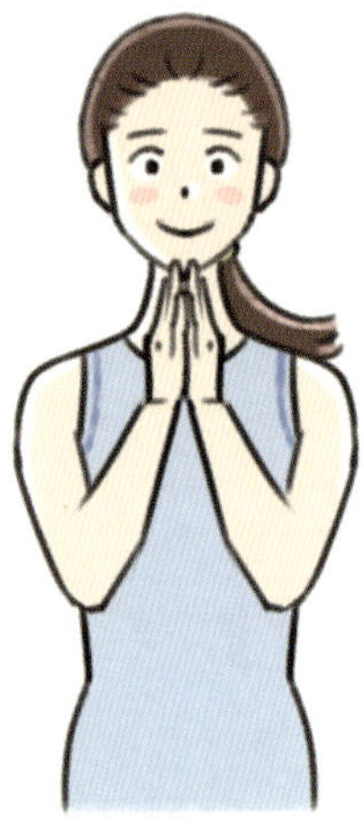

세로 박수

양손을 맞대어 강하게 박수를 칩니다.

②

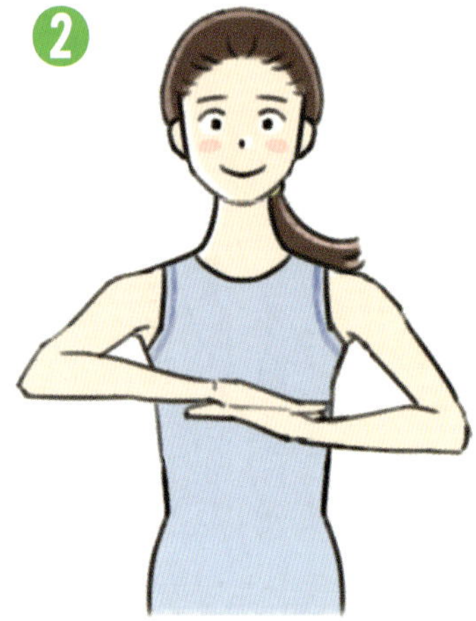

가로 박수

양손을 수평이 되도록 눕혀 박수를 칩니다.

③

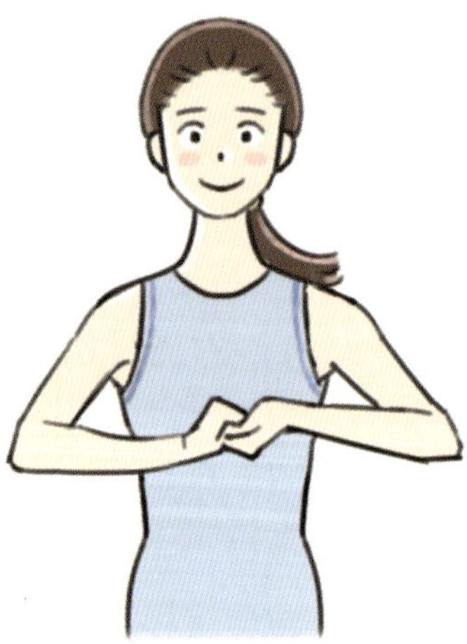

가로 쥐기

양손을 수평으로 맞댄 상태에서 손을 꼭 쥐어줍니다.

④

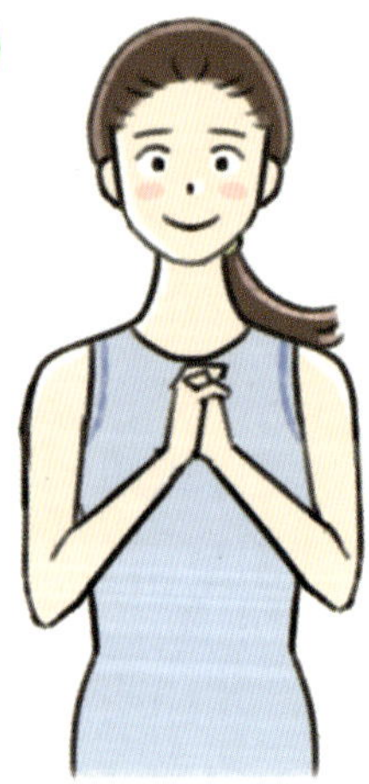

깍지 끼기

양손을 서로 마주 놓고 힘껏 깍지를 낍니다.

※ 앞선 모든 동작을 좌 · 우로 번갈아가며 2회 반복하고, 깍지를 낄 때는 엄지손가락의 위치를 보고 번갈아 실시합니다.

10 | 팔 운동 – 두 팔로 하기

상체 혈액순환 촉진, 인지기능 및 운동능력 향상

※ 전체 동작 2회 실시

❶

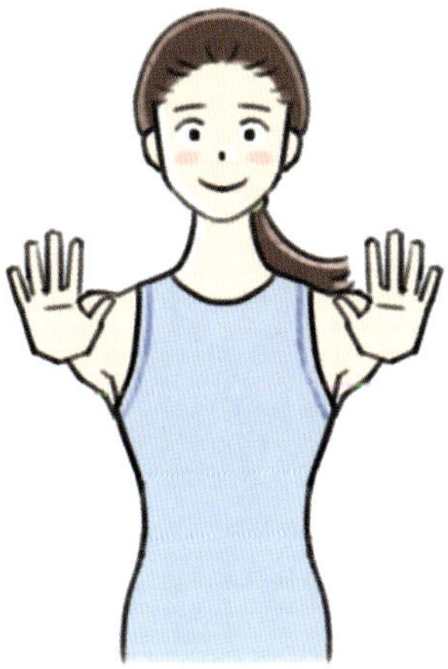

두 팔 앞으로 밀기

두 팔을 가슴 앞에서 앞쪽으로 밀고 제자리로 돌아옵니다.

❷

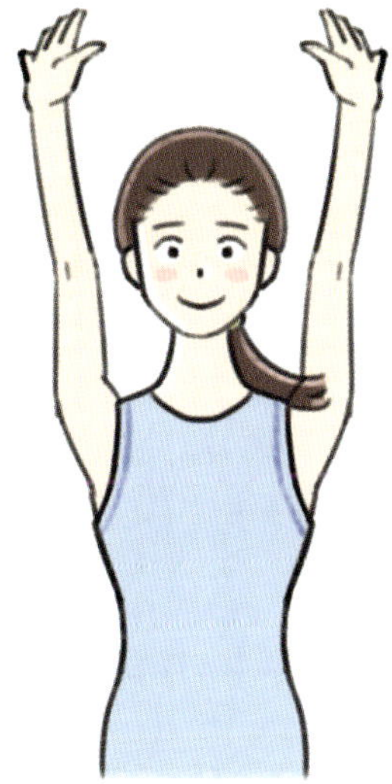

두 팔 위로 밀기

두 팔을 위로 밀고 제자리로 돌아옵니다.

❸

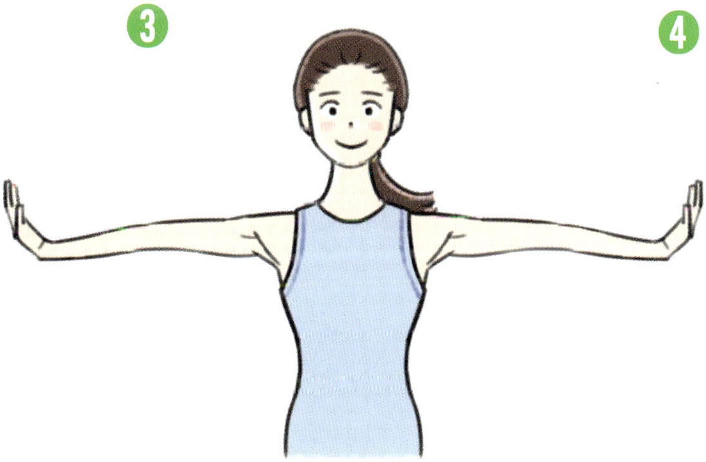

두 팔 옆으로 밀기

두 팔을 좌우로 밀고 제자리로 돌아옵니다.

❹

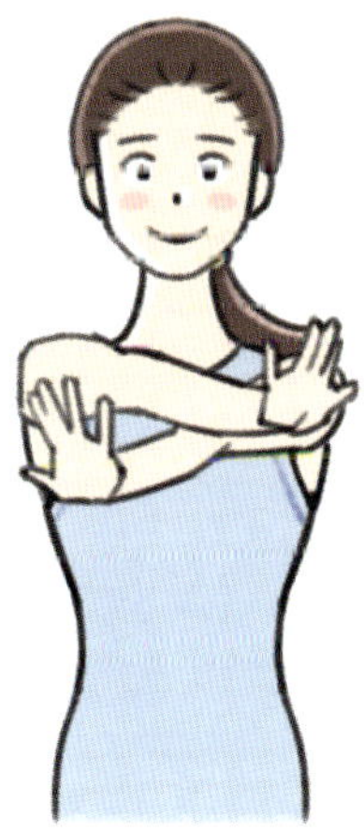

두 팔 교차하여 밀기

두 팔을 앞을 향해 사선으로 교차시켜 밀고 제자리로 돌아옵니다.

11 | 팔 운동 – 한 팔로 하기

상체 혈액순환 촉진, 인지기능 및 운동능력 향상

※ 전체 동작 2회 실시

①

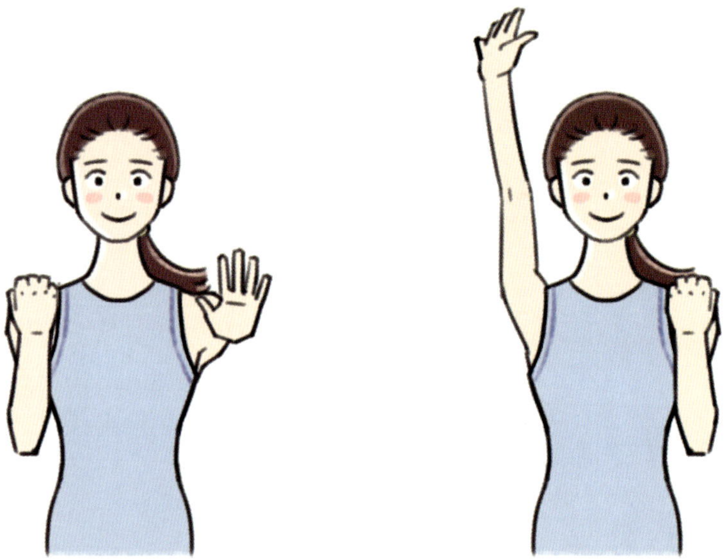

②

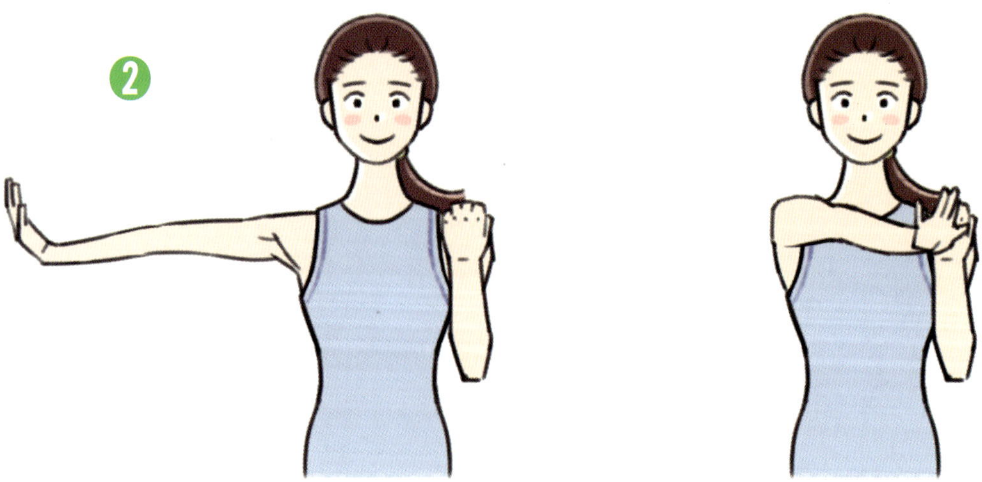

한 팔씩 번갈아 밀기(앞–위–옆–사선–위–옆–사선–앞)

오른손을 시작으로 앞쪽, 위쪽, 옆쪽, 사선으로 한 팔씩 밀고 돌아오기를 반복합니다.

12 기 만들기

후두엽, 두정엽 및 전두엽의 활성화

※ 전체 동작 2회 실시

❶

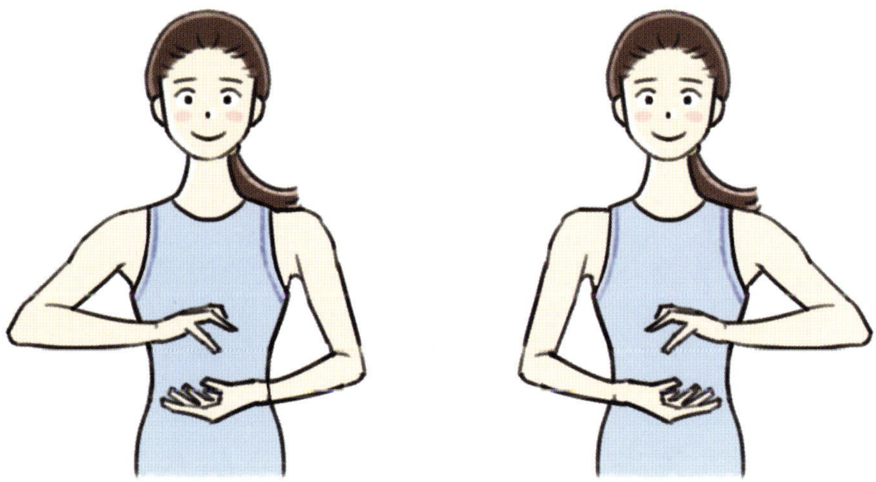

기운 모으기

① 가슴 아래쪽에 양손을 위 · 아래로 위치시키고 손가락을 둥글게 말아 줍니다.
② 왼손이 위로 향하도록 돌려줍니다.
③ 왼손이 위쪽에 위치하면 다시 오른손이 위로 향하도록 천천히 돌려줍니다.

❷

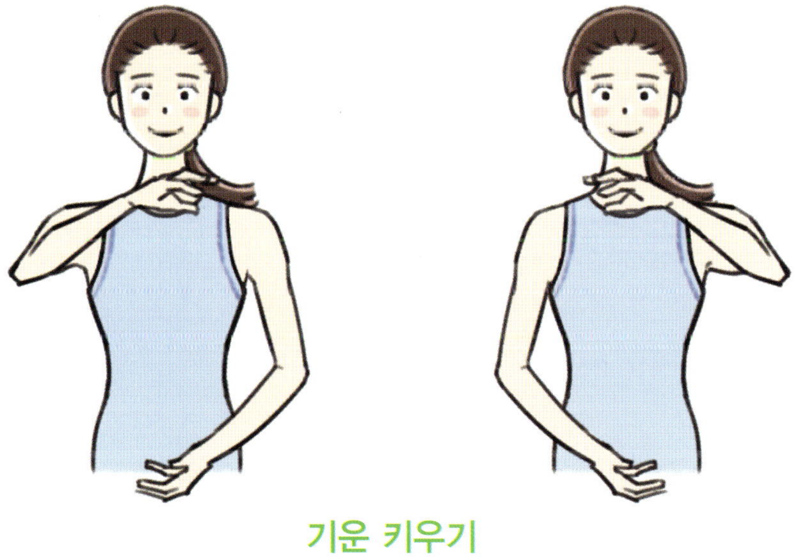

기운 키우기

양손을 자신의 몸통 크기로 넓혀 주어 같은 방법으로 천천히 돌려줍니다.

13 기 펼치기

후두엽, 두정엽 및 전두엽 활성화

※ 전체 동작 2회 실시

①

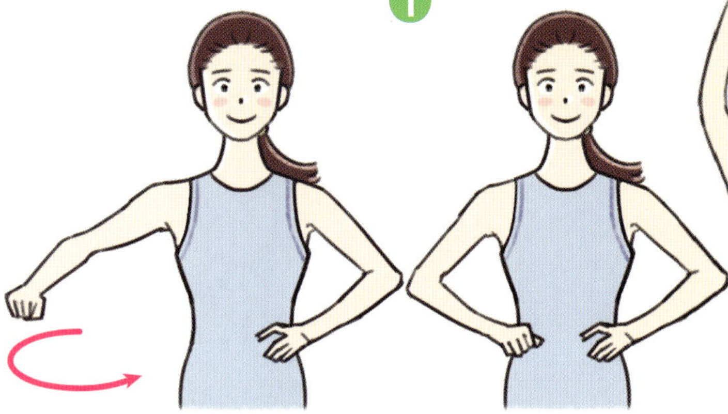

밑면 동그라미 그리기

① 양손은 볼펜을 쥐듯이 가볍게 모아 허리에 위치시킵니다.
② 허리를 기준으로 밑면에 그림을 그리듯 동그라미를 그려줍니다.
③ 오른손과 왼손을 번갈아 가면서 동그라미를 그려줍니다.

②

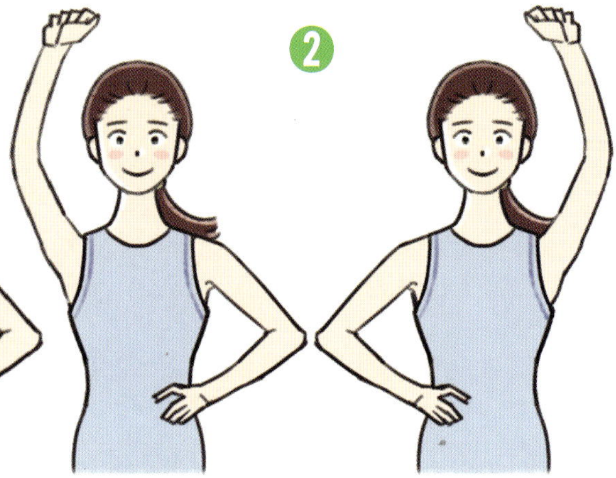

앞면 동그라미 그리기

① 양손은 볼펜을 쥐듯이 가볍게 모아 허리에 위치시킵니다.
② 허리를 기준으로 앞면에 그림을 그리듯 동그라미를 그려줍니다.
③ 오른손과 왼손을 번갈아 가면서 동그라미를 그려줍니다.

③

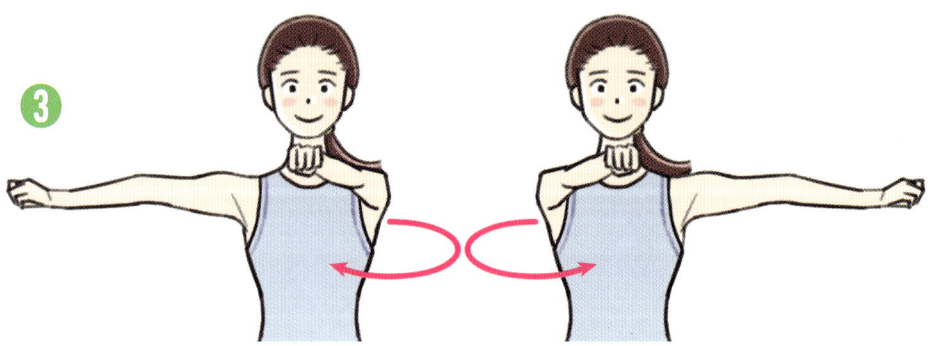

앞과 옆면에 동그라미 그리기

① 양손은 볼펜을 쥐듯이 가볍게 모아 왼손은 옆면에, 오른손은 앞면에 위치시킵니다.
② 양손으로 동시에 동그라미를 그려줍니다.
③ 양손은 볼펜을 취듯이 가볍게 모아 왼손은 앞면에, 오른손은 옆면에 위치시킵니다.
④ 양손으로 동시에 동그라미를 그려줍니다.

14 온몸 가다듬기
어깨 및 가슴근육 이완

※ 전체 동작 2회 실시

①

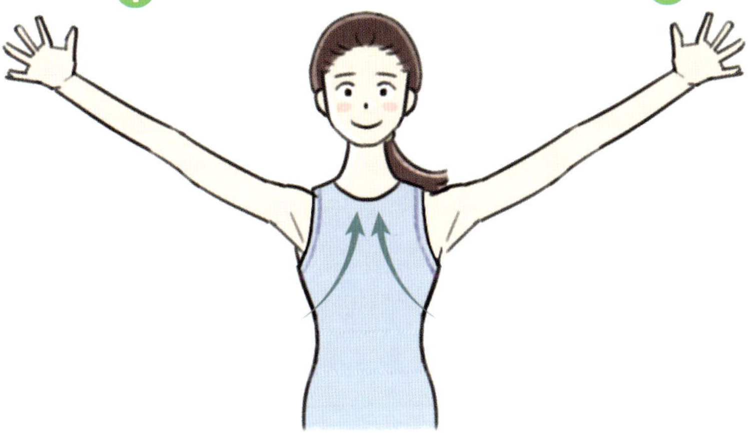

크게 숨 들여 마시기

가슴을 넓게 펴고 팔을 위로 올려서 숨을 들이마십니다.

②

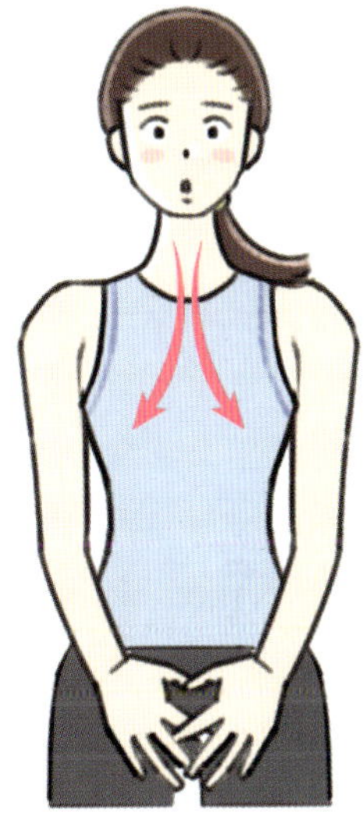

크게 숨 내쉬기

팔을 아랫배 위로 내리면서 숨을 내쉽니다.

③

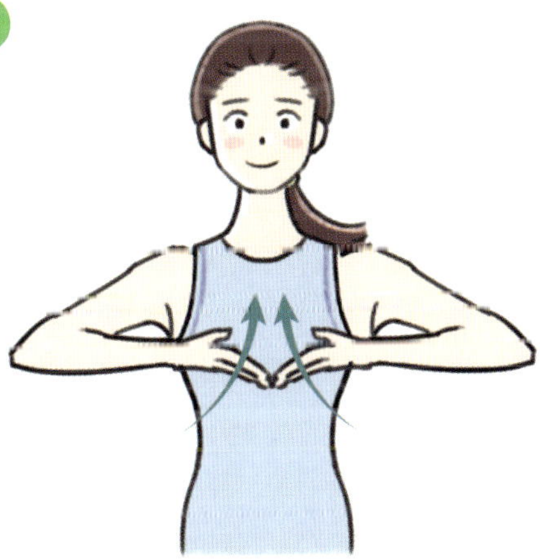

숨 들여 마시기

손바닥이 위로 오게 하여 손끝을 마주 보게 가슴 쪽으로 올리며 숨을 들이마십니다.

④

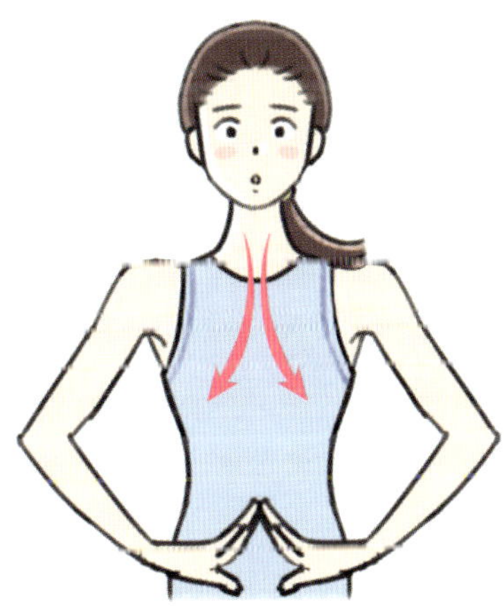

숨 내쉬기

마주한 손을 내리며 숨을 내쉽니다.

자세한 정보는 여기를 클릭!

중앙치매센터 홈페이지(www.nid.or.kr)에 접속 후, 정보 → 자료실 메뉴에서 치매예방운동법 동영상을 찾아보세요.

부록 3. 치매의 진단과 검사

치매선별용 한국형 간이정신상태검사(SMMSE-DS: Short MMSE for Dementia Screening)

치매선별용 한국형 간이정신상태검사(SMMSE-DS)

성 명		출생연도		성별	남/여	교육연수	년
검사일		총 점		판 정		정상 / 저하	

1.	올해는 몇 년도입니까?	0	1
2.	지금은 무슨 계절입니까?	0	1
3.	오늘은 며칠입니까?	0	1
4.	오늘은 무슨 요일입니까?	0	1
5.	지금은 몇 월입니까?	0	1
6.	우리가 있는 이곳은 무슨 도/특별시/광역시입니까?	0	1
7.	여기는 무슨 시/군/구입니까?	0	1
8.	여기는 무슨 구/동/읍/면입니까?	0	1
9.	우리는 지금 이 건물의 몇 층에 있습니까?	0	1
10.	이 장소의 이름이 무엇입니까?	0	1
11.	제가 세 가지 물건의 이름을 말씀드리겠습니다. 끝까지 다 들으신 다음에 세 가지 물건의 이름을 모두 말씀해보십시오. 그리고 몇 분 후에는 그 세 가지 물건의 이름들을 다시 물어볼 것이니 들으신 물건의 이름을 잘 기억하고 계십시오. 이제 000 님께서 방금 들으신 3가지 물건 이름을 모두 말씀해 보세요.		
	나무	0	1
	자동차	0	1
	모자	0	1
12.	100에서 7을 빼면 얼마가 됩니까? 100	0	1
	거기에서 7을 빼면 얼마가 됩니까? 93	0	1

번호	문항		
	거기에서 7을 빼면 얼마가 됩니까? 86	0	1
	거기에서 7을 빼면 얼마가 됩니까? 79	0	1
	거기에서 7을 빼면 얼마가 됩니까? 72	0	1
13.	조금 전에 제가 기억하라고 말씀드렸던 세 가지 물건의 이름이 무엇인지 말씀하여주십시오.		
	나무	0	1
	자동차	0	1
	모자	0	1
14.	(실제 시계를 보여주며) 이것을 무엇이라고 합니까?	0	1
	(실제 연필이나 볼펜을 보여주며) 이것을 무엇이라고 합니까?	0	1
15.	제가 하는 말을 끝까지 듣고 따라 해보십시오. 한 번만 말씀드릴 것이니 잘 듣고 따라 하십시오.		
	간장공장 공장장은 강공장장	0	1
16.	지금부터 제가 말씀드리는 대로 해보십시오. 한 번만 말씀드릴 것이니 잘 들으시고 그대로 해보십시오. 제가 종이를 한 장 드릴 것입니다. 그러면 그 종이를 오른손으로 받아, 반으로 접은 다음, 무릎 위에 올려놓으십시오.		
	오른손으로 접는다.	0	1
	반으로 접는다.	0	1
	무릎 위에 놓는다.	0	1
17.	(겹친 오각형 그림을 가리키며) 여기에 오각형이 겹쳐져 있는 그림이 있습니다. 이 그림을 아래 빈 곳에 그대로 그려보십시오. 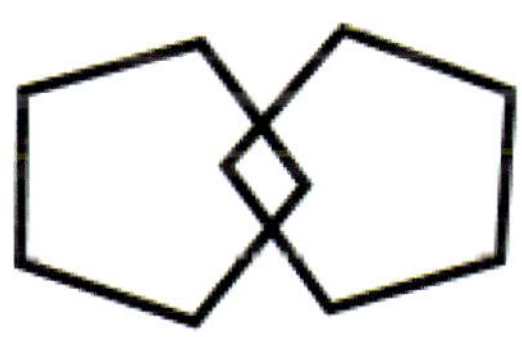	0	1
18.	옷은 왜 빨아서 입습니까? 더러워서	0	1
19.	'티끌 모아 태산'은 무슨 뜻입니까? 재산을 모은다.	0	1
	총 점	/30	

ANSWERS

정답

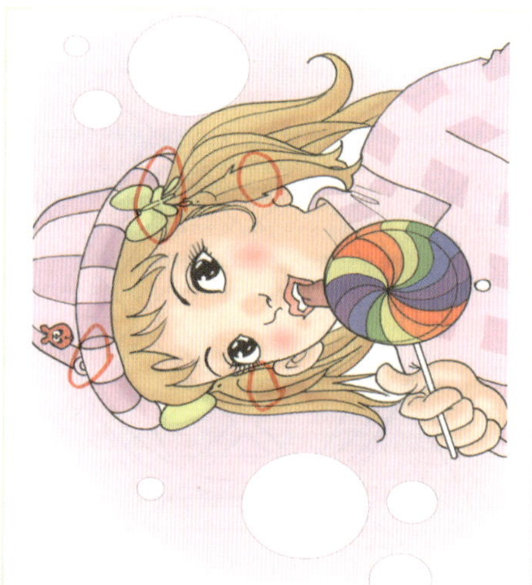

206p

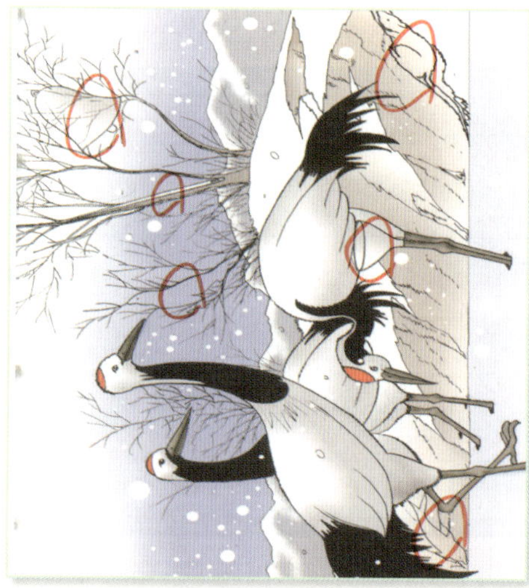

207p

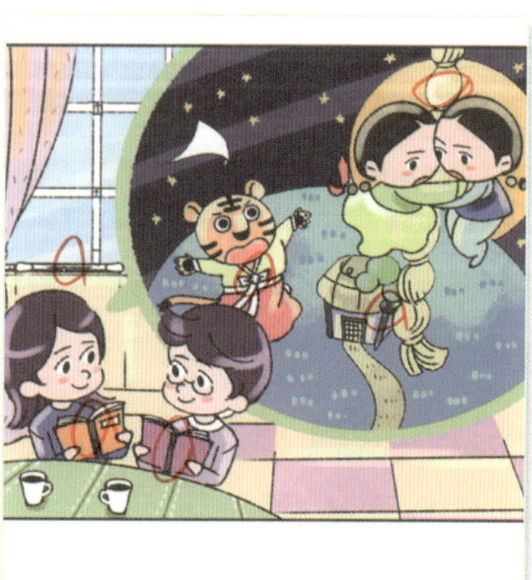

208p

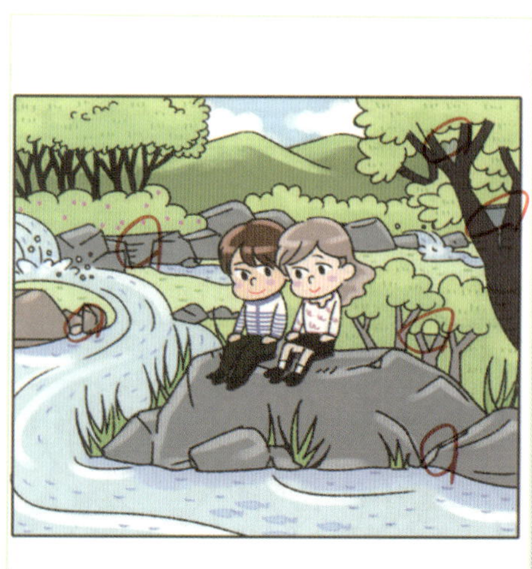

209p

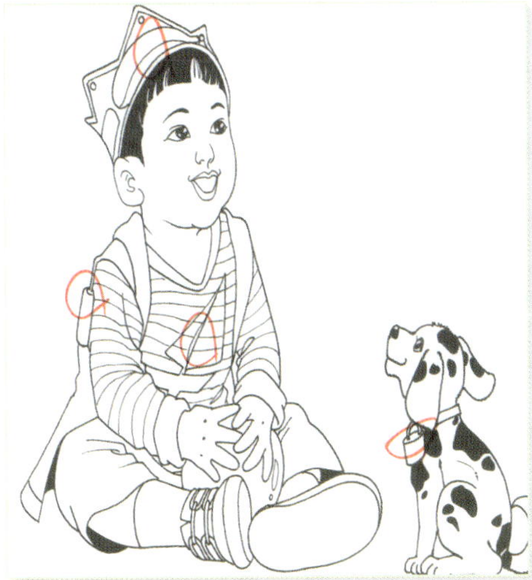

210p

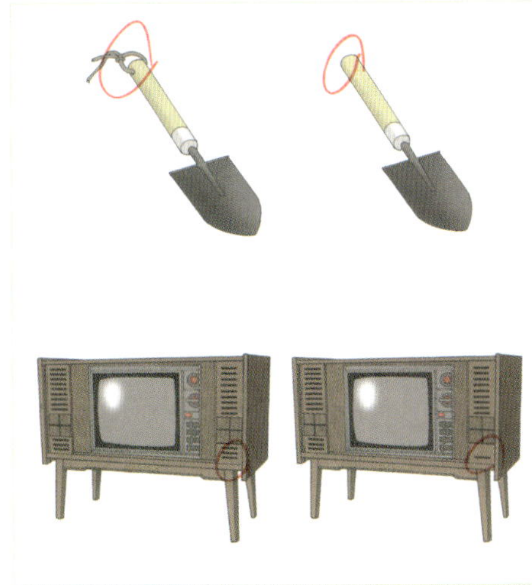

212p

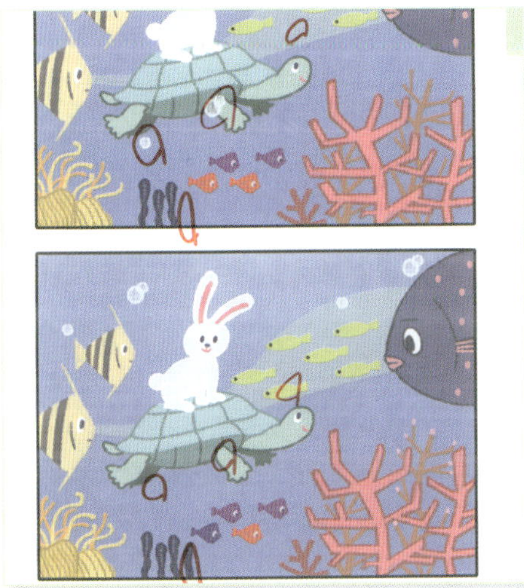

213p

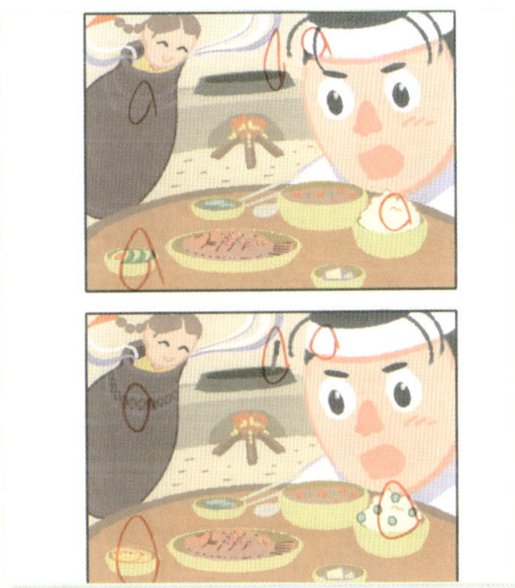

214p

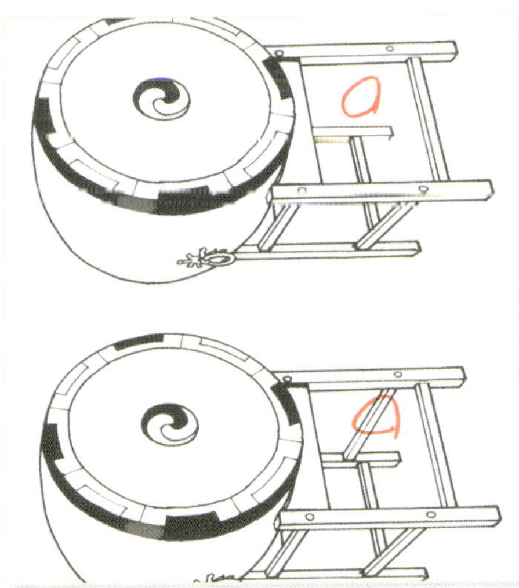

215p

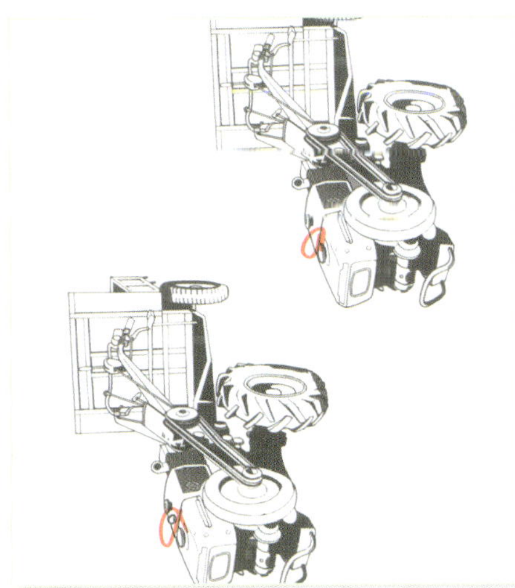

216p

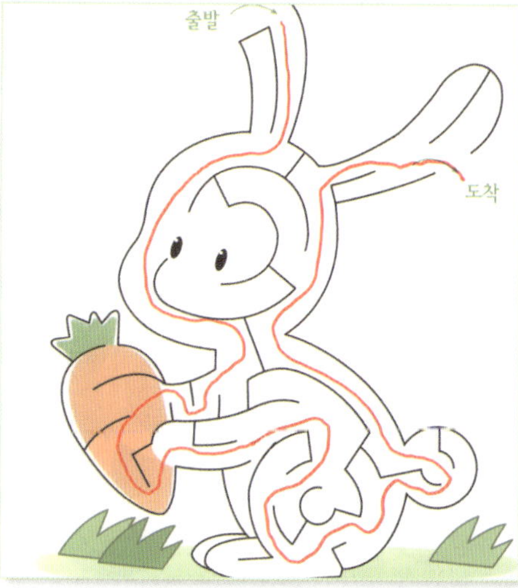

217p

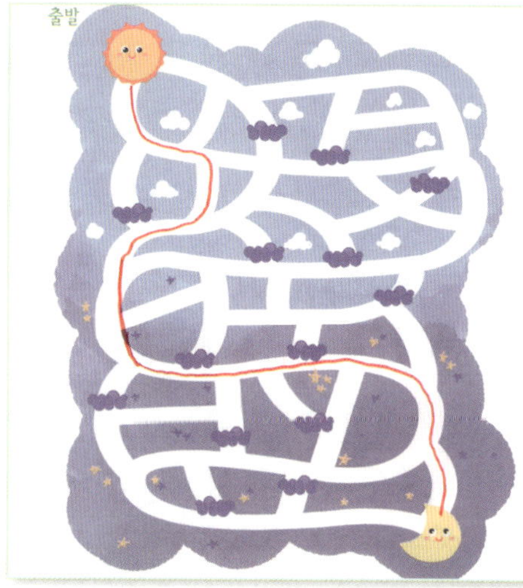

218p

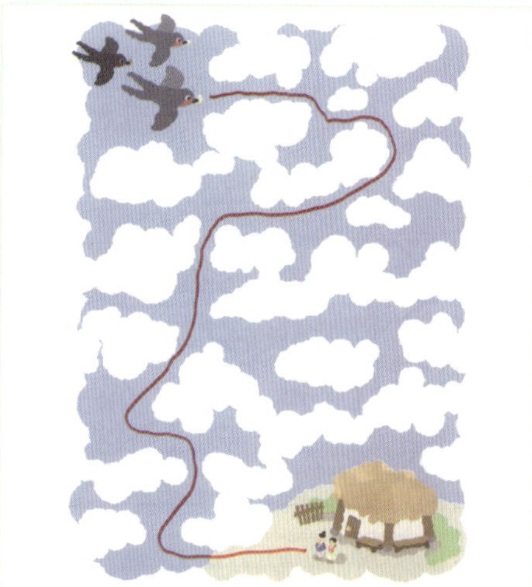

219p

4) 흥부와 놀부 그림 색칠하기

1. 이 그림은 어떤 이야기 그림일까요?
   그림에 나오는 동물과 식물들을 보고 생각해보세요.

_ 흥부와 놀부

2. 이야기의 어느 부분에 해당하는 것입니까?

_ 흥부의 지붕에 열린 박과 박씨를 물어온 제비

220p

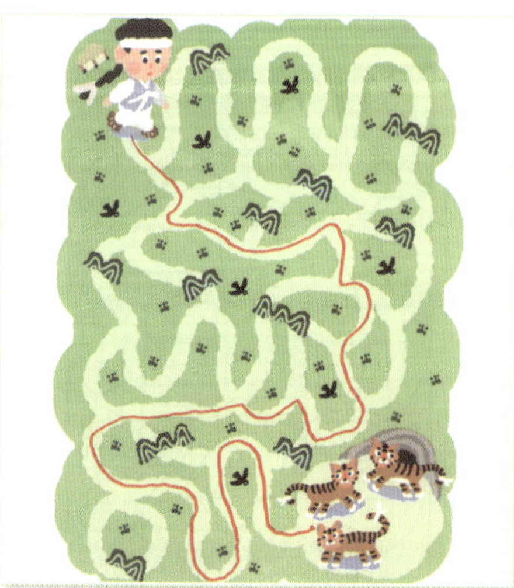

222p

7) 호랑이 형님그림 색칠하기

1. 이 그림은 어떤 이야기의 그림일까요?
   그림에 나오는 동물을 보고 생각해보세요.

_ 호랑이 형님

2. 이야기의 어느 부분에 해당하는 것입니까?

_ 어머니께 효를 다한 호랑이와 새끼들의 한가로운 모습

223p

- [우]리
- 태[종][대]
- 중[학][교]
- 치[배]예[방]
- 대[한]민[국]
- 얼[룩]송[아]지
- 감[사]합[니]다
- 열[무]김[치]맛[있]다
- 참[새]와 허[수][아]비
- 청[순]은 봄[비][귀]
- [숟][가]락과 [수]격
- 치[배]예[방]지[도]사
- [할]아버[지] 할[머][니]

238p

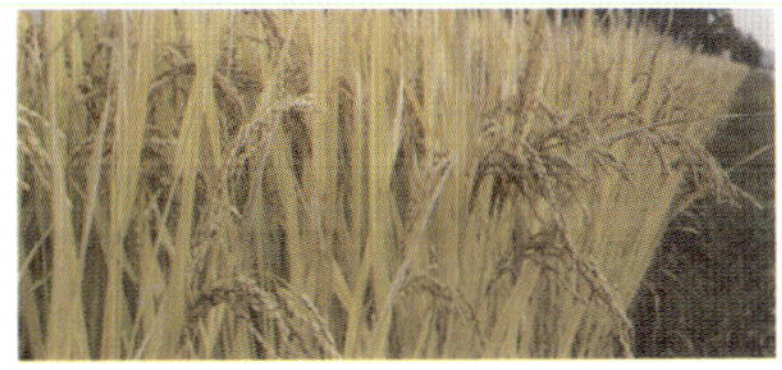

1. 이것의 이름은 무엇인가요? 벼
2. 어디서 자라나요? 논
3. 어느 계절에 볼 수 있나요? 가을
4. 어디에 어떻게 사용하나요? 밥을 지을때 씻어서 사용한다.

직접 적을 수 없는 분들은 말씀을 하시는 것을 적어드리세요.

239p

산유화

김소월

산에는 꽃 피네
꽃이 피네
갈 봄 여름 없이
꽃이 피네

산에
산에
피는 꽃은
저만치 혼자서 피어 있네.

산에서 우는 작은새 여
꽃이 좋아
산에서
사노라네

산에는 꽃 지네
꽃이 지네
갈 봄 여름 없이
꽃이 지네

243p

[고]래 [싸]움에 새[우] 등 터[진]다.

[낫] 놓고 [기]역 자도 [모][른]다

[꿩] 대신 [닭]

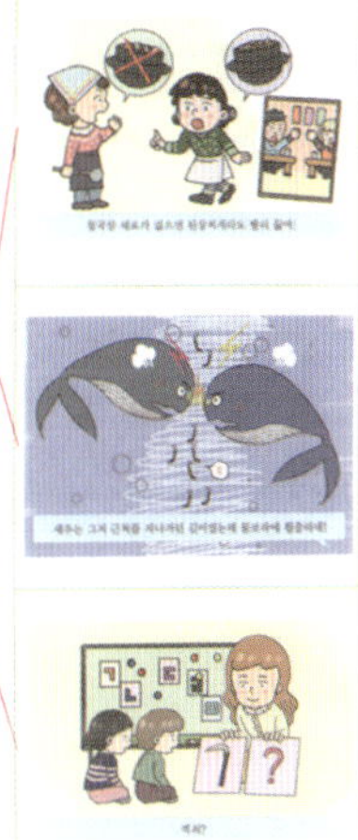

246p

낮말은 새가 듣고 밤말은 쥐가 듣는다.

뛰는 놈 위에 나는 놈 있다.

도랑치고 가재 잡는다.

산 넘어 산.

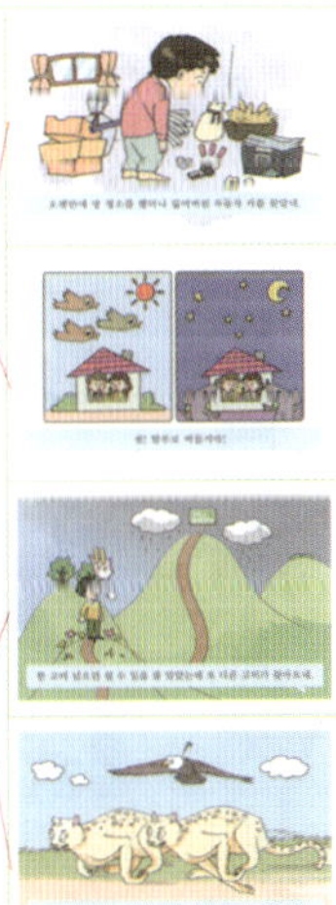

247p

돈

말(대화)

노력

실수

의심

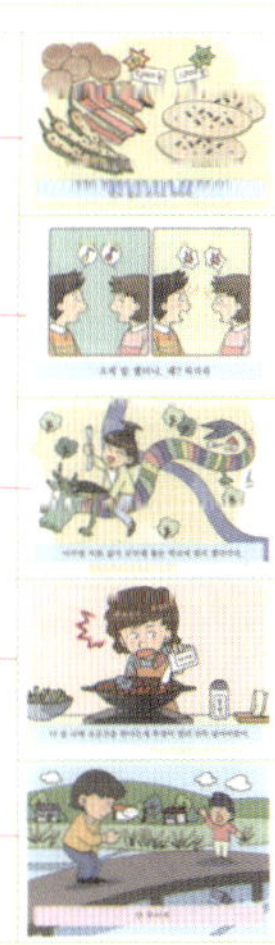

248p

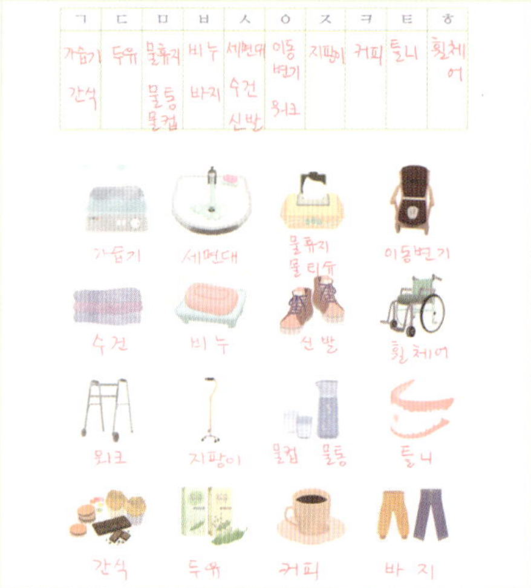

249p

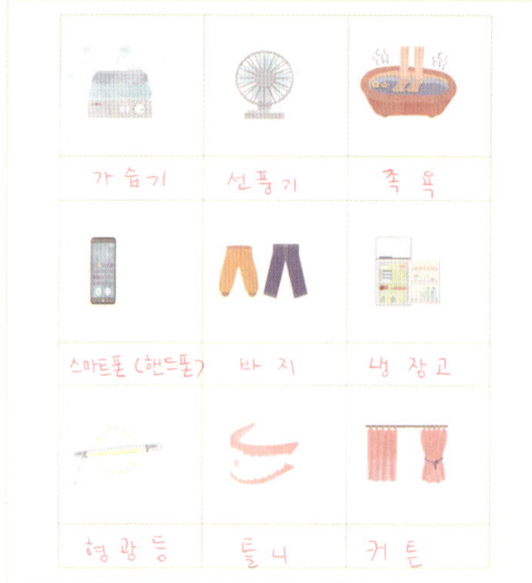

250p

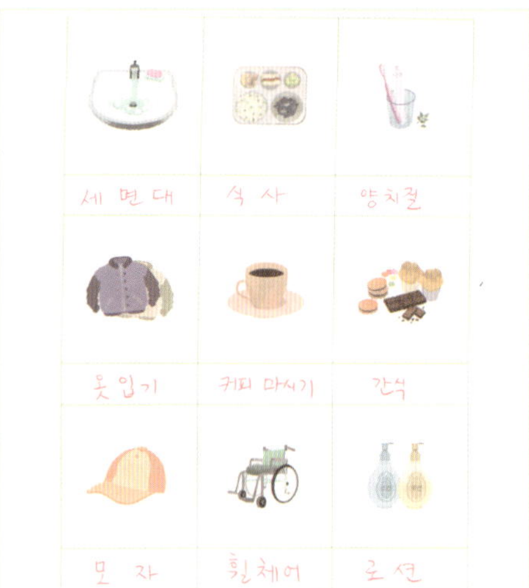

252p

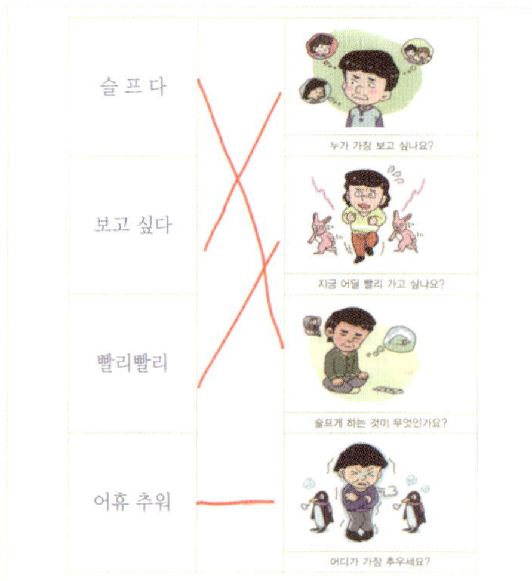

253p

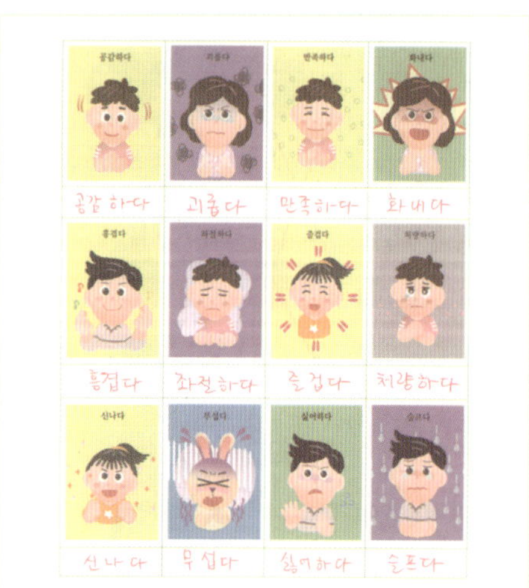

254p

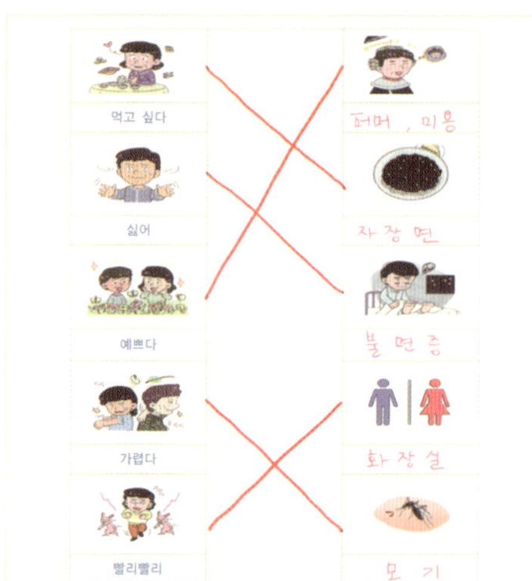

255p

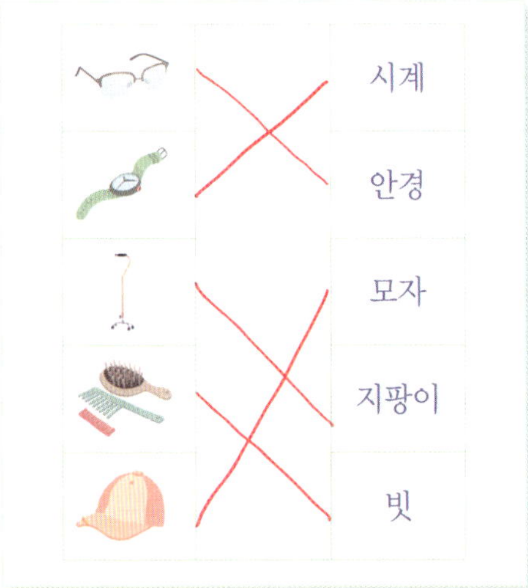

257p

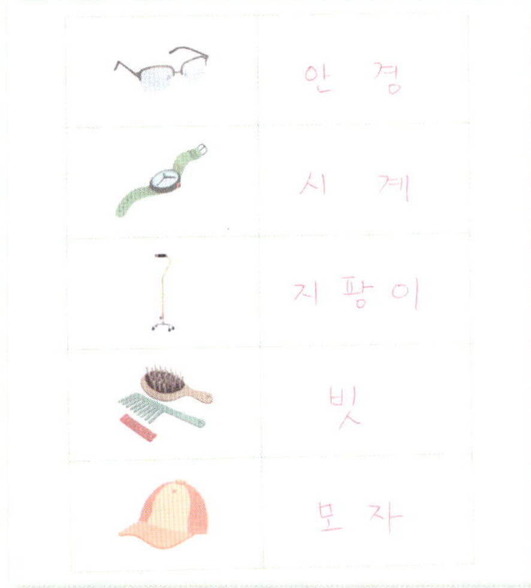

258p

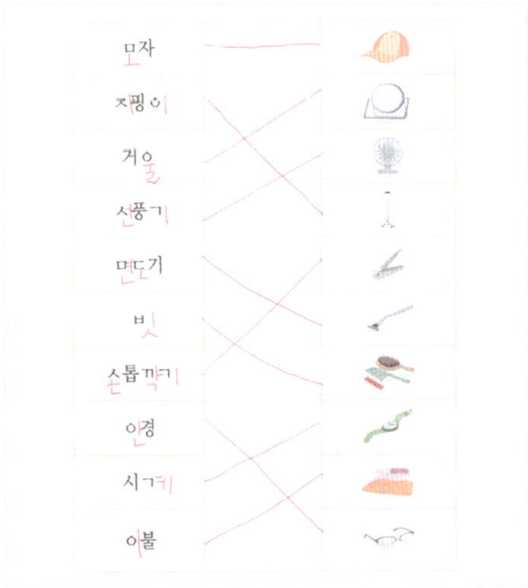

259p

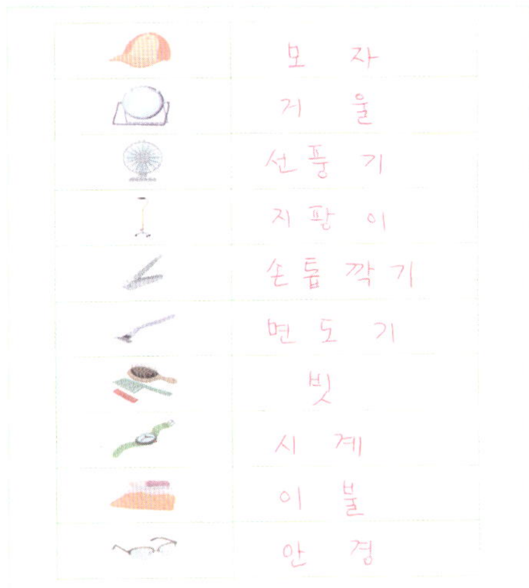

260p

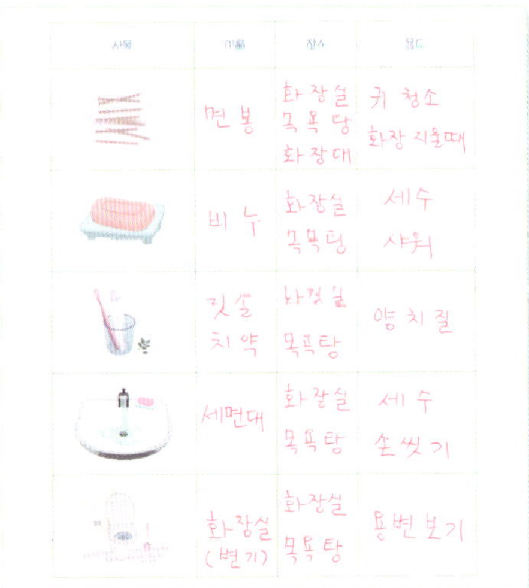

261p

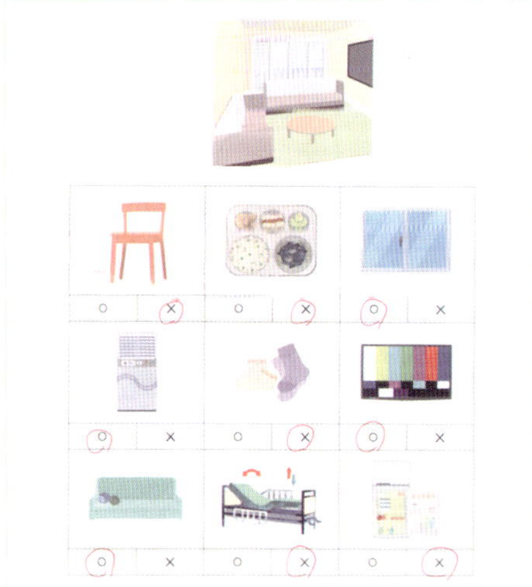

262p

	ㅏ	ㅑ	ㅓ	ㅕ	ㅗ
ㄱ	가	갸	거	겨	고
ㄴ	나	냐	너	녀	노
ㄷ	다	댜	더	뎌	도
ㄹ	라	랴	러	려	로
ㅁ	마	먀	머	며	모

263p

태극기

대한민국

세수대야

수고하세요.

참새와 허수아비

우물가에서 숭늉 찾기

가난 구제는 임금도 못한다.

가는 날이 장날

개 팔자가 상팔자

냉수 먹고 이 쑤시기

낫 놓고 기역 자도 모른다.

지렁이도 밟으면 꿈틀한다.

264p

강아지	지렁이	이발사	사 장	장독대
대전	전당포	포 항	항 구	구 멍
멍 울	울릉도	도라지	지팡이	이쑤시개
개 업	업 무	무 당	당 신	신발
발목	목 수	수 건	건어물	물냉면

265p

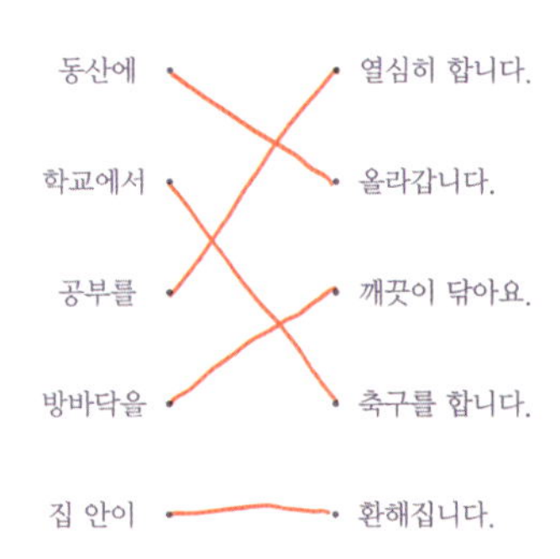

266p

5) 가위바위보 빙고게임

_ 본문의 빙고 게임은 방법을 설명한 자료일 뿐입니다. 참고로 새로운 빙고판을 만들어 게임을 진행하세요.

267p

파	항	은	레	등	대
음	구	어	밤	보	물
숭	검	빛	해	리	마
이	훈	미	바	포	사
솔	민	파	도	다	산
라	정	수	기	섬	척

찾은 도시와 단어를 적어보세요.

도시이름: 구미, 대구, 마산, 보은, 포항

두 단어: 등대, 숭어, 파도, 바다, 은어

세 단어: 정수기, 밤바다, 보물섬, 도다리

네 단어: 해바라기, 훈민정음

268p

1. 마늘: 음식의 맛을 돋구는 재료중의 하나
2. 국자: 국물이나 액체를 뜨는 주방기구
3. 돼지: 식용으로 키우는 네발달린 가축
4. 비행기: 사람이나 물건을 싣고 하늘을 나는 물체
5. 원숭이: 가장 사람과 비슷한 동물중의 하나
6. 우산: 비올때 쓰는 기구

269p

1. (했다)
공부를 ___했다___
자동차 운전을 ___했다___
고향에 계신 부모님께 전화통화를 ___했다___

2. (쌓았다)
친구와 신뢰를 ___쌓았다___
깊은 계곡에서 돌탑을 ___쌓았다___
많은 사람들에게 덕을 ___쌓았다___

3. (먹었다)
손자와 맛있는 떡을 ___먹었다___
나이를 한 살 더 ___먹었다___
가족들과 둘러앉아 저녁을 ___먹었다___

270p

나	=	ㄴ	+	ㅏ
무	=	ㅁ	+	ㅜ
사	=	ㅅ	+	ㅏ
자	=	ㅈ	+	ㅏ
우	=	ㅇ	+	ㅜ
유	=	ㅇ	+	ㅠ

271p

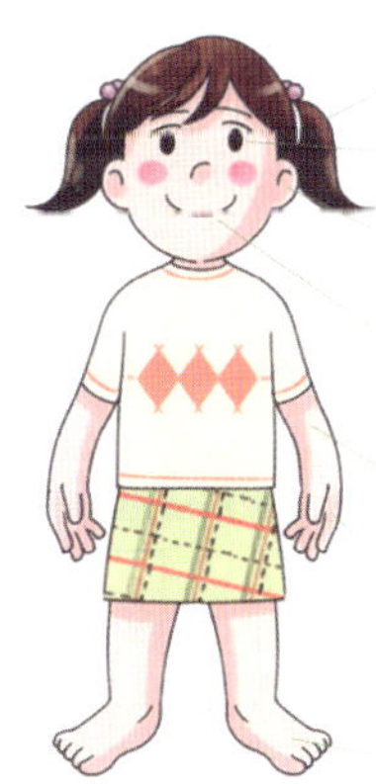

머리
눈
귀
입
팔
손
발

272p

13. 이야기 만들기

1) 흥부와 놀부이야기

기억회상 질문

흥부와 놀부는 모두 아시는 이야기지요?
_ 다양한 이야기가 나오게 이야기를 나눠보세요.

흥부의 형 이름이 무엇인가요? – 놀부

제비가 가을에 날아간 곳이 어딘가요? _ 강남

제비가 돌아오는 계절은 언제인가요? _ 봄

흥부와 놀부 이야기를 재밌게 하실 수 있는 분 계신가요? _ 다양한 이야기가 나오게 이야기를 해보세요. 이야기를 하시면 이유를 물어보시면서 진행하세요.

박씨를 심어 얻은 것이 무엇인가요?
_ 박을 얻었는데 박 속에서 온갖 진귀한 보화가 나왔습니다.

273p

2) 호랑이 형님 이야기

새끼호랑이들이 왜 사람이 매는 하얀색 댕기를 매고 있을까요?

_ [새끼호랑이들은 아버지 호랑이가 할머니가 돌아가시자 본래 사람이었던 본질을 잊지 않기 위해 장례를 치르는 의미로 매게 했고, 할머니 돌아가신 후 시름시름 아프던 아비 호랑이가 죽자 장례를 치르는 의미로 흰색댕기를 매고 있습니다.]

호랑이 새끼는 모두 몇 마리인가요? _ 3마리

검은 새는 몇 마리인가요? _ 7마리

새와 호랑이 숫자의 차이는 얼마입니까? _ 7-3=4

호랑이 발자국 많이 있습니다, 세어보세요? _ 38개

수를 세는 과정의 반복 연습을 위한 질문입니다. 하나씩 숫자를 표기하며 세어보시게 도와주세요.

호랑이 한 마리가 한번 일어났을 때 만들 수 있는 발자국 수는 몇 개입니까? _ 4개

274p

3) 삼강오륜 이야기하기

_ 삼강을 이야기해보세요? 부위자강이 무슨 뜻인가요? 등 본문을 보고 서로 묻고 읽어보는 장입니다.

275p

1. 계산하기

1) 음식값 계산하기

1. 김밥 2인분과 순대 2인분을 시키면 얼마를 계산해야 하나요?
_ 7,000원+10,000원=17,000원
2. 소고기 김밥 1인분과 라면 1인분 만두 1인분을 시키면 얼마를 계산해야 하나요?
_ 5000원+3,300원+5,000원=13,300원
3. 만원으로 3인분을 시킨다면 먹을 수 있는 것은 어떤 것이 있나요?
_ 김밥 2인분+어묵탕 1인분=10,000원
_ 어묵탕 2인분+잔치국수 1인분=10,000원
_ 라면 2인분+어묵탕 1인분=9,600원
_ 라면 3인분=9,900원
_ 어묵탕 3인분=9,000원
4. 가장 좋아하는 음식에 대하여 이야기해본다.
_다양한 이야기를 나눠보세요
5. 누구랑 갔었는지 어디서 먹었는지 기억을 회상해본다.
_다양한 이야기를 나눠보세요
6. 혼자서 소고기국밥을 먹었는데 만원을 내면 얼마가 남을까요?
_ 10000원-8000원=2000원
7. 칼국수를 어르신 집에서 끓인다면 무엇을 넣고 만드시나요?
_ 다양한 이야기를 나눠보세요.

280p

2) 장바구니 계산하기

1. 만원으로 살 수 있는 것을 골라보세요.
_ 한 개씩 사면 모든 것을 살 수 있습니다. 정해진 답이 따로 없습니다.
다양한 대답이 나올 수 있습니다.
2. 단백질은 어떤 것들이 있는지 말해보세요?
_ 우유, 호두, 고등어, 소고기, 돼지고기, 꽁치, 갈치, 순대
3. 가장 좋아하는 음식은 무엇인가요?
_ 다양한 대답이 나올 수 있습니다.
4. 가장 싫어하는 음식과 야채는 무엇인가요?
_ 다양한 대답이 나올 수 있습니다.
5. 생선은 몇 개가 있는지 골라보세요. _ 고등어, 꽁치, 갈치
6. 야채는 어떤 것들이 있는지 골라보세요? _ 당근, 상추, 양배추

281p

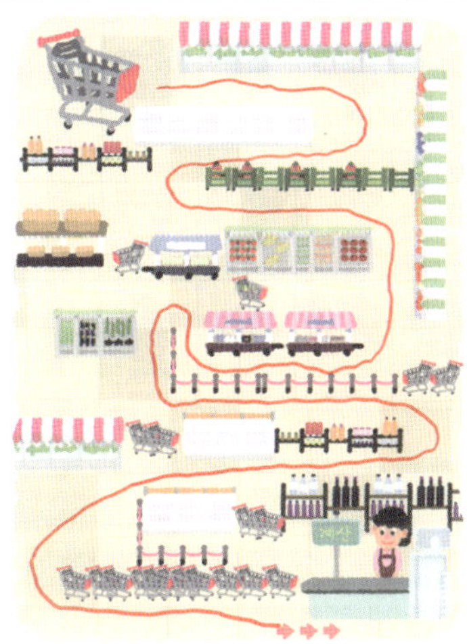

282p

1. 카트 숫자는 모두 몇 개인가요? _ 20개
2. 어떻게 그 숫자가 나오게 되었나요? _ 손잡이 개수를 세어보고
3. 쌀, 고기, 우유, 과자, 식빵을 모두 합히면 얼마인가요? _ 22,500원
4. 돈 20,000원으로 쌀, 고기, 우유, 과자, 식빵을 샀는데 돈이 부족합니다. 어느 물건을 하나만 빼고 가급적 20,000원에 맞추려고 합니다. 어느 물건을 빼면 될까요?
_ 6,000+10,000+1,500+2000원+3,000원=22500원
_ 식빵을 빼고 500원 거스름 돈을 받는다.
5. 돈 10,000원으로 우유와 식빵을 사면 얼마의 거스름돈을 받으면 되나요?
_ 5,500원

283p

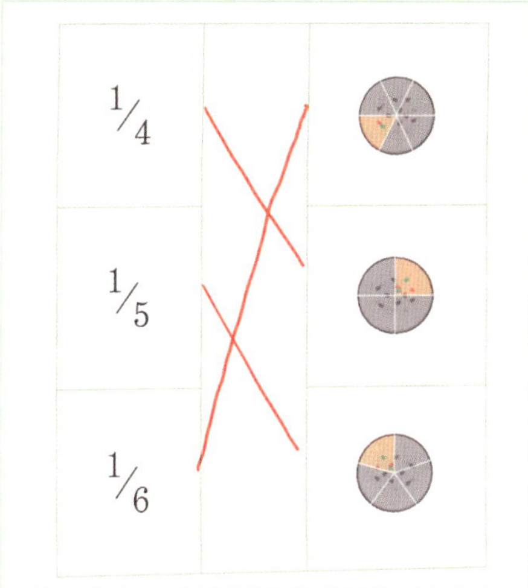

284p

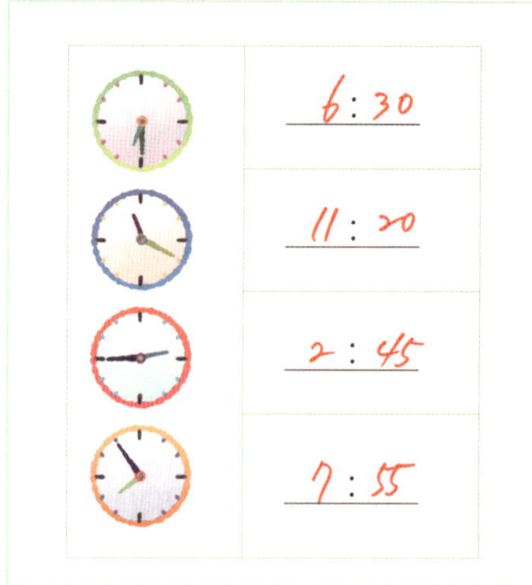

285p

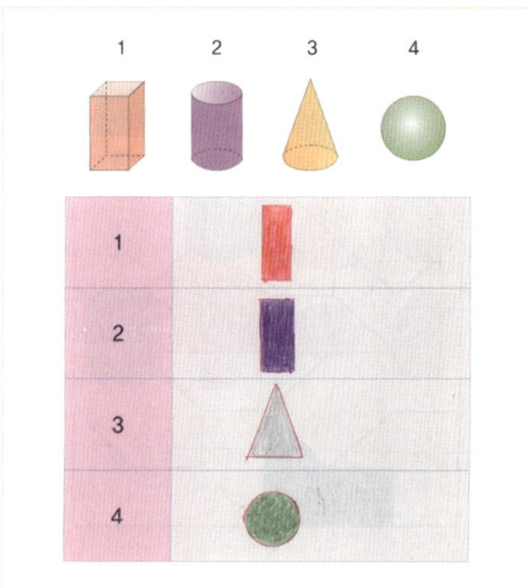

289p

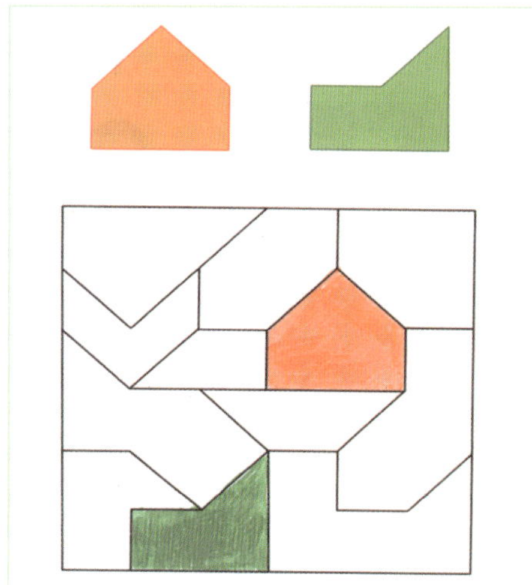

290p

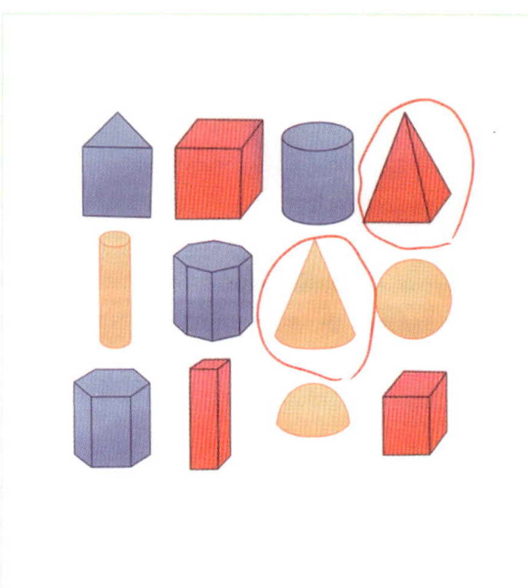

291p

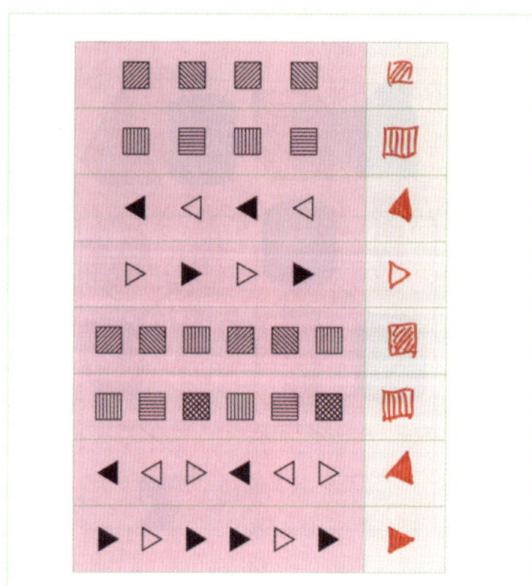

292p

1 + 3 =	4
7 + 5 =	12
4 × 2 =	8
5 × 7 =	35
3 − 1 =	2
7 − 3 =	4
4 ÷ 2 =	2
9 ÷ 3 =	3

293p

참고문헌

가와시마 류타 저, 이주관 외 역(2018). 치매 걸린 뇌도 좋아하는 두뇌 체조. 서울 :청홍

강동화(2011). 나쁜 뇌를 써라. 서울: 위즈덤 하우스.

고바야시 히로유끼(2015), 자율신경을 조절하는 색칠하기, 일본 동경: 아스콤

곽준섭, 김선희(2016). 색체심리와 LED조명 융합. 인포메이션 디스플레이 제17권 제1호.

구보타 시소유 저, 고선윤 역(2014), 손과 뇌, 서울: 바다출판사

김동연, 김인숙, 김태유, 박래준, 박정미, 손기철, 이경남, 이은아, 정효경, 한광일(2018).2004), 치매예방 및 인지 재활 프로그램. 고양: 서현사.

김진목(2016). 약이 필요없다. 고양: 서현사.

김진목(2015). 통합 암치료 로드맵. 고양: 서현사.

서울특별시 광역치매센터. 치매자료

김태유 외(2010), 신경인지치료, 고양: 서현사.

김태유 외(2014, 인지훈련 프로그램 Level A1, 부산: 윌리스 인지과학연구소.

김태유 외(2014, 인지훈련 프로그램 Level A2, 부산: 윌리스 인지과학연구소.

김태유 외(2014, 인지훈련 프로그램 Level A3, 부산: 윌리스 인지과학연구소.

김태유 외(2014, 인지훈련 프로그램 Level B, 부산: 윌리스 인지과학연구소.

김태유 외(2014, 인지훈련 프로그램 Level C, 부산: 윌리스 인지과학연구소.

김태유(2010), 신경인지치료, 고양: 서현사.

김태유(2014), 인지카드, 부산: 윌리스 뇌과학 연구소.

김태유(2014), 뇌건강증진 일기장, 부산: 윌리스 뇌과학 연구소.

김태유, 윌리스 뇌과학연구소(2018). 인지재활심리사를 위한 숨은그림찾기. 고양: 서현사.

김태유, 윌리스 뇌과학연구소(2018). 인지재활심리사를 위한 틀린그림찾기. 고양: 서현사.

김혜경 외(2015). 성공적인 노화를 위한 노인건강. 서울: 신정.

김효정 역(2007). 직장인의 뇌체조. 서울: 양지사.

나윤채, 장일상, 임효림, 이은명, 박세인(2019). 현장활동가를 위한 만다라색칠하기. 고양: 서현사.

네이버 지식백과. 실뜨기.(문화원형백과 전통놀이) 2002.)

두산세계대백과사전(1997). 서울: 동아출판사.

박정미 외(2015). 음악 치료의 이해와 활용. 고양: 서현사.

박종연 외(2017). 치매 관련 재정소요 추계 방법론 개발. 서울: 한국보건의료연구원.

박주홍(2017). 치매박사 박주홍의 두뇌 홈트레이닝.서울: 성안북스.

박주홍(2018), 밥이 치매를 이긴다, 서울: 고려원북스.

박홍석, 안이서, 이혜미(2018), 365 브레인 피트니스06, 서울: 홍솔

보건복지부(2013). 2012년 치매유병률 조사.

보건복지부(2019). 2019 나에게 힘이 되는 치매. 성남: 중앙치매센터.

보건복지부(2019). 치매알짜 정보. 성남: 중앙치매센터.

빈대욱 외(2018). 노인여가지도사. 고양: 서현사.

사와구치 도시유키 저(2008), 유아교육과 뇌, 서울: 한국문화사

산케이신문 생명취재반 저, 최인정 역(2005). 100세 시대. 서울: 은행나무.
서덕빈 역(1999). 뇌가 좋아하는 80가지 힌트. 서울: 평단문화사.
소정룡(2002). 누구나 쉽게 배우는 발반사 건강법. 서울: 진리탐구.
아사다 타카시(2017), 두뇌트레이닝 색칠하기, 일본 동경: 야마토출판.
오오시마 기요시 저, 서덕빈 역(1999), 뇌가 좋아지는 80가지 힌트, 서울: 평단문화사.
오웅영, 전은석 외(2007). 발관리. 서울: 양서원.
유네스코 인류무형문화유산. 지중해식 식문화(2013).
유성수, 이갑숙(2011), 실버 레(뇌)크리에이션, 서울: 범한.
이께다 요시히로 저, 윤경희 역(2018), 뇌에 맡기는 공부법, 서울: 샘앤파커스.
이미옥(2014). 아동미술교육. 파주: 양서원.
이석범 외(2015). 오순도순 뇌 운동. 천안: 충청남도광역치매센터.
이승헌, 전세일(2014). 기적의 뇌건강 운동법. 서울: 비타북스.
이현중(2016). 이혈상담치유학개론.
임귀희, 임효림, 장일상, 조두이, 김은미, 박세인(2019). 현장활동가를 위한 이야기 미로찾기. 고양: 서현사.
암호찬(2015). 심리검사의 종류와 활용. 고양: 서현사.
장경태 역(2006). 노인체육. 서울: 대한미디어.
장일상, 임효림, 이수정, 조두이(2018), 현장활동가를 위한 화투색칠하기, 고양: 서현사.
전광명(2019). 노인의료복지시설 운영매뉴얼. 고양: 서현사.
전도근(2018). 치매예방을 위한 뇌건강 활동지 1~5. 고양: 서현사.
전도근(2018). 치매예방과 치료. 고양: 서현사.
주부와 생활사 역(2014), 1일 1분 손가락체조, 고양: (주) 위즈덤 하우스
최상배, 안성우(2003). 한국수어의 이론. 고양: 서현사.
타카노 키쿠오, 구로다 마키 저, 김일천 외 역(2018). 인지증. 서울: 한양애드.
한국수화사전. 국립국어원.
한설희(2018). 한설희 명의의 치매 걱정 없는 행복한 노후. 서울: 예문아카이브.
한은정(2017). 치매환자 사회경제적 비용분석. 보건행정학회 추계학술대회 발제자료.
한창환(2011). 걸음아 날 살려라. 고양: 서현사.
동의보감. 황제내경.두산동아 두산백과. 네이버 지식백과

저자소개

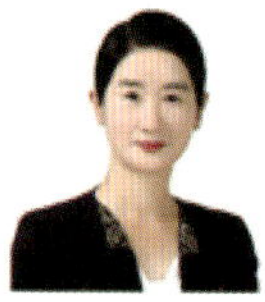

장일상

사회단체 행복나눔연구소 대표
남서울실용전문학교 노인스포츠학과 외래교수
이혈건강심리상담협회 회장

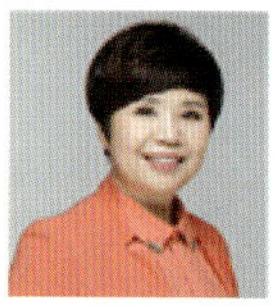

임효림

한국힐링경영연구원 원장
한국치매인지놀이협회 회장
남서울실용전문학교 노인스포츠학과 학과장

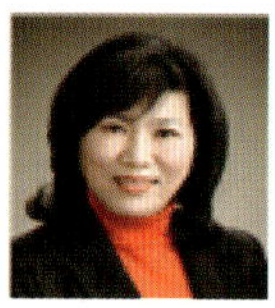

김경애

(주)해오름 뇌과학연구소 소장
(사)치매없는 세상만들기 운동본부 이사장
Midwest University 두뇌영재교육학박사과정중

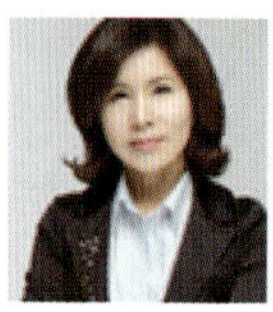

조두이

한국힐링경영연구원 부원장
한국치매인지놀이협회 부회장
남서울실용전문학교 노인스포츠학과 책임교수

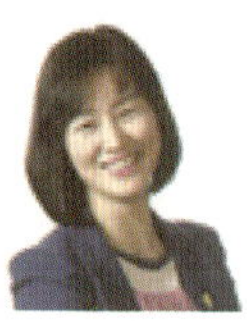

허은숙

오감힐링 문화센터장
한국치매인지놀이협회 고성지부장
고성군 치매안심센터 기억채움 강사

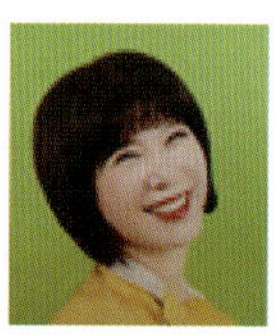

김서연

스마일 힐링교육센터장
한국치매인지놀이협회 부산지부장
부산로뎀나무 사회서비스센터 강사

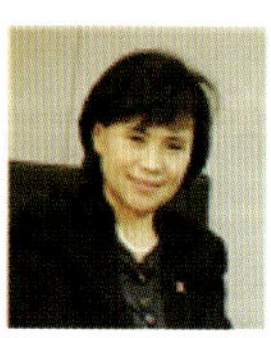

최용희

(사)한국사회교육복지회 대표
글로벌인재 평생교육원 원장
리더아카데미 대표스피치

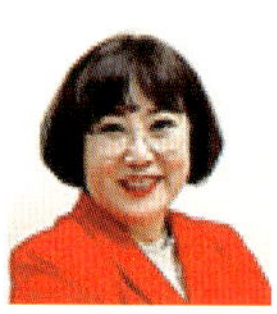

김나경

한국힐링경영연구원 본부장
한국치매인지놀이협회 포천지부장
두뇌인지놀이지도 강사

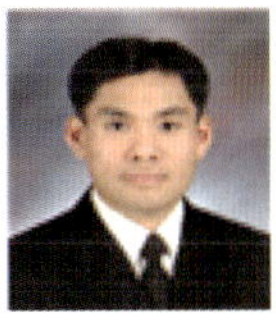

김호진

남서울실용전문학교 문화예술교수
문화예술교육사
음악치료사

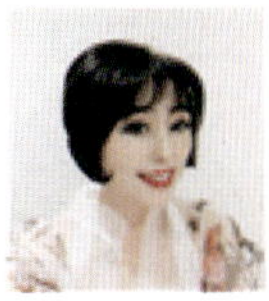

최혜숙

한국힐링경영연구원 본부장
한국치매인지놀이협회 분당지부장
사단법인 한국모델협회 회원 더쇼 프로젝트 모델

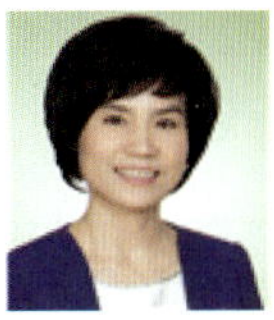

이은명

부안 힐링교육센터장
한국치매인지놀이협회 전북부안지부장
인지놀이운동 지도강사, 시낭송가

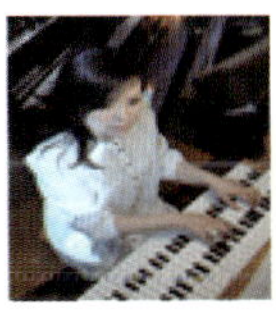

이수정

남서울실용전문학교 노인스포츠학과 외래교수
목원대학교 음악원교수
문화예술교육연구소 락 대표

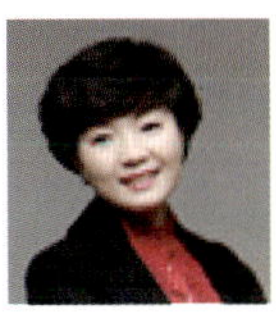

신경옥

한국힐링경영연구원 본부장
한국치매인지놀이협회 용인지부장
인지도구체조 지도사

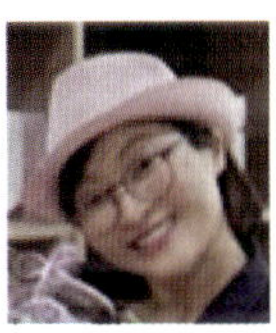

이정아

한국힐링경영연구원 본부장
한국치매인지놀이협회 강북지부장
인지도구체조 지도사

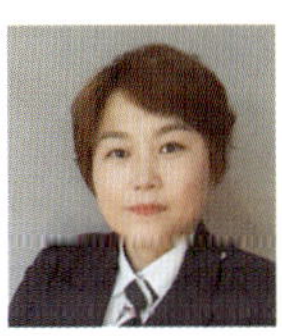

김순녀

한국힐링경영연구원 춘천지부장
한국치매인지놀이협회 춘천지부장
방송댄스, 체조 지도사

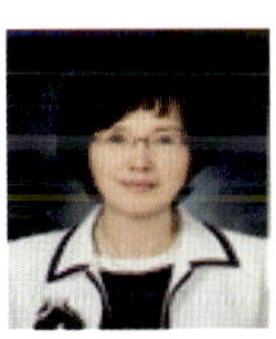

이혜숙

(전)군산대학교 객원교수
군산건강지원센터 상담사
군산 힐링노인대학 원장

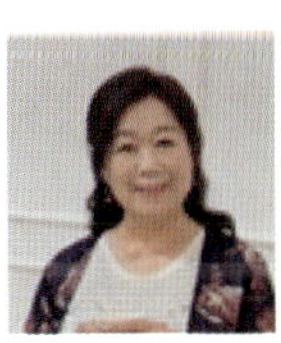

김시은

한국힐링경영연구원 본부장
한국문인협회 시인, 시낭송가
(사)종합문예유성신문(자문위원, 수석기자)

치매예방을 위한 인지활동 프로그램

2019년 10월 25일 1판 1쇄 인쇄
2019년 10월 31일 1판 1쇄 발행
2021년 1월 10일 1판 2쇄 발행

저　자 장일상, 임효림, 김경애, 조두이, 허은숙, 김서연, 최용희, 김나경, 김호진
최혜숙, 이은명, 이수정, 신경옥, 이정아, 김순녀, 이혜숙, 김시은
펴낸이 조재성
펴낸곳 **서현사**

등 록 2002년 8월 14일 제03-01392호
주 소 경기도 고양시 일산동구 중앙로 1055번지 레이크하임 206호
전 화 031-919-6643
팩 스 031-912-6643

ISBN 979-11-88986-27-9 93510

정가 20,000원

저자와의 협의하에 인지는 생략합니다.
잘못 만들어진 책은 구입하신 서점에서 바꾸어 드립니다.
이 책은 저작권법에 따라 보호받는 저작물이므로 무단 전재와 복제를 금하며,
내용의 전부 또는 일부를 이용하려면 저작권자와 서현사의 서면 동의를 받아야 합니다.

(주)윌리스 뇌과학연구소

(주)윌리스 뇌과학연구소는 20년 간 치매연구에 매진하였던 한 신경과 전문의의 헌신으로 탄생하였습니다. 2016년 설립된 이래로 전문지식을 바탕으로 한 다양한 치매용 교재를 개발 · 제작하고 있습니다. 본사의 제품들은 건강보험공단 및 보건소 등 다양한 관계 기관에서 이용하고 있으며, 자격증 『인지재활심리사』 교육과정을 통해 치매예방 및 재활을 교육하는 데에도 주력하고 있습니다.

www.brainhealth.co.kr

윌리스 뇌과학연구소의 인지훈련프로그램

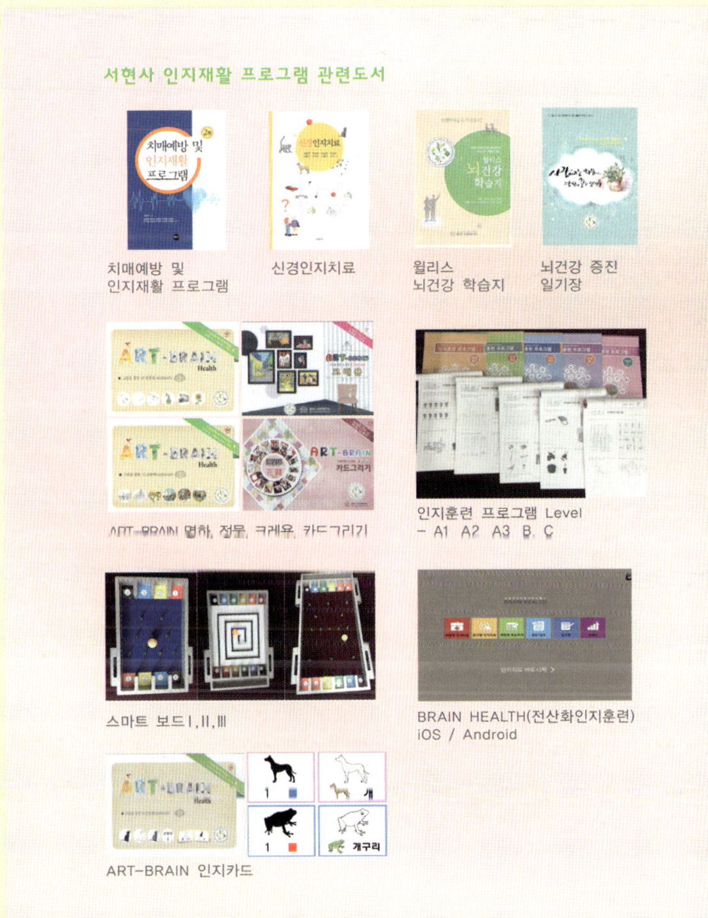

치매 없는세상! 행복한 노후!

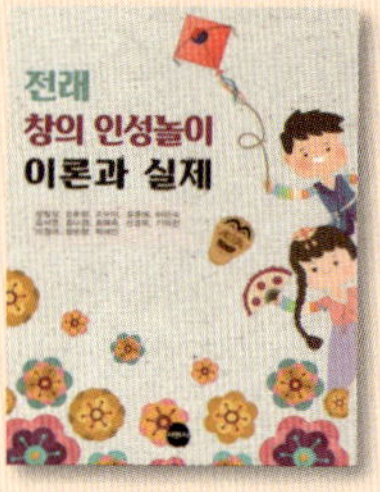

전래 창의 인성놀이 이론과 실제

저 자: 장일상, 임효림, 조두이, 김경애, 허은숙, 김서연, 김나경,
최혜숙, 신경옥, 기미진, 이정아, 장은정, 박세인

ISBN: 979-11-88986-32-3 93380

발 행: 2019년 12월 10일 | 판형: 46배판, 컬러, 292쪽

정 가: 20,000원

- 노인인구의 급증과 인생 2모작-

창의 인성놀이로 행복하고 건강한 노후, 나의 뇌건강을 지키자!

옛것의 소중함과 시대가 바뀌어도 놀이는 즐겁다.

100세 시대가 현실화 된 지금 노인인구의 급증으로 건강에 대한 관심이 높아지고 있다. 노인의 건강을 찾기 위한 방식 중 하나로 실제 어려서 경험 해본 전래놀이와 인성에 대한 부분이 강조되고 있다. 이를 통해 노인의 건강도 유지하고 손주들과 소통할 수 있는 계기가 될 것이라 생각한다.

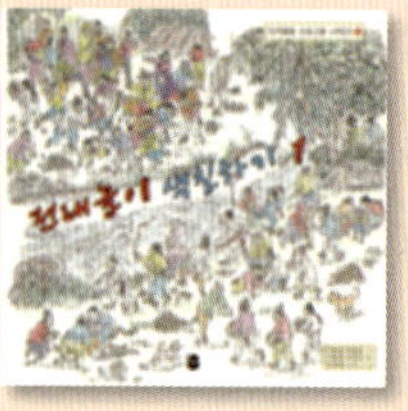

인지활동 프로그램 ① 전래놀이 색칠하기 1

저 자: 장일상, 임효림, 최혜숙, 김서연 글, 박세인 그림

ISBN: 979-11-88986-30-9 94510, 979-11-88986-29-3(세트)

발 행: 2020년 1월 10일 | 판형: 국배변형판(295×285) | 면수: 72쪽

정 가: 16,000원

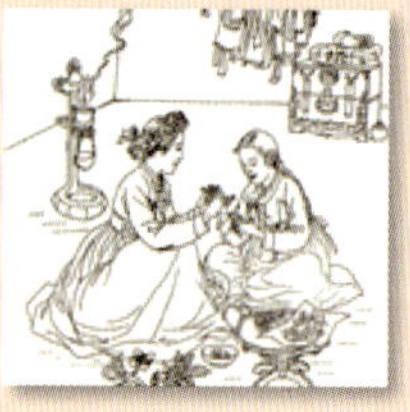

프로그램 32개

봉선화 | 창포탕 | 살풀이춤 | 승무 | 사자놀이 | 비석차기 | 풀싸움 | 고누 | 연날리기 | 제기차기 | 그네뛰기 | 사냥 | 화투 | 활쏘기 | 다듬이질 | 설빔 | 판소리 | 놋다리밟기 | 돌잔치 | 무당굿 | 보리타작 | 콩서리 | 팽이치기 | 경칩 | 닭싸움 | 마상재 | 기마격구 | 장치기 | 윷놀이 | 골패놀이 | 동채싸움 | 투석전

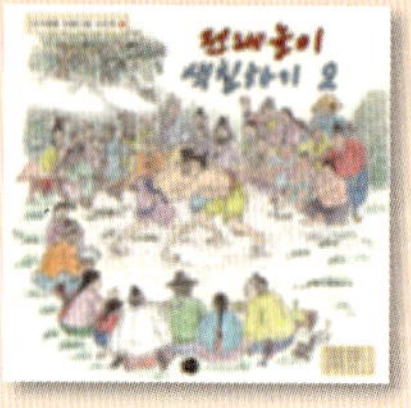

인지활동 프로그램 ② 전래놀이 색칠하기 2

저 자: 장일상, 임효림, 최혜숙, 김서연 글, 박세인 그림

ISBN: 979-11-88986-31-6 94510, 979-11-88986-29-3(세트)

발 행: 2020년 1월 10일 | 판형: 국배변형판(295×285) | 면수: 72쪽

정 가: 16,000원

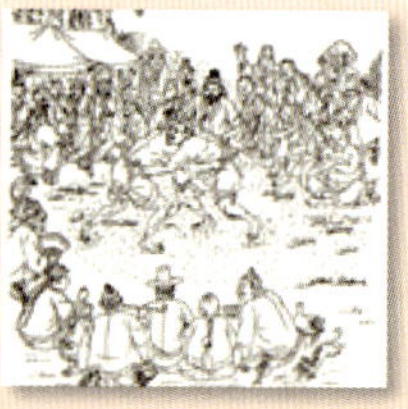

프로그램 32개

탁족 | 씨름 | 원두막 | 등목 | 공기놀이 | 동신제 | 연등놀이 | 소도패 | 사당패 | 걸전 | 줄타기 | 주막 | 이야기 장수 | 혼례 | 동상례 | 회갑 | 농악 | 투우 | 장기두기 | 투전 | 밥 짓는 어머니 | 안방 | 돈치기 | 널뛰기 | 떡치기 | 각설이 | 달집태우기 | 삼삼기 | 다리미질 | 김장 | 동지팥죽 | 지신밟기

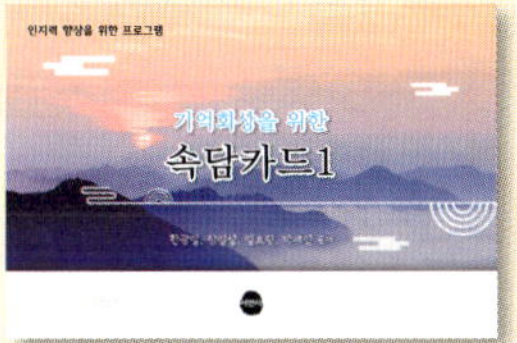

기억회상을 위한 속담카드 1

저 자: 한광일, 장일상, 임효림, 박세인

ISBN: 979-11-88986-36-1 90330

발 행: 2020년 5월 25일 | 판형: 국판(225×150) | 쪽수: 128쪽

정 가: 30,000원

속담카드 50장(100쪽)

지남력카드 12장(24쪽)

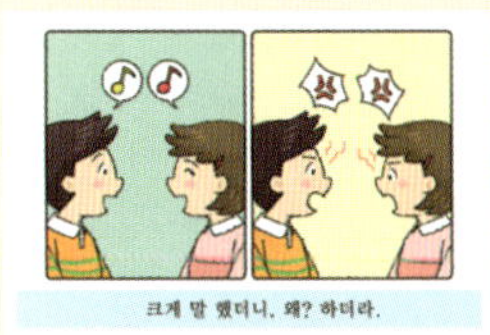

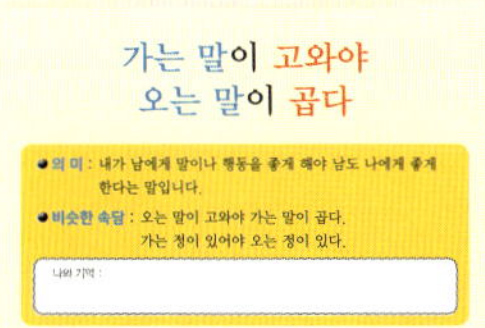

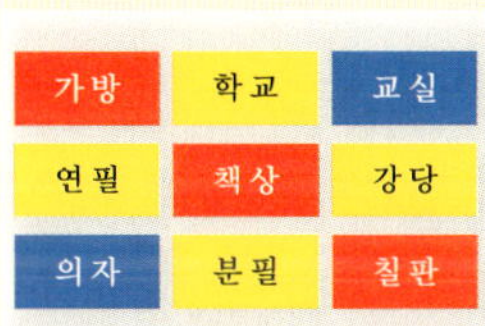

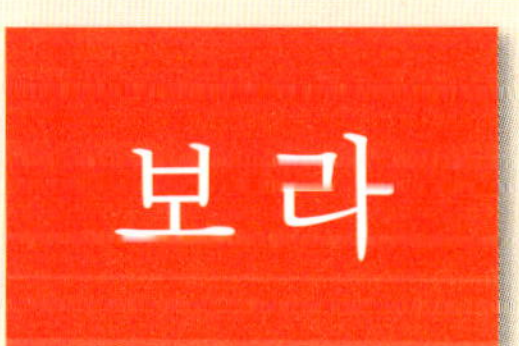

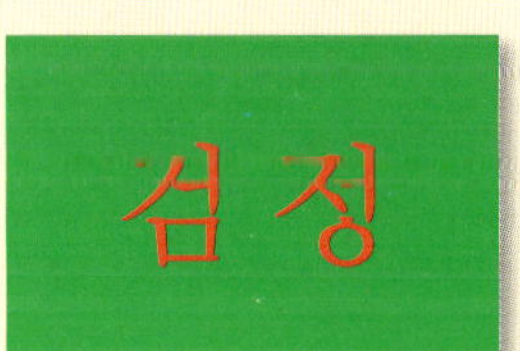

속담카드 사용법

여러 명이 게임을 할 때에는 3~4명씩 조를 나누세요.

- 속담 맞추기: 속담카드를 보여주면 각 조에서 빨리 손을 들고 정답을 말합니다.
- 속담카드 가져오기: 진행자가 속담을 이야기하면 해당 속담카드를 찾아 빨리 가져오는 조가 이깁니다.
- 비슷한 속담 맞추기: 그림을 보고 비슷한 속담을 빨리 말하는 조가 이깁니다.
- 반대 속담 맞추기: 반대되는 속담을 빨리 말하는 조가 이깁니다.
- 연관 단어 속담 맞추기: 속담의 주된 단어가 들어가는 속담을 말하면 됩니다.
- 나의 기억: 속담과 연관된 기억을 회상하기 위한 것입니다. 속담과 비슷한 일을 겪은 분의 사연을 이야기하게 해보세요.

지남력카드 사용법

윌리스 뇌과학연구소의 자료를 참고하여 제작한 지남력카드는 질문을 정확하게 인지하고 정확한 답을 이야기하도록 하여 지남력을 향상시키는 카드입니다.

- 두 명이 대화를 주고받으며 하면 재미있습니다.
- 여러 명이 조를 나눠 한 글자씩 빠르게 답을 하는 단체게임도 재미있습니다.
- 색과 글로만 만들어진 카드를 테이블이나 바닥에 여러 장 펼쳐놓고 빨리 말하기 게임을 해도 됩니다.
- 카드를 한 장 뽑아 "글자는 읽지 말고 글자의 색이 무엇인지 빨리 말해보세요."라고 질문을 합니다.
- 글자색과 글자는 다른 색입니다.
- 진행자는 미리 카드를 확인하고 진행 준비를 한 뒤 속담카드와 지남력카드를 같이 사용하여 프로그램을 진행하면 됩니다.
- 맞으면 칭찬해주고, 틀리면 응원해주세요

100세 시대, 건강한 노후를 위한 인지활동도서

치매예방활동 시리즈 ❶

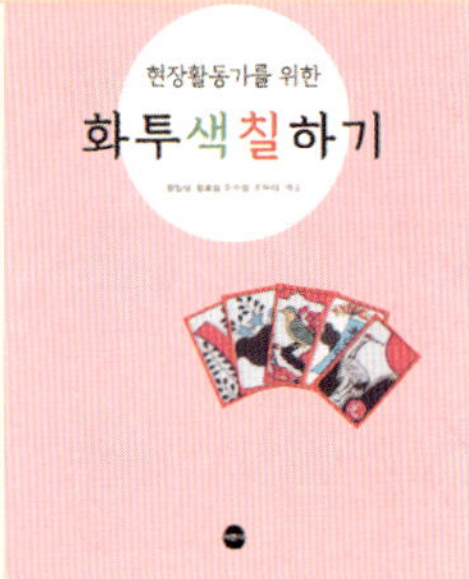

현장활동가를 위한 화투색칠하기
12,000원

치매예방활동 시리즈 ❷

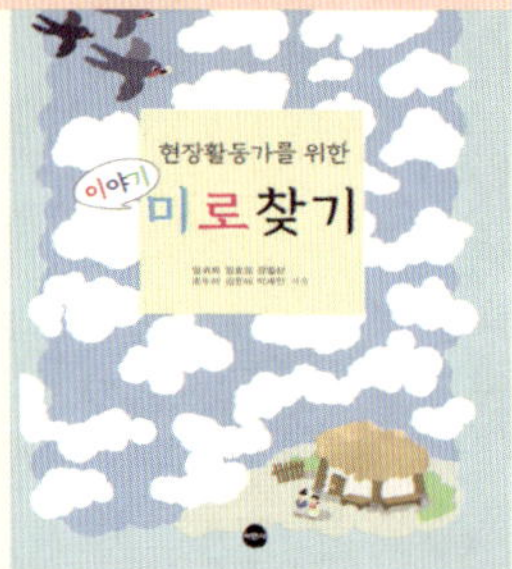

현장활동가를 위한 이야기 미로찾기
20,000원

치매예방활동 시리즈 ❸

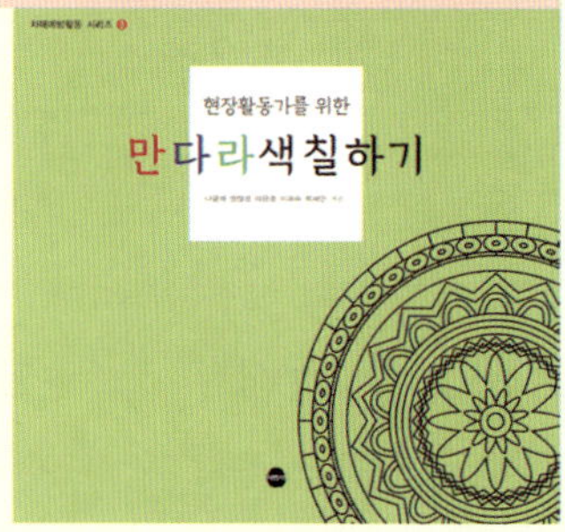

현장활동가를 위한 만다라색칠하기
20,000원

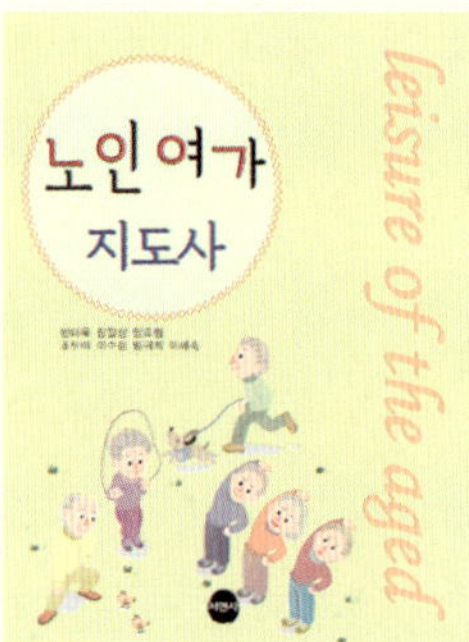

노인여가지도사
16,000원

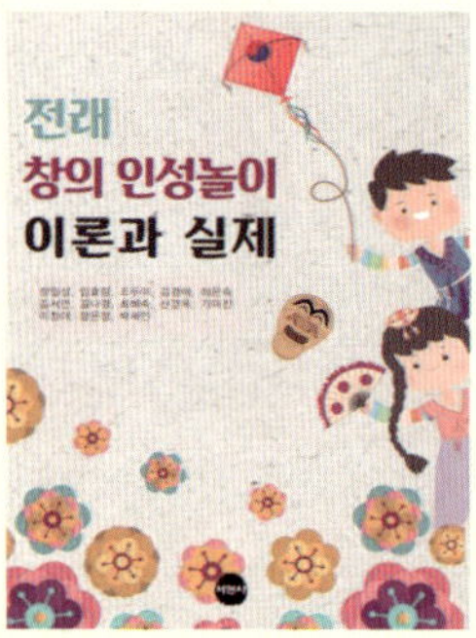

전래 창의 인성놀이 이론과 실제
20,000원

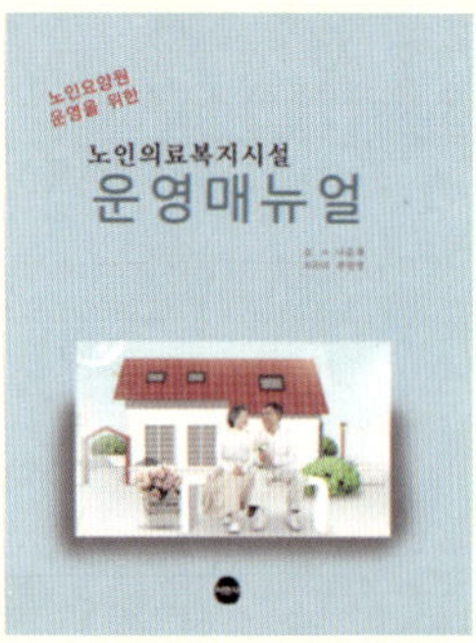

노인의료복지시설 운영매뉴얼
40,000원

인지활동 프로그램 시리즈 ❸

기억회상을 위한 속담색칠하기 1

12,000원

인지활동 프로그램 시리즈 ❹

기억회상을 위한 속담색칠하기 2

12,000원

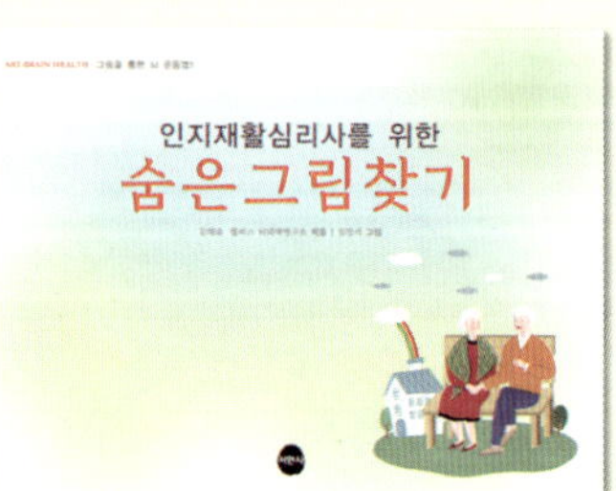

인지재활심리사를 위한 숨은그림찾기
10,000원

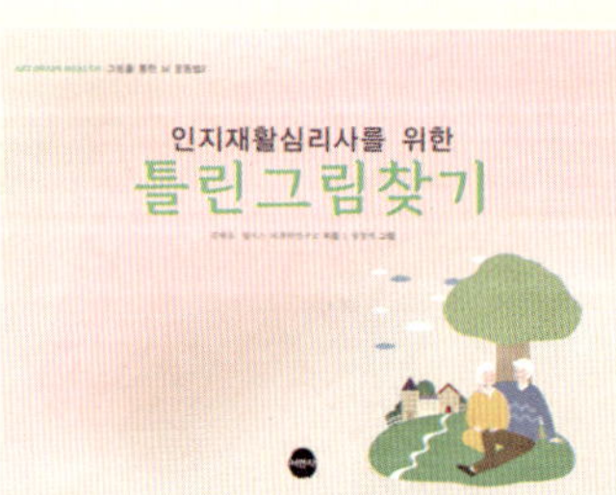

인지재활심리사를 위한 틀린그림찾기
10,000원